国家卫生健康委员会"十四五"规划教材

全国高等学校教材

供本科护理学类专业用

医学免疫学

第 **5** 版

主　编　司传平

副主编　王　炜　张　艳　官　杰　宋文刚

编　者　（以姓氏笔画为序）

马　群（济宁医学院）　　　　　　何汉江（丽水学院医学院）

王　利（内蒙古医科大学）　　　　宋文刚（山东第一医科大学）

王　炜（首都医科大学）　　　　　张　艳（南华大学衡阳医学院）

车昌燕（山西医科大学汾阳学院）　张红军（牡丹江医学院）

司传平（济宁医学院）　　　　　　罗军敏（遵义医科大学）

朱轶晴（南通大学医学院）　　　　周晓涛（新疆医科大学）

刘　平（哈尔滨医科大学）　　　　单　颖（锦州医科大学）

李　扬（吉林大学护理学院）　　　官　杰（齐齐哈尔医学院）

李　霞（大连医科大学）　　　　　赵　星（贵州医科大学）

李全海（河北医科大学）　　　　　骆耐香（桂林医学院）

U0208142

人民卫生出版社

·北　京·

图书在版编目（CIP）数据

医学免疫学/司传平主编. —5 版. —北京：人
民卫生出版社，2022.6（2024.11重印）
　ISBN 978-7-117-33142-5

　Ⅰ.①医… 　Ⅱ.①司… 　Ⅲ.①免疫学-医学院校-教
材 　Ⅳ.①R392

　中国版本图书馆 CIP 数据核字（2022）第 090141 号

人卫智网	www.ipmph.com	医学教育、学术、考试、健康，购书智慧智能综合服务平台
人卫官网	www.pmph.com	人卫官方资讯发布平台

医学免疫学
Yixue Mianyixue
第 5 版

主　　编：司传平
出版发行：人民卫生出版社(中继线 010-59780011)
地　　址：北京市朝阳区潘家园南里 19 号
邮　　编：100021
E - mail：pmph @ pmph. com
购书热线：010-59787592　010-59787584　010-65264830
印　　刷：人卫印务（北京）有限公司
经　　销：新华书店
开　　本：889×1194　1/16　印张：17
字　　数：503 千字
版　　次：2002 年 8 月第 1 版　　2022 年 6 月第 5 版
印　　次：2024 年 11 月第 5 次印刷
标准书号：ISBN 978-7-117-33142-5
定　　价：79.00 元
打击盗版举报电话：010-59787491　E-mail：WQ @ pmph.com
质量问题联系电话：010-59787234　E-mail：zhiliang @ pmph.com
数字融合服务电话：4001118166　E-mail：zengzhi @ pmph.com

第七轮修订说明

2020 年 9 月国务院办公厅印发《关于加快医学教育创新发展的指导意见》(国办发〔2020〕34 号),提出以新理念谋划医学发展、以新定位推进医学教育发展、以新内涵强化医学生培养、以新医科统领医学教育创新,并明确提出"加强护理专业人才培养,构建理论、实践教学与临床护理实际有效衔接的课程体系,加快建设高水平'双师型'护理教师队伍,提升学生的评判性思维和临床实践能力。"为更好地适应新时期医学教育改革发展要求,培养能够满足人民健康需求的高素质护理人才,在"十四五"期间做好护理学类专业教材的顶层设计和规划出版工作,人民卫生出版社成立了第五届全国高等学校护理学类专业教材评审委员会。人民卫生出版社在国家卫生健康委员会、教育部等的领导下,在教育部高等学校护理学类专业教学指导委员会的指导和参与下,在第六轮规划教材建设的基础上,经过深入调研和充分论证,全面启动第七轮规划教材的修订工作,并明确了在对原有教材品种优化的基础上,新增《护理临床综合思维训练》《护理信息学》《护理学专业创新创业与就业指导》等教材,在新医科背景下,更好地服务于护理教育事业和护理专业人才培养。

根据教育部《关于加快建设高水平本科教育 全面提高人才培养能力的意见》等文件要求以及人民卫生出版社对本轮教材的规划,第五届全国高等学校护理学类专业教材评审委员会确定本轮教材修订的指导思想为:立足立德树人,渗透课程思政理念;紧扣培养目标,建设护理"干细胞"教材;突出新时代护理教育理念,服务护理人才培养;深化融合理念,打造新时代融合教材。

本轮教材的编写原则如下:

1. 坚持"三基五性"　教材编写坚持"三基五性"的原则。"三基":基本知识、基本理论、基本技能;"五性":思想性、科学性、先进性、启发性、适用性。

2. 体现专业特色　护理学类专业特色体现在专业思想、专业知识、专业工作方法和技能上。教材编写体现对"人"的整体护理观,体现"以病人为中心"的优质护理指导思想,并在教材中加强对学生人文素质的培养,引领学生将预防疾病、解除病痛和维护群众健康作为自己的职业责任。

3. 把握传承与创新　修订教材在对原有教材的体系、编写体裁及优点进行继承的同时,结合上一轮教材调研的反馈意见,进一步修订和完善,并紧随学科发展,及时更新已有定论的新知识及实践发展成果,使教材更加贴近实际教学需求。同时,对于新增教材,能体现教育教学改革的先进理念,满足新时代护理人才培养在知识结构更新和综合能力提升等方面的需求。

4. 强调整体优化　教材的编写在保证单本教材的系统和全面的同时,更强调全套教材的体系性和整体性。各教材之间有序衔接、有机联系,注重多学科内容的融合,避免遗漏和不必要的重复。

5. 结合理论与实践　针对护理学科实践性强的特点,教材在强调理论知识的同时注重对实践应用的思考,通过引入案例与问题的编写形式,强化理论知识与护理实践的联系,利于培养学生应用知识、分析问题、解决问题的综合能力。

6. 推进融合创新　全套教材均为融合教材,通过扫描二维码形式,获取丰富的数字内容,增强教材的纸数融合性,增强线上与线下学习的联动性,增强教材育人育才的效果,打造具有新时代特色的本科护理学类专业融合教材。

全套教材共 59 种,均为国家卫生健康委员会"十四五"规划教材。

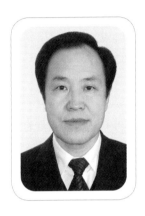

司传平，二级教授，国家级教学名师，享受国务院政府特殊津贴专家。曾任济宁医学院副院长、济宁医学院附属医院党委书记、院长，现任济宁医学院分子医学与免疫学研究所所长、免疫学重点学科负责人、教育部基础医学教学指导委员会委员、中国免疫学会理事、中国医药教育协会健康文化教育委员会副主任委员、中华医学会教育技术分会理事、山东免疫学会副理事长、山东省医学会教育技术分会主任委员。曾获全国教学名师、山东省"齐鲁晚报杯"十大教学名师、山东省有突出贡献的中青年专家、济宁市科技功臣及济宁市圣地学者等荣誉称号。

从事医学免疫学教学与研究近40年，主持的医学免疫学课程被评为国家级精品课程（2010年）和国家级精品资源共享课（2016年）。以第一位次获得第四届（2010年）和第五届（2015年）国家级教学成果二等奖及省级教学成果一等奖2项、全国普通高等学校优秀教材二等奖、全国多媒体课件大赛一等奖。主编教材和数字教材20余部，副主编和参编国家级规划教材《医学免疫学》第3~7版，主持和参与国家自然科学基金项目及省部级科研课题20余项，发表学术论文100余篇。

副主编简介

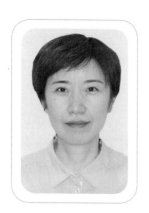

王炜，博士，首都医科大学免疫学系教授，博士生导师。首都医科大学基础医学院党委副书记兼副院长。2006年获北京市优秀人才培养资助，2008年入选北京市科技新星计划，2009年入选北京市属高等学校"中青年骨干人才"。现任中国免疫学会理事、北京市免疫学会常务理事、中国研究型医院过敏医学专委会常委兼副秘书长、中华医学会呼吸病学分会哮喘学组委员、中华医学会变态反应学分会过敏性疾病基础研究和转化医学学组委员。主持和参与国家自然科学基金重大项目子课题等科研课题19项；发表论文68篇，其中包括 *Proc Natl Acad Sci USA* 和 *J Immunol* 等 SCI 收录的论文40篇；获北京市科学技术奖自然科学二等奖1项、国家发明专利1项。副主编和参编教材11部，主译和参译著作2部。

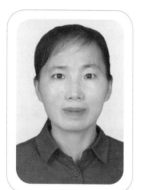

张艳，医学博士，教授，硕士生导师。湖南省预防医学会微生物检验专业委员会副主任委员，南华大学衡阳医学院病原生物学研究所副所长。

从事免疫学教学与研究工作30年。主要研究方向为抗感染免疫。先后承担湖南省自然科学基金及湖南省教育厅重点项目、湖南省教育厅青年项目。在国内外杂志上发表学术论文70余篇。曾获湖南省科技进步奖二等奖1项、湖南省教学成果奖三等奖2项。主编、副主编及参编教材、专著12部。

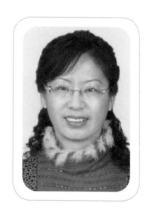

官杰，齐齐哈尔医学院三级教授，硕士生导师。黑龙江省免疫学会常务理事，齐齐哈尔市医学检验技术教育学会理事，《国际免疫学杂志》编委。主要从事医学免疫学教学与研究工作，主要研究方向为肿瘤免疫。

近5年副主编、参编国家级规划教材10余部，在国家级杂志上发表教研及科研论文10余篇。历年考核均为学院A级教师，并连续获教学质量优秀奖、教学标兵、教学能手荣誉，曾获齐齐哈尔市"三育人"先进个人荣誉。

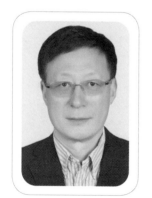

宋文刚，二级教授，现任山东第一医科大学（山东省医学科学院）医学免疫学系主任，山东省千佛山医院山东省风湿免疫病转化医学重点实验室主任。

从事免疫学教学和科研38年，承担国家自然科学基金项目的研究成果发表在 *Journal of Reproductive Immunology*、*Cellular & Molecular Immunology* 和 *EBioMedicine* 等学术期刊上。被评为全国优秀教师，享受国务院政府特殊津贴专家，山东省教学名师。

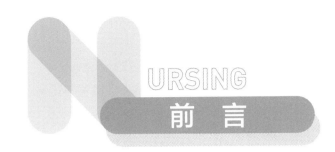

医学免疫学是一门重要的医学主干课程和医学生必修课程,也是生命医学领域的重要前沿学科。医学免疫学发展迅猛,并广泛渗透到其他基础医学和临床医学各领域之中。因此,学好医学免疫学对医学生至关重要。与其他基础医学课程相比,免疫学理论知识更加抽象,不易理解和掌握。编写一本既有利于教又有利于学的《医学免疫学》教材,始终是本教材编委的共同目标。根据国家卫生健康委员会"十四五"规划教材建设要求,我们在认真学习、借鉴国内外医学免疫学教材精华和继承前版教材优点的基础上,编写了《医学免疫学》第5版教材。

1. 编写原则 本版教材遵照全国高等学校本科护理学类专业第七轮规划教材修订原则和要求编写。教材的使用对象主要是全国高等医药院校本科护理学类专业的学生。教材编写坚持"三基"(基本知识、基本理论、基本技能)和"五性"(思想性、科学性、先进性、启发性、适用性)的原则,并力求做到:①教材内容与护理学专业高层次人才培养目标相一致;②各章节内容编排循序渐进,符合认知规律,能够体现医学免疫学核心知识的内在联系和规律;③教材体例规范,专业术语统一,内容表述简明易懂、条理清晰、前后呼应,易于学生理解掌握;④注重知识更新,取舍恰当,既准确阐述医学免疫学的基本概念和基本理论,又适当反映现代免疫学的新理论、新进展,并注重与临床实践密切结合,使教材内容有所延伸,教材质量进一步提高;⑤精心绘制大量彩色插图,并附图注,将复杂抽象的免疫学理论生动形象地展现出来,起到画龙点睛的作用。

2. 章节设置和内容编排 新教材与前版教材相比,章节设置和内容编排进行了如下改进:

(1) 全书共分24章,内容由浅入深、循序渐进,包括绪论、免疫器官、免疫分子、免疫细胞、免疫应答、免疫病理和免疫学应用。上一版教材"适应性免疫"一章篇幅过大,本版教材将其分解为"抗原的加工和提呈""T细胞介导的细胞免疫应答"和"B细胞介导的体液免疫应答"三章内容,更有利于学生学习和掌握。鉴于新的病原微生物在全球不断出现,对人类健康造成极大危害,本教材增加了"感染免疫"一章,便于学生对细菌或病毒感染与机体免疫的关系有一个总体认识。

(2) 本教材继续沿用上一版教材的体例,在每章首页有"学习目标""关键词""导言"和"思维导图",文中增加了"Box",以拓展学生视野,激发学生探究科学的兴趣。

(3) 本教材的数字内容将与纸质内容同步出版。数字内容旨在开阔学生的视野,弥补纸质教材的不足,也为读者提供了一套全新的医学免疫学立体化学习资源。数字内容包括课件、微视频、案例和目标测试,不仅便于教师备课和授课,而且为学生复习、理解和掌握相关知识提供了可靠的保证,也便于学生进行个性化学习。

本教材编委均是长期从事医学免疫学教学的一线教师,他们具有丰富的教学经验和极高的教学热情,在本教材编写过程中倾注了大量精力。各编委所在教研室的部分青年教师参与完成了课件、微视频制作和校对工作,在此一并表示衷心感谢。

鉴于编者水平有限,书中可能存在疏漏和错误之处,恳请读者和同道们批评指正,并提出宝贵意见。

司传平

2022 年 3 月

N URSING 目 录

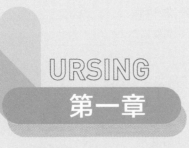

第一章

绪　论

01章　数字内容

学习目标

1. 掌握免疫和免疫应答的概念;免疫的功能。
2. 熟悉免疫系统的组成、免疫应答的分类和特点。
3. 了解免疫学发展简史及各时期主要科学成就。

关键词

免疫　免疫功能　免疫系统　免疫防御　免疫监视　免疫自稳　医学免疫学　抗原　免疫应答
固有免疫　适应性免疫　非特异性免疫　特异性免疫　获得性免疫　体液免疫　细胞免疫
人痘苗　牛痘苗　克隆选择学说

导言

免疫学是一门既古老而又充满活力的学科。医学免疫学的迅猛发展,极大地促进了医学和生命科学的发展。现代医学免疫学已渗透到医学的各个领域,成为当今医学和生命科学的重要前沿学科,是医学生的重要必修课程之一。本章将着重介绍免疫的基本概念、免疫功能、免疫应答的类型及主要特征,并简要介绍免疫学的发展简史及各阶段的主要成就。让我们走进医学免疫学这座神秘的殿堂,去探究它的奥秘与神奇吧!

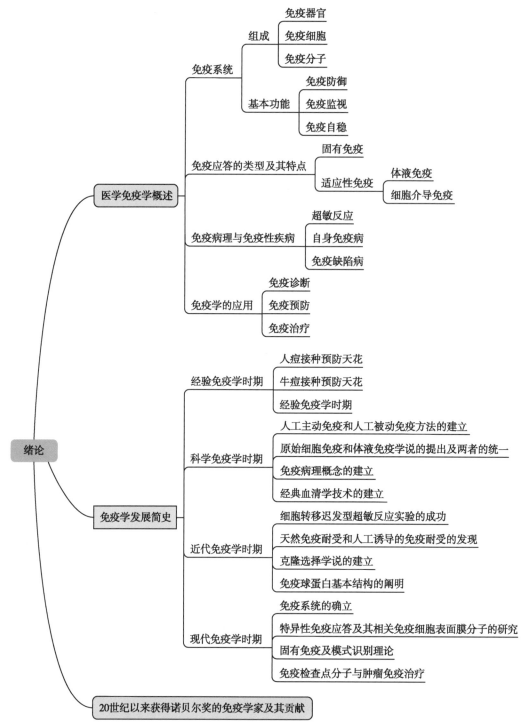

第一章思维导图

第一节　医学免疫学概述

　　免疫(immunity)一词来源于拉丁文 immunitas,原意是免除赋税或差役,在医学上引申为免除瘟疫,即抵御或免患传染病的能力。2 000多年前,人类就发现患过某种传染病后康复的人,对该种传染病的再次感染可产生一定的抵抗力,即获得了"免疫"。

　　随着免疫学的发展,人们对免疫的概念有了新的认识。现代"免疫"的概念是指机体免疫系统识别"自己"和"非己",对自身成分产生天然免疫耐受,而对"非己"抗原性物质产生排除作用的一种生

Note:

理功能,即免疫功能。正常情况下,机体免疫系统不仅能够识别并清除病原体等外来入侵的抗原性物质,而且能够及时识别并清除体内突变细胞和衰老细胞,从而产生对机体有益的保护作用。但在有些情况下,免疫功能发生异常也能产生对机体有害的反应并导致疾病,如超敏反应、自身免疫病、免疫缺陷病或肿瘤。

医学免疫学(medical immunology)是研究人体免疫系统的组成和功能、免疫应答的规律和效应、免疫功能异常所致疾病及其发生机制,以及免疫学诊断与防治的一门生物科学。医学免疫学起始于医学微生物学,以研究抗感染免疫为主,现已广泛渗透到医学科学的各个领域,发展成为一门具有多个分支、与其他众多学科交叉融合的医学主干学科。免疫学作为生命科学和现代医学的前沿学科,在重大疾病发生机制的研究和防治、生物高科技产品开发和应用等方面正在发挥着越来越大的作用。

一、免疫系统的组成和功能

(一)免疫系统的组成

免疫系统是人体内一个复杂而完善的生理系统,是执行免疫功能的物质基础,由免疫器官及组织、免疫细胞和免疫分子三部分组成(表 1-1)。

表 1-1 免疫系统的组成

免疫器官和组织		免疫细胞		免疫分子	
中枢	外周	固有免疫细胞	适应性免疫细胞	膜型分子	分泌型分子
胸腺	脾	单核-巨噬细胞	αβT 细胞	T 细胞受体(TCR)	抗体
骨髓	淋巴结	树突状细胞	B2 细胞	B 细胞受体(BCR)	补体
	黏膜相关淋巴组织	NK 细胞		模式识别受体(PRR)	细胞因子
	皮肤相关淋巴组织	NKT 细胞		CD 分子	溶菌酶
		T 细胞		黏附分子	抗菌肽
		B1 细胞		MHC 分子	
		肥大细胞		细胞因子受体	
		中性粒细胞		补体受体	
		嗜酸性粒细胞			
		嗜碱性粒细胞			

(二)免疫功能

机体的免疫功能包括免疫防御、免疫监视和免疫自稳(表 1-2)。

表 1-2 免疫的主要功能及其生理和病理表现

功能	生理表现	病理表现
免疫防御	抵御病原体和外来抗原的侵袭	免疫缺陷病/超敏反应
免疫监视	清除突变细胞或病毒感染细胞	肿瘤/持续性病毒感染
免疫自稳	维持自身免疫耐受性	自身免疫病

1. **免疫防御(immune defense)** 免疫防御是机体抵御病原体侵袭或清除已入侵病原体及其他非己抗原性物质的一种免疫保护功能。免疫防御功能过低或缺失,可发生免疫缺陷病;若免疫应答过强或持续时间过长,可导致机体的组织损伤或功能异常,引发超敏反应。

2. **免疫监视(immune surveillance)** 免疫监视是机体免疫系统及时识别、清除体内突变细胞(如肿瘤细胞)、衰老和凋亡细胞及病毒感染细胞的一种生理性保护作用。免疫监视功能失调,可引发肿瘤或持续性病毒感染。

3. 免疫自稳（immune homeostasis） 免疫自稳是机体免疫系统通过自身免疫耐受和免疫调节机制以维持机体内环境稳定的一种生理功能。正常情况下，免疫系统对自身成分不产生免疫应答，称为免疫耐受。若免疫自稳功能失调，如自身免疫耐受机制被打破，则可引发自身免疫病。

二、免疫应答的类型及其特点

将侵入体内的病原体及其产物或体内突变、衰老、死亡的细胞等均被机体免疫系统视为"非己"的物质，这些"非己"物质统称为抗原（antigen，Ag）。免疫应答（immune response）是指免疫系统识别和清除抗原的整个过程。根据参与免疫应答的细胞及其作用机制的不同，可将免疫应答分为固有免疫和适应性免疫两大类。但在免疫应答过程中，固有免疫和适应性免疫是相辅相成、密不可分的。固有免疫通常是适应性免疫的先决条件，适应性免疫可促进固有免疫的发生，并通过固有免疫而发挥效应。

（一）固有免疫

固有免疫（innate immunity）是生物在长期进化过程中逐渐形成，并在个体出生时就具有的一种免疫防御功能，又称天然免疫（natural immunity）。固有免疫是机体抵御感染的第一道防线，其主要特征是对侵入体内的多种病原体均能够迅速产生免疫应答，故又称为非特异性免疫（non-specific immunity）。参与固有免疫的细胞主要包括单核-巨噬细胞、树突状细胞、粒细胞、NK 细胞、NKT 细胞、γδT 细胞、B1 细胞和肥大细胞等。这些细胞可通过模式识别受体（pattern recognition receptor，PRR）直接识别病原体或其感染的细胞以及突变或衰老损伤细胞表面某些共有的特定分子结构——病原体相关分子模式（pathogen associated molecule pattern，PAMP）和损伤相关分子模式（damage associated molecular pattern，DAMP），产生非特异性抗感染、抗肿瘤等免疫保护作用，同时参与适应性免疫应答的启动和效应过程（详见第九章）（图 1-1）。

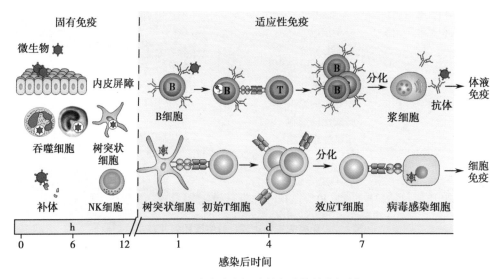

图 1-1 固有免疫和适应性免疫的基本机制
固有免疫在感染早期发挥作用；适应性免疫需要特异性 T 细胞、B 细胞识别抗原，并经过活化、增殖、分化为效应细胞，介导细胞免疫应答或体液免疫应答。

（二）适应性免疫

适应性免疫（adaptive immunity）是个体在生活过程中，通过接触某种抗原性物质而获得的针对该抗原性物质的特异性免疫（specific immunity），又称为获得性免疫（acquired immunity）。执行适应性免疫应答的细胞是 T 淋巴细胞（简称 T 细胞）和 B 淋巴细胞（简称 B 细胞）。

适应性免疫分为 B 细胞介导的体液免疫应答和 T 细胞介导的细胞免疫应答两种类型（图 1-2）。

1. 体液免疫应答（humoral immune response） 体液免疫应答主要由 B 细胞介导产生。B细胞通过表面 BCR 识别结合病原体等抗原性物质后，在 CD4[+]Th 细胞及其产生的细胞因子协助下活

Note：

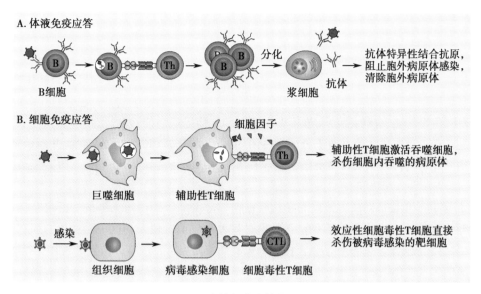

图 1-2　适应性免疫应答的两种类型

A. 体液免疫应答,B 细胞识别细胞外病原体,产生特异性抗体,通过各种机制清除病原体;B. 细胞免疫应答,Th1 细胞通过激活巨噬细胞,杀伤胞内病原体;效应性 CTL 可直接杀伤被病原体感染的组织细胞。

化,进而增殖分化为浆细胞后产生能与相应抗原特异性结合的抗体,发挥抗感染免疫和清除体内抗原性物质的免疫保护作用。

2. **细胞免疫应答(cell immune response)**　细胞免疫应答主要由 CD4$^+$Th 细胞和 CD8$^+$T 细胞(CTL)介导产生。上述 T 细胞不能直接识别游离的病原体等抗原性物质,只能识别经抗原提呈细胞(APC)加工后,以抗原肽-MHC 分子复合物形式表达于 APC 表面的抗原降解产物,并由此导致 T 细胞活化,同时在相关细胞因子协助下增殖分化为效应 T 细胞。效应 T 细胞可通过分泌细胞因子而激活巨噬细胞,增强机体抗感染免疫作用,或通过分泌细胞毒性介质直接杀伤病毒感染细胞或肿瘤等靶细胞。

三、免疫病理与免疫性疾病

免疫是指机体免疫系统识别自身与非己,对病原体等抗原性物质产生清除作用的一种生理功能。适度的免疫应答可产生对机体有利的抗感染、抗肿瘤等免疫保护作用。当机体免疫功能出现异常时(免疫应答过高/过低或对自身组织成分产生应答),则会导致免疫病理损伤,甚至发展为免疫性疾病。根据发病机制可将免疫性疾病分为三大类:超敏反应、免疫缺陷病和自身免疫病。

1. **超敏反应**　超敏反应是指已被某些抗原致敏的机体再次接触相同抗原时,所发生的以机体生理功能紊乱和/或组织细胞损伤为主的异常免疫应答,如过敏性哮喘、过敏性休克、类风湿关节炎、接触性皮炎等(详见第十七章)。

2. **自身免疫病**　在正常情况下,机体免疫系统对自身组织细胞处于天然免疫耐受状态,即针对自身抗原的 T 细胞、B 细胞克隆在胚胎期已被清除或处于抑制状态。当机体免疫耐受机制失调和破坏时,体内某些自身反应性 T 细胞、B 细胞活化或过度活化可导致自身免疫病,如系统性红斑狼疮、强直性脊柱炎等(详见第十八章)。

3. **免疫缺陷病**　免疫系统任何成分(免疫细胞、免疫分子或免疫相关基因)的缺失或功能障碍均可导致相应的免疫功能障碍或缺陷,而引发免疫缺陷病,且易发生严重感染或肿瘤。如重症联合免疫缺陷病、低丙种球蛋白血症、获得性免疫缺陷综合征(艾滋病)等(详见第十九章)。

四、免疫学的应用

现代免疫学基础理论的深入研究,对阐明严重感染性疾病、超敏反应、自身免疫病、免疫缺陷病、

Note:

肿瘤和移植排斥反应等疾病的发生机制起到了重要促进作用,并为许多疾病的诊断、预防及治疗提供了新的策略和方法。

1. 免疫诊断 免疫诊断是采用基于免疫学理论和原理所建立的用于诊断疾病或检测机体免疫状况的免疫学检测方法和技术。鉴于抗原-抗体反应的高度特异性,可用已知抗原检测未知抗体;也可用已知抗体检测未知抗原。免疫诊断已成为临床诊断疾病的重要手段之一,广泛应用于感染性疾病、超敏反应、免疫缺陷、自身免疫病、移植排斥反应和肿瘤等疾病的诊断、鉴别诊断及疗效评估。随着分子生物学和计算机科学的不断渗透,各种新的免疫诊断技术和方法不断涌现,并向微量、快速和自动化方向发展,其特异性、敏感性及稳定性越来越高,使某些疾病的诊断准确率得到显著提高和有效控制。

2. 免疫预防 免疫预防的主要措施是接种疫苗(vaccine)。通过对人群的广泛疫苗接种可达到预防、控制乃至消灭某些传染病的目的。例如通过接种牛痘苗可使天花这一烈性传染病在世界上绝迹;通过接种脊髓灰质炎病毒减毒活疫苗已使消灭脊髓灰质炎指日可待;可通过计划免疫已使许多危害儿童健康的多发性传染病得到有效控制。自 2019 年 12 月起,全球暴发新型冠状病毒肺炎(corona virus disease 2019,COVID-19)。目前,许多国家正加紧制备新型冠状病毒疫苗,已上市的有新型冠状病毒灭活疫苗、重组新型冠状病毒疫苗和新型冠状病毒 mRNA 疫苗,以期通过预防接种控制新冠病毒蔓延,保护人类健康。

3. 免疫治疗 免疫治疗是根据免疫学理论和疾病发生机制,通过人为增强或抑制机体免疫功能以达到治疗疾病为目的的策略和手段。常用免疫治疗方法包括以单克隆抗体为基础的靶向治疗、细胞因子治疗、免疫细胞过继治疗、免疫相关分子的基因治疗及治疗性疫苗。免疫治疗已成为临床治疗疾病的重要手段,肿瘤免疫治疗已成为最有前景的肿瘤治疗手段,且已取得重要成果。

第二节 免疫学发展简史

免疫学是人类在与传染病的斗争过程中逐步发展起来的。从其萌芽到成为一门独立的学科经历了数百年的发展过程,可分为以下四个时期:经验免疫学时期、科学免疫学时期、近代免疫学时期、现代免疫学时期。了解免疫学发展简史及其每一个时期的主要成就,有助于加深对免疫学的理解,增强学习兴趣,并从前人的研究与探索中获得有益的科学启示。

一、经验免疫学时期

我国古代医学家通过对患过天花而康复的幸存者不会再次罹患天花的观察,发明了以毒攻毒的人痘接种法,以预防天花这一烈性传染病,由此逐步开始了对免疫现象的认识和经验性应用。

1. 人痘接种预防天花 天花(smallpox)是由人天花病毒引起的一种烈性传染病,中医称之为痘疮。天花通过空气传播,传染性强,病死率极高,曾严重威胁人类的生命;幸存者皮肤上往往遗留大量瘢痕,天花也由此得名。我国早在宋朝(公元 11 世纪),民间就已开始采用让儿童吸入用天花康复病人病灶部位的痂皮制成的粉末,以预防天花。到明代(公元 17 世纪),我国史书已有通过接种人痘苗预防天花的正式记载,方法是将天花康复病人皮肤上的痂皮研磨成粉,吹入正常儿童的鼻腔,可预防天花病毒感染(图 1-3)。人痘接种预防天花不仅在我国古代广泛应用,还经陆上丝绸之路西传至欧亚各国,经海上丝绸之路东传至朝鲜、日本及东南亚国家,挽救了无数人的生命。人痘苗的发明是我国对世界医学的一大贡献,并为后来发明牛痘苗和减毒疫苗奠定了基础。

2. 牛痘接种预防天花 18 世纪末,英国乡村医生 Edward Jenner(1749—1823)观察到挤奶女工因接触患有牛痘的牛,可被传染并在接触的手臂上长出类似牛痘的疱疹,但病情较轻。然而,这些女工却由此产生了针对天花的免疫力,在天花流行时,她们不会感染天花。Edward Jenner 意识到人工接种"牛痘"可能会预防天花,从而发明了牛痘接种预防天花的方法(图 1-4),并于 1798 年发表了题为《牛

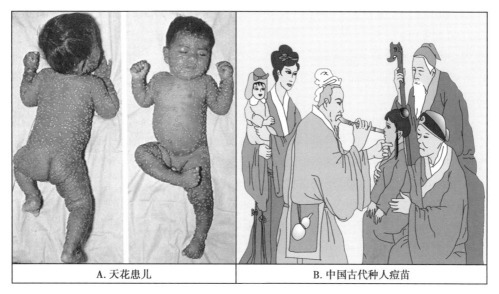

图 1-3　人痘苗接种预防天花
A. 天花患儿面部及全身布满脓疱疮;B. 中国古代医学家发明人痘苗接种预防天花。

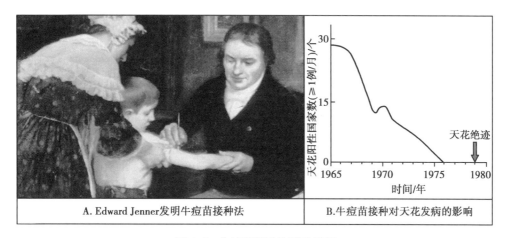

图 1-4　牛痘苗接种法预防天花
A. 英国医生 Edward Jenner 于 18 世纪后叶发明牛痘苗接种法预防天花获得成功;B. 牛痘苗接种对天花发病率的影响,世界上最后一例天花发生于索马里。

痘成因与作用的研究》的论文,将接种牛痘称为"vaccination"(vacca 在拉丁语中是牛的意思)。与人痘接种相比,牛痘接种更加安全和有效,从此牛痘接种预防天花被世界各国采用。牛痘苗接种预防天花是具有划时代意义的伟大发明,同时也开创了人工自动免疫的先河。人类经过近 200 多年全球性普遍的牛痘苗预防接种,彻底控制了天花。人类在全世界范围内已经消灭了天花。天花的灭绝,在人类医学史上具有划时代的意义,是免疫学对人类社会的伟大贡献。

二、科学免疫学时期

免疫学作为一门实验科学,诞生于法国著名微生物学家巴斯德(Louis Pasteur)的实验室。

1. 人工主动免疫和人工被动免疫方法的建立

(1) Loui Pasteur(1880)成功研制炭疽杆菌、鸡霍乱弧菌和狂犬病毒的减毒疫苗,开创了科学的疫苗接种预防传染病的新篇章。巴斯德被认为是科学免疫学的开创者和奠基人。

(2) 德国学者 Emil von Behring 和他的同事 Kitasato S. (1890)发现,接种过白喉外毒素的动物血清中产生了一种能中和外毒素的物质,称之为抗毒素(antitoxin)。之后他们用白喉抗毒素血清成功地救治了一名白喉患儿。白喉抗毒素的问世,挽救了成千上万白喉患儿的生命,也由此开创了免疫血清疗法,即人工被动免疫。

2. 原始细胞免疫和体液免疫学说的提出

(1) 俄国学者 Elie Ilya Metchnikoff(1883)提出原始的细胞免疫学说,认为吞噬细胞是执行抗感染免疫的细胞。

(2) 德国学者 Paul Ehrlich(1890)通过对抗毒素的研究,认为机体的免疫系统以体液免疫为主,保护机体的免疫力主要是由抗体介导的,并提出著名的侧链学说(side chain theory),解释抗体产生的基本原理。Metchnikoff 与 Ehrlich 所提出的学说,后来被证实分别是固有免疫和适应性免疫的重要环节之一,他们两人由此分享了 1908 年的诺贝尔生理学或医学奖。

(3) 比利时医生 Jules Bordet(1894)发现在能够溶解细菌的新鲜免疫血清中,含有一种对热不稳定的物质(56℃、30min 即可被灭活),其在溶菌素(即抗体)存在的条件下,具有溶菌或溶细胞的作用。这种非特异性、能补充和加强抗体溶菌、溶细胞作用的物质被称为补体(complement)。

3. 免疫病理概念的建立　Riohet 和 Portiter(1902)发现,接受海葵提取液注射后幸免于难的狗,数周后再次接受极小量海葵提取液可立即死亡,据此提出了过敏反应。

4. 经典血清学技术的建立

(1) Durham 等(1896)发现特异性凝集反应,同年 Widal 建立了诊断伤寒的肥达试验。

(2) Kraus(1898)建立了沉淀试验。

(3) Bordet 和 Gengou(1900)建立了补体结合试验。

(4) Landsteiner(1900)发现了 ABO 血型抗原,建立了检测血型的玻片凝集试验。

三、近代免疫学时期

(一) 细胞转移迟发型超敏反应实验的成功

Chase 和 Landsteiner(1942)用结核杆菌感染豚鼠,然后将豚鼠的血清和淋巴细胞分别被动转移给两组正常豚鼠,再用结核杆菌抗原(结核菌素)给豚鼠做皮内注射。结果发现:前者局部皮肤无反应,即结核菌素反应阴性;后者局部组织坏死,即出现阳性反应。上述结果表明,结核菌素反应不是由抗体介导的,而是由结核杆菌抗原致敏的淋巴细胞介导的。

(二) 天然免疫耐受和人工诱导免疫耐受的发现

Ray Owen(1945)发现在异卵双生、胎盘融合的小牛个体内,两种不同血型的红细胞共存而不引起免疫反应,在体内形成了血型嵌合体。随后,Peter Medawar 等(1953)应用小鼠皮片移植实验模型,成功地进行了人工诱导免疫耐受实验。即新生鼠或胚胎期小鼠若接受另一品系小鼠的组织抗原刺激(如注射脾细胞),成年后对脾细胞来源品系小鼠移植的皮肤不产生排斥反应,而对其他无关品系移植的皮肤仍然发生强烈的排斥反应。由此,Medawar 等得出结论,动物在胚胎期或新生期接触某种抗原,可使动物的免疫系统对该抗原发生特异性不应答,即对该抗原产生免疫耐受。

(三) 克隆选择学说的建立

1957 年,澳大利亚免疫学家 MacFarlane Burnet 基于细胞生物学的发展和对天然免疫耐受及人工免疫耐受实验结果的分析和思考,提出了著名的克隆选择学说(clonal selection theory)(图 1-5)。克隆选择学说的主要内容:

1. 机体的免疫细胞是由众多识别不同抗原的细胞克隆所组成,每一种克隆的细胞只表达一种特异性受体,淋巴细胞识别抗原的多样性是机体接触抗原以前就预先形成的,是生物在长期进化中获得的。

2. 胚胎期自身反应性淋巴细胞克隆与自身组织成分接触,导致自身抗原特异性淋巴细胞克隆被清除或处于禁闭状态,使成年个体丧失对自身抗原的反应性,产生自身免疫耐受。实际上,在胚胎期任何进入机体的抗原都将被视为自身成分而产生免疫耐受。

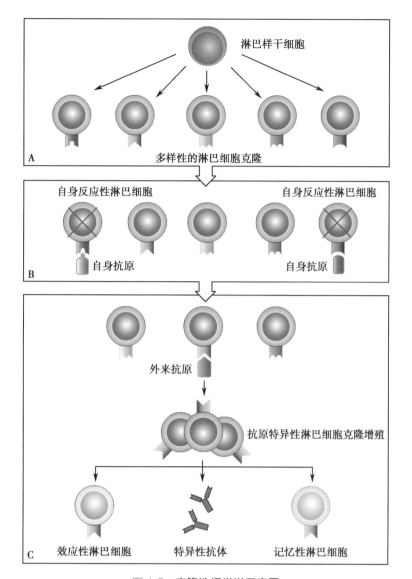

图 1-5 **克隆选择学说示意图**

A. 机体内存在众多随机形成的多样性淋巴细胞克隆,每一细胞克隆只表达一种特异性抗原受体;B. 胚胎期自身反应性淋巴细胞克隆与相应自身抗原结合,导致克隆清除而形成天然免疫耐受;C. 外来抗原进入机体,选择性地与具有相应受体的淋巴细胞克隆结合,并使其活化、增殖、分化为效应细胞或产生大量特异性抗体;部分细胞可变为记忆性淋巴细胞。

3. 出生后,外来抗原(包括胚胎期未与淋巴细胞接触过的自身抗原释放)进入机体,选择性地与具有相应受体的淋巴细胞克隆结合,并使其活化、增殖、形成大量具有相同特异性受体的子代细胞,产生大量相同特异性的抗体。

克隆选择学说的提出,使以抗体为中心的免疫化学发展为以细胞应答为中心的细胞生物学。该学说被视为免疫学发展史上一个里程碑式的成就,不仅阐明了抗体形成的机制,同时科学地解释了抗原的特异性识别、自身免疫耐受、免疫记忆及免疫应答等重要免疫生物学现象。Burnet 因此于 1960 年获得诺贝尔生理学或医学奖。

（四）免疫球蛋白基本结构的阐明

1. **抗体是免疫球蛋白** Tiselius 和 Kabat（1937）利用电泳方法,将血清蛋白分为白蛋白以及 α_1、α_2、β 和 γ 球蛋白等不同组分,发现动物在免疫后,血清中 γ 球蛋白水平显著升高,且具有明显的抗体活性。据此,他们提出抗体就是 γ 球蛋白,并通过从血清中分离 γ 球蛋白而分离纯化抗体。

2. **抗体由四条多肽链构成** Porter 和 Edelman（1959）分别对抗体结构进行了研究,证明抗体的

Note:

单体是由两条相同轻链和两条相同重链借二硫键连接在一起的四条多肽链结构。这些发现使科学家们对抗体的重链和轻链的氨基酸组成特点进行深入研究,发现了抗体的可变区和恒定区,为以后抗体多样性形成机制的研究奠定了基础。

四、现代免疫学时期

（一）免疫系统的确立

1. 克隆选择学说提出后,T 细胞、B 细胞迅速被发现。1957 年,Glick 发现切除鸡的富含淋巴细胞的腔上囊(bursa),导致抗体产生缺陷,由此提出鸡的腔上囊是抗体生成细胞的中心,他将这类细胞称为 B 淋巴细胞(源于 bursa 的第一个字母)。

2. Miller 和 Good(1961)等发现小鼠新生期切除胸腺或新生儿先天性胸腺缺陷,其外周血和淋巴器官中淋巴细胞数量明显减少,免疫功能缺陷。由此确定胸腺是 T 细胞发育成熟的器官,并将依赖于胸腺发育的淋巴细胞称为 T 淋巴细胞(源于 thymus 的第一个字母)。

3. Warner 和 Szenberg(1962)发现切除鸡腔上囊,只影响抗体产生,不影响移植排斥反应,提出 B 细胞主要负责体液免疫,而 T 细胞主要负责细胞免疫。

4. Claman 和 Mitchell 等(1967)发现 T 细胞与 B 细胞之间有协同作用,T 细胞可辅助 B 细胞产生 IgG 类抗体。

5. Cooper 等发现,T 细胞和 B 细胞主要分布于脾和淋巴结等外周淋巴组织,提出了外周免疫器官的概念。

（二）特异性免疫应答及其相关免疫细胞表面膜分子的研究

1. Mitchison(1970)应用载体效应过继转移实验证实,在抗体形成过程中有载体特异性淋巴细胞和半抗原特异性淋巴细胞参与。Raff(1970)通过载体效应阻断实验证明:T 细胞是载体特异性淋巴细胞,对抗体的产生起辅助作用;B 细胞是半抗原特异性淋巴细胞,是产生抗体的淋巴细胞。

2. 20 世纪 70 年代,Unanue 等证明巨噬细胞在抗体形成中的重要作用,确认巨噬细胞是参与机体应答的第三类细胞。

3. Gershon(1971)发现抑制性 T 淋巴细胞的存在。

4. Jerne(1974)根据现代免疫学对抗体分子独特型的认识,提出免疫网络学说。

5. 继 Benacerraf 等(1963)在主要组织相容性复合体(MHC)中发现免疫应答相关基因后,Zinkernagel 和 Doherty(1974)发现在免疫应答过程中,免疫细胞间的相互作用受 MHC 限制,并提出 T 细胞双识别模式和 MHC 限制性学说。

6. Köhler 和 Milstein 等(1975)创建了杂交瘤技术,这是一项突破性的生物技术,可用来大量制备单克隆抗体,对基础医学和临床医学研究及应用起到了巨大的推动作用。

7. Morgan 等(1976)创建了 T 细胞克隆技术,应用这项技术建立了一系列抗原特异性 T 细胞克隆,对细胞免疫学研究起到了巨大的促进作用。

8. Nathensen 和 Strominger(1978)阐明了 MHC 的分子结构;并证实 MHC 分子在抗原提呈和淋巴细胞识别抗原过程中起重要作用。

9. Tonegawa 等(1978)应用分子杂交技术揭示了免疫球蛋白的基因结构;提出免疫球蛋白基因重排理论,阐明了抗体多样性的遗传学基础。

10. Haskius 等(1983)证实 T 细胞表面存在抗原受体分子;Davis 和 Saito 等(1984)成功克隆出 T 细胞受体(TCR);Owen 和 Collins(1985)阐明了 TCR 的分子结构。

（三）固有免疫及模式识别理论

俄国学者 Metchnikoff 的吞噬细胞理论开创了固有免疫,并为细胞免疫奠定了基础,但一直未能阐明固有免疫细胞是如何识别抗原的。加拿大学者 Steinman(1973)发现了树突状细胞(dendritic cell, DC),后来证实 DC 在免疫应答过程中的独特作用是摄取、处理抗原,并将抗原肽提呈给初始 T 细胞,使后者被激活并启动适应性免疫应答。

1989 年，美国免疫学家 Janeway 提出了固有免疫的模式识别理论，即固有免疫细胞能够泛特异性地识别病原微生物，进而启动特异性免疫应答。1996 年，法国免疫学家 Hoffmann 等发现 Toll 基因的编码产物在果蝇识别病原体激发固有免疫应答中发挥重要作用。1998 年，美国科学家 Beutler 等发现小鼠存在一种与果蝇 Toll 基因非常相似的基因，其编码产物表达于吞噬细胞表面，能与细菌脂多糖结合，称为 Toll 样受体。该受体在固有免疫应答中发挥重要作用。随后的研究证实，固有免疫细胞（特别是树突状细胞和巨噬细胞）表面具有模式识别受体（PRR），可选择性地识别病原体及其产物所共有的高度保守的分子结构，即病原体相关分子模式（PAMP），这是启动适应性免疫应答的关键环节。鉴于 Beutler、Hoffmann 和 Steinman 三人对免疫系统激活原理研究所做出的突出贡献，他们三人于 2011 年共同获得了诺贝尔生理学或医学奖（图 1-6）。

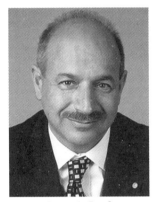 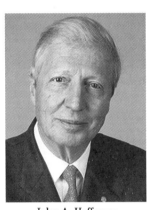 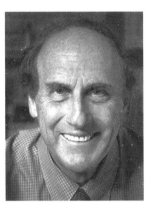

Bruce A. Beutler　　　　　Jules A. Hoffmann　　　　　Ralph M. Steinman
（1957—）　　　　　　　（1941—）　　　　　　　（1943—2011）

图 1-6　2011 年诺贝尔生理学或医学奖获得者

（四）免疫检查点分子与肿瘤免疫治疗

美国免疫学家詹姆斯·艾利森（James P. Allison）在 20 世纪 90 年代发现活化的 T 细胞表面表达细胞毒性 T 细胞抗原-4（cytotoxic T lymphocyte antigen-4，CTLA-4），其与抗原提呈细胞表面的配体 CD80/CD86 结合后将传递细胞活化抑制信号，可抑制 T 细胞的活化和增殖，起到类似"刹车器"般的作用，称为免疫检查点（immune checkpoint），CTLA-4 及具有类似负向免疫调控作用的分子被称为免疫检查点分子（immune checkpoint molecule）。针对性阻断免疫检查点分子的作用有可能增强机体的抗肿瘤免疫应答活性。基于这一假设，Allison 研究发现，通过注射 CTLA-4 单克隆抗体以阻断 CTLA-4 与 CD80/CD8 的结合，可激活肿瘤免疫并清除移植在小鼠体内的肿瘤。2010 年，一项临床试验表明这一疗法在晚期黑色素瘤病人中收到显著效果。随后，Allison 与其他科学家合作研发了人源化 CTLA-4 抗体，临床试验证实 CTLA-4 抗体不但可以使肿瘤明显缩小，更重要的是显著提升了病人的生存率。由此，免疫检查点疗法正式拉开了肿瘤治疗的序幕。

程序性死亡蛋白-1（programmed death-1，PD-1）是一种表达于活化 T 细胞表面的免疫检查点分子，是日本学者本庶佑（Tasuku Honjo）于 1992 年发现的，具有负向免疫调节作用。随后，华裔科学家陈列平率先发现了 PD-L1（PD-1 的配体），并发现其在黑色素瘤和肺癌等肿瘤组织中高表达。PD-L1 结合 T 细胞表面的 PD-1 可触发肿瘤免疫逃逸。用 PD-L1 单克隆抗体治疗可抑制肿瘤生长。这是靶向 PD-1/PD-L1 通路的第一个肿瘤免疫治疗实验，打开了 PD-1/PD-L1 通向癌症治疗领域的大门。随后的临床试验证实，该疗法在肺癌、肾癌、霍奇金淋巴瘤和黑色素瘤等癌症的治疗中都取得了明显疗效。在黑色素瘤的临床试验中证实，联合应用 CTLA-4 和 PD-1 阻断剂，比单独使用一种更加有效。2014 年以来，基于 PD-1 或 PD-L1 的多种免疫检查点抑制剂相继获批进入临床，应用到更广泛的肿瘤治疗中，并且能显著缓解一些传统方法无法治疗的晚期和转移性肿瘤病人的症状。

Note：

免疫检查点疗法开启了肿瘤免疫治疗的新时代,是肿瘤治疗的里程碑事件。鉴于 James P. Allison 和 Tasuku Honjo 在抑制负性免疫调节治疗癌症方面的突出贡献,他们两人共同获得了 2018 年的诺贝尔生理学或医学奖(图 1-7)。可以预测,免疫疗法将同化疗、放疗一样,成为肿瘤治疗的常规手段,在肿瘤治疗领域有着广阔的应用前景。

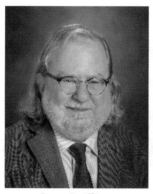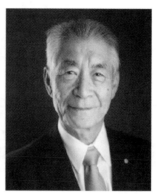

James P. Allison
(1948—)

Tasuku Honjo
(1942—)

图 1-7 2018 年诺贝尔生理学或医学奖获得者

第三节 20 世纪以来获得诺贝尔奖的免疫学家及其贡献

自从德国学者 Behring 发现抗毒素并于 1901 年获得首届诺贝尔生理学或医学奖以来,迄今已有近 30 位免疫学家获得了这一科学界的最高荣誉(表 1-3),这从另一个角度反映了免疫学在生物医学领域的重要地位和对人类健康的伟大贡献。2011 年,诺贝尔生理学或医学奖授予了三位在抗原提呈细胞和固有免疫模式识别研究领域做出杰出贡献的科学家,更是革命性地让免疫学这一经典医学基础学科再次站在生命科学的前沿,发出耀眼的光芒。

表 1-3 获得诺贝尔生理学或医学奖的免疫学家及其成果

年份	姓名(国籍、生卒年份)	成果
1901	Emil von Behring(德国,1854—1917)	发现白喉及破伤风抗毒素,开创免疫血清疗法
1905	Robert Koch(德国,1843—1910)	发现多种病原菌,创建了结核菌素试验
1908	Elie Metchnikoff(俄国,1845—1916)	创立吞噬细胞理论(细胞免疫)
	Paul Ehrlich(德国,1854—1916)	创立抗体生成侧链学说(体液免疫)
1912	Alexus Carrel(法国,1873—1944)	器官移植
1913	Charles Richet(法国,1850—1935)	发现过敏反应
1919	Jules Bordet(比利时,1870—1961)	发现补体,建立补体结合反应
1930	Karl Landsteiner(奥地利,1868—1943)	发现人红细胞 ABO 血型系统
1951	Max Theiler(南非,1899—1986)	发明黄热病疫苗
1957	Daniel Bovet(意大利,1907—1992)	发现抗组胺药物可治疗超敏反应性疾病
1960	Frank Macfarlane Burnet(澳大利亚,1899—1986)	提出抗体形成的克隆选择学说
	Peter Brian Medawar(英国,1915—1987)	发现获得性免疫耐受
1972	Rodney Robert Porter(英国,1917—1985)	两人阐明了免疫球蛋白的化学结构和本质
	Gerald M Edelman(美国,1929—2014)	
1977	Rosalyn Sussman Yalow(美国,1929—2011)	创立放射免疫测定法

续表

年份	姓名(国籍、生卒年份)	成果
1980	Baruj Benacerraf(美国,1920—2011)	发现免疫应答的遗传控制
	Jean Dausset(法国,1916—2009)	发现人白细胞分化抗原
	George Davis Snell(美国,1903—1996)	发现小鼠 H-2 系统
1984	Georges Jean Franz Köhler(德国,1946—1995)	建立杂交瘤技术,制备单克隆抗体
	César Milstein(英国,1927—2002)	
	Niels Kaj Jerne(丹麦,1911—1994)	提出免疫网络学说
1987	Susumu Tonegawa(日本,1939—)	阐明免疫球蛋白基因结构,抗体多样性遗传原理
1996	Peter C. Doherty(澳大利亚,1940—)	发现免疫应答中的 MHC 限制性
	Rolf M. Zinkernagel(瑞士,1944—)	
2011	Ralph Marvin Steinman(加拿大,1943—2011)	发现树突状细胞
	Bruce Alan Beutler(美国,1957—)	发现 Toll 样受体
	Jules Alphonse Hoffmann(法国,1941—)	发现 Toll 样受体
2018	James P. Allison(美国,1948—)	发现 CTLA-4,抑制负性免疫调节治疗癌症
	Tasuku Honjo(日本,1942—)	发现 PD-1,抑制负性免疫调节治疗癌症

小 结

　　医学免疫学主要研究人体免疫系统的组成、免疫应答机制和效应、疾病的免疫学发病机制和免疫诊断、免疫预防及免疫治疗等。免疫是机体识别"自己"与"非己",清除"非己"抗原性物质的一种生理功能,表现为免疫防御、免疫自稳和免疫监视等三大功能。免疫系统由免疫器官及组织、免疫细胞和免疫分子组成。免疫应答是机体识别及清除抗原性物质的一系列生理过程,可分为固有免疫应答和适应性免疫应答。免疫是一把"双刃剑",适度免疫应答可产生对机体有利的抗感染、抗肿瘤等免疫保护作用;免疫功能若发生紊乱,可导致免疫损伤或免疫性疾病(超敏反应、免疫缺陷病、自身免疫病)。免疫学已广泛应用于疾病的诊断、预防和治疗。免疫学发展过程经历了经验免疫学、科学免疫学、近代免疫学和现代免疫学时期,已发展成为生命科学领域的一门重要前沿学科和支撑学科。

(司传平)

思 考 题

1. 简述免疫的概念及免疫功能。
2. 何谓固有性免疫和适应性免疫? 各有何特点?
3. 简述 Jenner 发明牛痘苗预防天花的重大意义。
4. 试述现代免疫学时期免疫学所取得的主要成就。

Note:

NURSING

第二章

免疫器官和组织

02章 数字内容

学习目标

1. 掌握免疫器官的组成、中枢免疫器官和外周免疫器官的组成。

2. 熟悉主要中枢免疫器官和外周免疫器官的功能。

3. 了解淋巴细胞归巢和再循环。

关键词

中枢免疫器官 外周免疫器官 骨髓 胸腺 淋巴结 脾 骨髓造血微环境 造血干细胞 胸腺微环境 黏膜相关淋巴组织 淋巴细胞归巢 淋巴细胞再循环

导言

免疫系统是机体发生免疫应答、执行免疫功能的物质基础,由免疫器官和组织、免疫细胞及免疫分子组成。其中免疫细胞是免疫应答的主要执行者,免疫器官和组织是免疫细胞的来源及功能执行的场所,学习免疫器官和组织的分类、结构特点及功能,能为理解免疫细胞的类别、来源和功能等打下重要基础。

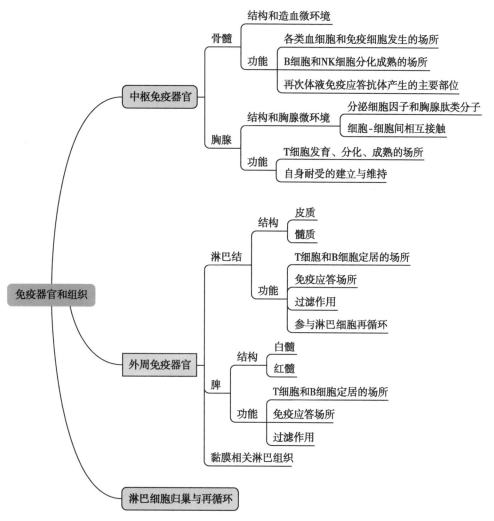

第二章思维导图

　　免疫系统(immune system)随着生物种系的进化而逐步建立和完善,是机体识别"自己"与"非己",执行免疫功能的生理系统。免疫系统由免疫器官和组织、免疫细胞及免疫分子组成。免疫器官(immune organ)包括中枢免疫器官(central immune organ)和外周免疫器官(peripheral immune organ),两者通过血液循环及淋巴循环相互联系(图 2-1)。免疫组织(immune tissue)又称为淋巴组织(lymphoid tissue),广泛分布在机体各个部位,在黏膜局部抗感染免疫中发挥重要作用。

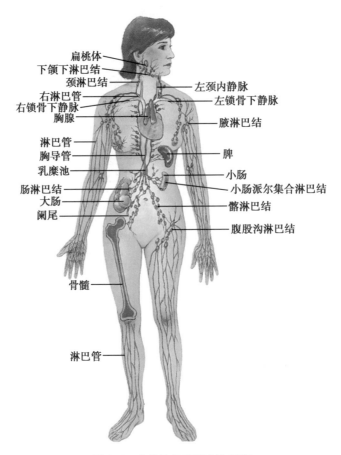

图 2-1 人体的免疫器官和组织

骨髓和胸腺是人体的中枢免疫器官,是免疫细胞发生、分化、发育和成熟的主要场所;淋巴结、脾脏及黏膜相关淋巴组织,是成熟免疫细胞定居及执行免疫应答的部位。

第一节 中枢免疫器官

中枢免疫器官又称为初级淋巴器官(primary lymphoid organ),是免疫细胞发生、分化、发育和成熟的主要场所。骨髓和胸腺是人和其他哺乳动物的中枢免疫器官。

一、骨髓

骨髓(bone marrow)是造血器官,可生成造血干细胞(hematopoietic stem cell,HSC),是各种血细胞的发源地,也是人和其他哺乳动物 B 细胞发育成熟的场所。

（一）骨髓的结构和骨髓造血微环境

骨髓位于骨髓腔中,是人体最大的造血器官。骨髓分为红骨髓和黄骨髓,胎儿及婴幼儿时期的骨髓都是红骨髓,大约从 5 岁开始,长骨干的骨髓腔内出现脂肪组织,并随年龄增长而增多,称为黄骨髓。成人的红骨髓和黄骨髓约各占一半。红骨髓具有活跃的造血功能,由基质细胞、造血细胞和血窦构成,基质细胞包括网状细胞、成纤维细胞、血管内皮细胞、巨噬细胞等。黄骨髓内仅有少量的幼稚血细胞,但仍保持着造血潜能,当机体需要时可转变为红骨髓进行造血。

骨髓造血微环境(bone marrow hematopoietic microenvironment)是由细胞外基质、骨髓基质细胞及其分泌的多种细胞因子(IL-3、IL-6、IL-7、SCF、GM-CSF 等)共同构成的造血细胞赖以分化发育的微环境,参与造血干细胞的维持、自我更新和定向分化。

（二）骨髓的功能

1. 各类血细胞和免疫细胞发生的场所 骨髓中造血干细胞（HSC）具有高度自我更新能力和多向分化潜能，其主要表面标志是 CD34 和 CD117。造血干细胞在骨髓造血微环境的作用下分化为形态和功能不同的髓样干细胞（myeloid stem cell）和淋巴样干细胞（lymphoid stem cell）。髓样干细胞最终分化为中性粒细胞、嗜酸性粒细胞、嗜碱性粒细胞、巨噬细胞、树突状细胞、红细胞和血小板等；淋巴样干细胞在骨髓中首先分化为始祖 B 细胞、始祖 T 细胞和 NK 前体细胞；上述始祖淋巴细胞在骨髓和胸腺中，进一步分化发育为成熟的 B 细胞、T 细胞和 NK 细胞。树突状细胞可来源于髓样干细胞和淋巴样干细胞（图 2-2）。

2. B 细胞和 NK 细胞分化成熟的场所 在骨髓造血微环境中，人和哺乳动物的 B 细胞经历了始

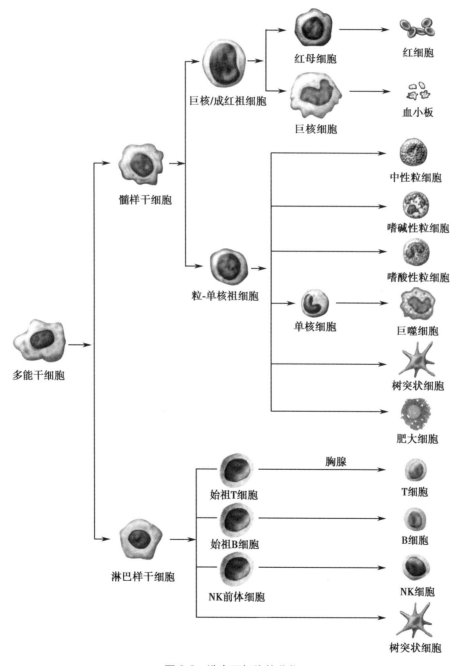

图 2-2 造血干细胞的分化

骨髓造血干细胞具有高度自我更新能力和多向分化潜能，在骨髓微环境作用下，经过定向组细胞、前体细胞等分化阶段，最终可增殖分化为各种血细胞和免疫细胞。

Note:

祖 B 细胞、前 B 细胞、未成熟 B 细胞和成熟 B 细胞四个阶段发育成熟。成熟 B 细胞即通常所说的 B 细胞,进入血循环,并定居于外周免疫器官。部分淋巴样干细胞在骨髓中发育为成熟 NK 细胞。

3. 再次体液免疫应答抗体产生的主要部位 记忆性 B 细胞在外周免疫器官再次接受相应抗原刺激活化后,可经淋巴液和血液返回骨髓分化成熟为浆细胞,持续产生和分泌大量抗体释放入血发挥免疫功能。因此,骨髓既是中枢免疫器官,又是发生再次体液免疫应答的主要场所之一。

骨髓是人体极为重要的造血器官和免疫器官,骨髓功能障碍不仅严重损害机体的造血功能,还会严重影响机体的细胞免疫和体液免疫功能。

二、胸腺

胸腺(thymus)是 T 细胞分化、发育、成熟的场所。胸腺出现于胚胎第 9 周,在胚胎第 20 周发育成熟,新生期胸腺重 15~20g,幼年期后迅速增大,青春期达到高峰(重 30~40g)。青春期以后,胸腺随年龄增长而逐渐萎缩退化,老年期胸腺组织被脂肪取代,胸腺微环境(thymus microenvironment)改变,淋巴细胞减少,导致老年人免疫功能减退。

(一)胸腺的结构和胸腺微环境

胸腺位于胸骨后方、胸腔纵隔上部。胸腺分为左右两叶,外包被膜伸入胸腺实质内,将胸腺分成许多小叶。小叶的外周部分称为皮质(cortex),皮质分为浅皮质区和深皮质区;中央部分称为髓质(medulla)(图 2-3),相邻的小叶髓质彼此相连;皮-髓质交界处含有大量血管。胸腺主要由胸腺细胞(thymocyte)和胸腺基质细胞(thymus stromal cell,TSC)组成。胸腺细胞绝大多数为处于不同分化阶段的未成熟 T 细胞,胸腺基质细胞则以胸腺上皮细胞(thymus epithelial cell,TEC)为主,包括巨噬细胞

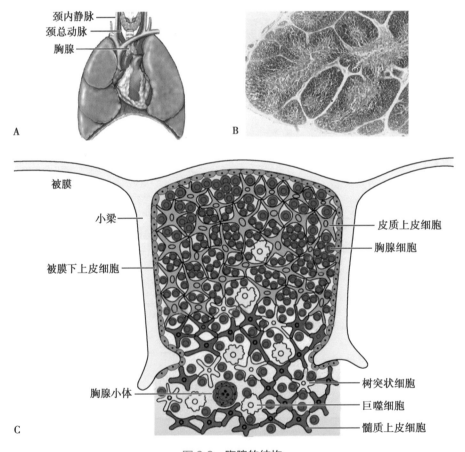

图 2-3 胸腺的结构
胸腺皮质内含大量胸腺细胞,少量胸腺上皮细胞、巨噬细胞和树突状细胞;髓质有胸腺上皮细胞、巨噬细胞和树突状细胞,髓质内可见胸腺小体。

（macrophage，Mφ）、树突状细胞（dendritic cell，DC）及成纤维细胞等。胸腺皮质的毛细血管内皮细胞连接紧密，与网状细胞共同形成血-胸屏障，使循环中的大分子物质不能进入胸腺。

胸腺微环境主要由胸腺基质细胞、细胞外基质及局部活性因子组成，是决定 T 细胞分化、增殖和选择性发育的重要条件。胸腺基质细胞是胸腺微环境最重要的组分，其以两种方式参与胸腺细胞的分化发育。

1. 分泌细胞因子和胸腺肽类分子　胸腺基质细胞能产生多种细胞因子，如 SCF、IL-1、IL-2、IL-6、IL-7、TNF-α、GM-CSF 和趋化因子。这些细胞因子通过与胸腺细胞表面相应受体结合，调节胸腺细胞的发育和细胞间相互作用。胸腺上皮细胞分泌的胸腺肽类分子包括胸腺素、胸腺生成素等，它们分别具有促进胸腺细胞增殖、分化和发育等功能。

2. 细胞-细胞间相互接触　胸腺上皮细胞与胸腺细胞可通过细胞表面黏附分子及其配体、细胞因子及其受体、抗原肽-MHC 分子复合物与 TCR 等的相互作用，诱导和促进胸腺细胞的分化、发育和成熟。

细胞外基质也是胸腺微环境的重要组成部分，可促进上皮细胞与胸腺细胞接触，并促进胸腺细胞在胸腺内由皮质向髓质移行和成熟。

（二）胸腺的功能

1. T 细胞发育、分化、成熟的场所　骨髓淋巴样干细胞随血液进入胸腺后经被膜下—皮质—髓质顺序移行，在胸腺微环境作用下，经过复杂的选择性发育（阳性选择和阴性选择）过程（详见第十章），95% 以上的胸腺细胞死亡，仅有不足 5% 的胸腺细胞最终分化发育成为成熟的功能性 CD4⁺ T 细胞或 CD8⁺ T 细胞，并获得自身免疫耐受和 MHC 限制性，发育成熟的初始 T 细胞（naive T cell）进入血循环，定居于外周淋巴器官。

2. 自身耐受的建立与维持　T 细胞在胸腺微环境发育过程中，自身反应性 T 细胞通过抗原识别受体（TCR）与胸腺皮髓质交界处及髓质区的树突状细胞和巨噬细胞表面表达的自身抗原肽-MHC 复合物高亲和力结合，可启动细胞程序性死亡，导致自身反应性 T 细胞克隆消除（即阴性选择），形成自身耐受（详见第十章）。

第二节　外周免疫器官

外周免疫器官又称次级淋巴器官（secondary lymphoid organ），是成熟 T 细胞、B 淋巴细胞定居和受抗原刺激后产生免疫应答的主要场所，主要包括淋巴结、脾和黏膜相关淋巴组织。

一、淋巴结

淋巴结（lymph node）广泛存在于全身非黏膜部位的淋巴通道汇集处。身体浅表部位的淋巴结通常位于颈部、腋窝、腹股沟等处；分布在内脏的淋巴结（如肺门淋巴结）多成群聚集在器官门附近，沿血管干排列。上述部位也是易受病原微生物和其他有害异物侵入的部位，局部淋巴结肿大或疼痛通常提示相应部位的器官组织发生炎症或其他病变。

（一）淋巴结的结构

淋巴结是由致密结缔组织被膜包被的实质性器官，可分为皮质和髓质两部分（图 2-4）。淋巴结内含 T 细胞、B 细胞及具有抗原捕获/提呈作用的滤泡树突状细胞/巨噬细胞，具备引发适应性免疫应答的基本条件。

1. 皮质　皮质分为浅皮质区和深皮质区。靠近被膜下为浅皮质区，是 B 细胞定居的场所，称为非胸腺依赖区。在该区内，大量 B 细胞聚集形成淋巴滤泡。未受抗原刺激的淋巴滤泡无生发中心，称为初级淋巴滤泡，主要含静止的初始 B 细胞；受抗原刺激后，淋巴滤泡内出现生发中心，称为次级淋巴滤泡，内含大量增殖分化的 B 淋巴母细胞，其可转移至髓质分化发育为浆细胞并产生抗体。深皮质区

Note：

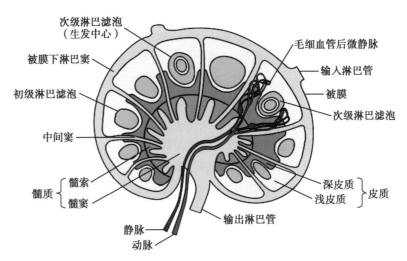

图 2-4 淋巴结的结构示意图

淋巴结表面覆盖有结缔组织被膜,浅皮质区主要为 B 细胞组成的初级淋巴滤泡,受抗原
刺激后可形成生发中心(次级淋巴滤泡);深皮质区是 T 细胞和高内皮小静脉(毛细血管
后微静脉)定居的场所。

又称副皮质区,是 T 细胞定居的场所,称为胸腺依赖区。存在于深皮质区的毛细血管后微静脉又称为
高内皮细胞小静脉(high endothelial venule,HEV),是沟通血液循环和淋巴循环的重要通道,血液中的
淋巴细胞由此部位进入淋巴结实质。

2. **髓质** 髓质由髓索和髓窦组成。髓索由致密聚集的淋巴细胞构成,主要为 B 细胞和浆细胞,
也含部分 T 细胞及巨噬细胞。髓窦内富含巨噬细胞,有较强的过滤作用,能有效吞噬清除淋巴液中的
病原微生物及其代谢产物或其他有害物质。

(二)淋巴结的功能

1. **T 细胞和 B 细胞定居的场所** 淋巴结是成熟 T 细胞和 B 细胞的主要定居部位,其中 T 细胞约
占淋巴结内淋巴细胞总数的 75%,B 细胞约占 25%。

2. **免疫应答场所** 淋巴结是淋巴细胞受抗原刺激、发生适应性免疫应答的主要部位之一。淋巴
结深皮质区富含 T 细胞和摄取抗原后通过输入淋巴管迁移而至的成熟树突状细胞,成熟树突状细胞
可有效激活相应 T 细胞介导产生适应性细胞免疫应答;浅皮质区淋巴滤泡内含滤泡树突状细胞和 B
细胞,滤泡树突状细胞具有识别捕获抗原或抗原-抗体复合物的能力,可有效激活 B 细胞引发适应性
体液免疫应答(详见第十五章)。

3. **过滤作用** 淋巴结是淋巴液的有效滤器,淋巴结髓窦内富含吞噬细胞,可有效吞噬清除随淋
巴液进入局部引流淋巴结的病原微生物及其代谢产物。

4. **参与淋巴细胞再循环** 淋巴结深皮质区的高内皮细胞小静脉(HEV)在淋巴细胞再循环中起
重要作用。随血流而来的 T 细胞和 B 细胞穿过 HEV,分别进入局部深皮质区和浅皮质区,再迁移至
髓窦,经输出淋巴管汇入胸导管,最终经左锁骨下静脉返回血液循环。

二、脾

脾(spleen)是人体最大的外周免疫器官,也是体内产生抗体的主要器官之一,同时具有储血和滤
过除菌作用。

(一)脾的结构

脾为实质性器官,由结缔组织被膜包裹,被膜向实质内延伸形成脾小梁,将脾分为若干小叶。脾
动脉入脾后分支成小梁动脉,小梁动脉继续分支进入脾实质,称为中央动脉。脾实质主要由白髓和红
髓组成(图 2-5)。

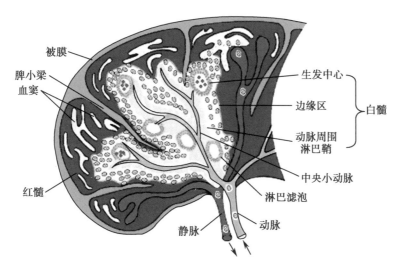

图 2-5 脾的结构示意图

脾实质分为白髓和红髓。围动脉淋巴鞘(PALS)、淋巴滤泡及边缘区构成白髓,PALS 旁侧有淋巴小结,内含大量 B 细胞及少量滤泡树突状细胞和巨噬细胞,接受抗原刺激后出现生发中心。脾索和脾血窦构成红髓,其内的巨噬细胞能吞噬和清除衰老的血细胞、免疫复合物或其他异物,并能提呈抗原。

1. **白髓** 白髓由中央动脉围动脉淋巴鞘(periarteriolar lymphoid sheath,PALS)、鞘内淋巴滤泡(脾小结)及边缘区组成。PALS 是包绕在脾中央小动脉周围的弥散淋巴组织,其内富含 T 细胞、少量树突状细胞和巨噬细胞。PALS 旁的淋巴滤泡,内含大量 B 细胞及少量滤泡树突状细胞和巨噬细胞,接受抗原刺激后,上述淋巴滤泡可因 B 细胞增殖分化而出现生发中心。白髓与红髓交界的狭窄区域是淋巴细胞进出脾实质的通道,称为边缘区,其内含 T 细胞、B 细胞和巨噬细胞。

2. **红髓** 分布于被膜下、小梁周围及白髓边缘区外侧的广大区域,由脾索和脾血窦组成。脾索为索条状组织,主要含 B 细胞、浆细胞、巨噬细胞、少量树突状细胞和 T 细胞。脾索之间为血窦,其内T 细胞、B 细胞经髓微静脉注入小梁静脉后可通过脾静脉出脾进入血液循环。

（二）脾的功能

1. **T 细胞和 B 细胞定居的场所** 脾是成熟 T 细胞、B 细胞定居的场所。其中,B 细胞约占脾内淋巴细胞总数的 60%,T 细胞约占 40%。

2. **免疫应答场所** 脾是机体对血液中抗原产生免疫应答的主要场所。血液中的病原体等抗原物质经血液循环进入脾,可刺激 T 细胞、B 细胞活化、增殖,产生效应 T 细胞和浆细胞,并分泌细胞因子和抗体发挥免疫效应。

3. **过滤作用** 体内约 90% 的循环血液要流经脾,脾内巨噬细胞可有效吞噬清除血液中的病原体、衰老的红细胞、白细胞、免疫复合物等,从而发挥过滤作用,使血液得到净化。

三、黏膜相关淋巴组织

黏膜相关淋巴组织(mucosal-associated lymphoid tissue,MALT),亦称黏膜免疫系统(mucosal immune system,MIS),主要指消化道、呼吸道及泌尿生殖道黏膜固有层和上皮细胞下散在的无被膜淋巴组织,以及某些带有生发中心的器官化的淋巴组织,如扁桃体、小肠的派尔集合淋巴结及阑尾等。MALT 是黏膜免疫应答的主要场所,在黏膜局部抗感染中具有重要作用。

黏膜相关淋巴组织分布广泛,包括肠相关淋巴组织、鼻相关淋巴组织和支气管相关淋巴组织等。现以肠相关淋巴组织为例简述。

肠相关淋巴组织(gut-associated lymphoid tissue,GALT)包括派尔集合淋巴结、阑尾、孤立淋巴滤泡、上皮细胞间淋巴细胞、固有层中弥散的淋巴细胞等。其中小肠派尔集合淋巴结的结构最完整,是

Note:

引发黏膜免疫应答最重要的肠相关淋巴组织。

　　小肠派尔集合淋巴结(Peyer's patch,PP)位于肠黏膜固有层中,是一种向肠腔侧膨出的圆丘状结构;内含由大量 B 细胞组成的淋巴滤泡和位于淋巴滤泡周围的 T 细胞及少量树突状细胞和巨噬细胞;其上方为肠黏膜上皮细胞和少量散布于肠上皮细胞之间的微皱褶细胞(microfold cell),即 M 细胞;其下方与黏膜固有层中输出淋巴管相连(图 2-6)。

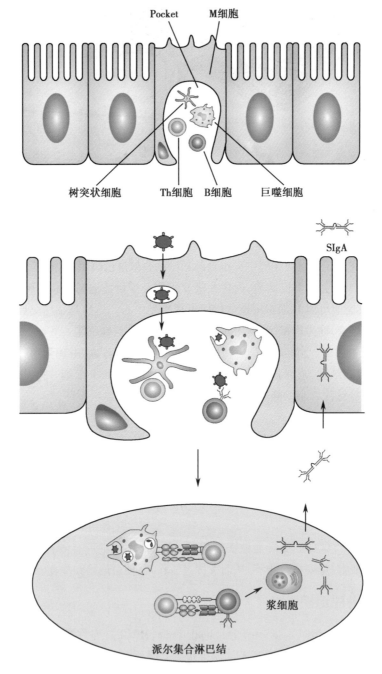

图 2-6　M 细胞的功能示意图

肠上皮 M 细胞摄入抗原物质,并以囊泡形式转运至其基底膜下囊袋内,被局部的树突状细胞、巨噬细胞或 B 细胞等抗原提呈细胞(APC)所摄取;APC 进入派尔集合淋巴结,从而活化 T 细胞、B 细胞,引发黏膜免疫应答。

　　M 细胞是一种特化的抗原转运细胞,可通过内吞或吞噬作用将小肠内病原体等抗原物质以囊泡形式摄入胞内,并通过胞吞转运作用将其输送到 M 细胞基底膜下凹陷处,被局部树突状细胞摄

取。树突状细胞摄取抗原后进入派尔集合淋巴结,与相应 T 细胞、B 细胞相互作用引发适应性免疫
应答。

第三节　淋巴细胞归巢与再循环

淋巴细胞归巢(lymphocyte homing)是指血液中淋巴细胞选择性趋向迁移并定居于外周免疫器官
或组织的某些特定区域的过程。淋巴细胞归巢是 T 细胞、B 细胞通过表面不同的黏附分子(又称归巢
受体)与外周免疫器官或组织中血管内皮细胞表面的黏附分子(又称地址素)结合相互作用而实
现的。

淋巴细胞再循环(lymphocyte recirculation)是指淋巴细胞在血液、淋巴液、淋巴器官或组织之间反
复循环的过程(图 2-7),是成熟淋巴细胞通过循环途径实现淋巴细胞不断重新分布的过程。再循环
中的细胞多是静止期细胞和记忆细胞,其中80%以上是 T 细胞,这些细胞最初来源于胸腺和骨髓;成
年以后,参与再循环的淋巴细胞主要靠外周免疫器官进行补充。

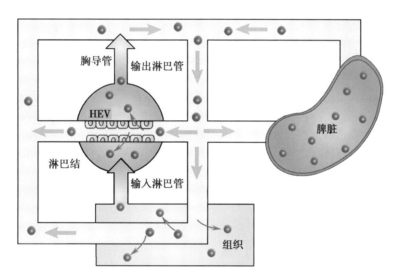

图 2-7　**淋巴细胞再循环**

淋巴细胞可穿越高内皮细胞小静脉经血循环到达外周免疫器官定居,并通过输出淋
巴管经胸导管或右淋巴导管返回血循环;经脾动脉进入脾的淋巴细胞穿过血管壁进
入白髓区,继之移向脾索、脾血窦后经脾静脉返回血循环。

淋巴细胞再循环有多条途径:①在淋巴结中,T 细胞、B 细胞可随血液循环进入深皮质区,穿过
HEV 进入相应区域定居,随后再移向髓窦,经输出淋巴管汇入胸导管,最终由左锁骨下静脉返回血液
循环。②在脾中,随脾动脉进入脾的淋巴细胞穿过血管壁进入白髓,然后移向脾索,再进入脾血窦,最
后由脾静脉返回血液循环;只有少数淋巴细胞从脾输出淋巴管进入胸导管返回血液循环。③在其他
组织中,随血流进入毛细血管的淋巴细胞可穿过毛细血管壁进入组织间隙,随淋巴液回流至局部引流
淋巴结后,再经输出淋巴管进入胸导管和血液循环。

淋巴细胞再循环的生物学意义:①使淋巴细胞在外周免疫器官和组织的分布更为合理,有利于协
调机体免疫功能;②增加 T 细胞、B 细胞(包括记忆细胞)与抗原和 APC 接触的机会,有利于初次免疫
应答和再次免疫应答的发生;③不断更新和补充循环池的淋巴细胞,有助于增强整个机体的免疫功
能;④通过淋巴细胞再循环,使机体所有免疫器官和组织成为一个有机的整体,并将免疫信息传递给
全身各处的淋巴细胞和其他免疫细胞,有利于动员各种免疫细胞和效应细胞迁移至病原体、肿瘤或其
他抗原物质所在部位发挥免疫效应。

　　免疫系统是机体执行免疫功能的物质基础,由免疫器官和组织、免疫细胞及免疫分子组成。免疫器官包括中枢免疫器官和外周免疫器官。中枢免疫器官由骨髓和胸腺组成,是免疫细胞发生、分化、发育和成熟的场所。骨髓既是各种血细胞和免疫细胞的来源地,也是 B 细胞发育、分化和成熟的场所。胸腺是 T 细胞分化、发育和成熟的场所。胸腺微环境对 T 细胞分化、增殖和选择性发育起决定性作用。外周免疫器官包括淋巴结、脾和黏膜相关淋巴组织等,是成熟 T 细胞、B 细胞等免疫细胞定居的场所,也是发生适应性免疫应答的主要部位。淋巴细胞再循环是维持机体正常免疫应答并发挥功能的必要前提。

（罗军敏）

思　考　题

1. 简述中枢免疫器官和外周免疫器官的组成及功能。
2. 简述胸腺微环境在免疫细胞发育中的作用。
3. 简述淋巴细胞再循环及其生物学意义。

URSING

第三章

抗　原

03章　数字内容

● 学习目标

1. 掌握抗原的基本特性、抗原的特异性、抗原的种类。

2. 熟悉影响抗原免疫原性的因素。

3. 了解超抗原、丝裂原和佐剂。

● 关键词

抗原　免疫原性　免疫反应性　抗原特异性　抗原表位　T细胞表位　B细胞表位

共同抗原表位　交叉反应　异种抗原　同种异型抗原　自身抗原　异嗜性抗原

胸腺依赖性抗原　胸腺非依赖性抗原　内源性抗原　外源性抗原　超抗原　丝裂原　佐剂

● 导言

抗原是诱导机体产生适应性免疫应答的始动因素，并能够与相应免疫应答产物(抗体和效应T细胞)特异性结合。抗原不仅包括广泛来源于自然界的外源性物质，也包括某些自身物质。不同抗原刺激机体产生的免疫应答类型和强度各异，主要取决于抗原物质本身的特性，并与其进入机体的途径和机体状态密切相关。了解抗原的基本特性、抗原的特异性、抗原的种类及影响抗原免疫原性的因素及医学上常见的抗原等，对进一步学习和掌握抗原在免疫应答中的作用及后续的抗体、补体等相关章节内容至关重要。

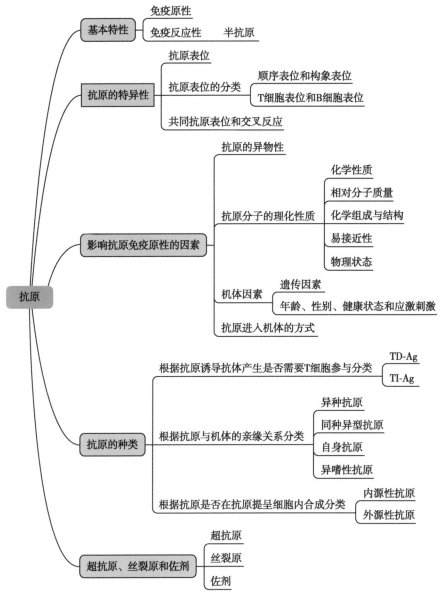

第三章思维导图

机体免疫系统可通过区分"自己"和"非己",对"非己"物质进行识别、应答和清除,从而发挥免疫功能。这些"非己"物质就是抗原。广义上来讲,抗原(antigen,Ag)是指所有能诱导免疫应答的物质,但通常是指能被 T 细胞、B 细胞表面特异性抗原受体(TCR 或 BCR)识别和结合,激活 T 细胞、B 细胞增殖、分化,产生免疫应答效应产物(效应 T 细胞或抗体),并与效应产物特异性结合,产生免疫效应的物质。

抗原一般具有两种基本特性:①免疫原性(immunogenicity),指抗原能够刺激机体产生免疫应答,即诱导 B 细胞分化为浆细胞产生抗体和诱导 T 细胞分化为效应 T 细胞;②免疫反应性(immunoreactivity),指抗原能与其诱导产生的免疫应答产物,即相应抗体或效应 T 细胞特异性结合的能力。

同时具有免疫原性和免疫反应性的物质称为完全抗原(complete antigen),如病原微生物和动物血清;只具有免疫反应性而无免疫原性的物质称为半抗原(hapten)或不完全抗原(incomplete antigen),如某些多糖和药物等简单小分子物质。半抗原单独作用于机体时无免疫原性,当与体内大分子蛋白质等载体(carrier)结合后可获得免疫原性而成为完全抗原。

第一节　抗原的特异性

抗原的特异性是指抗原选择性刺激适应性免疫细胞产生免疫应答及其与免疫应答产物（相应抗体或效应 T 细胞）相互作用的高度专一性。抗原决定簇（antigenic determinant）是决定抗原特异性的特殊化学基团，又称为抗原表位（antigenic epitope）。

一、抗原表位

抗原表位是指抗原分子中能被适应性免疫细胞表面的特异性抗原受体（TCR/BCR）和抗体特异性识别结合的最小结构单位，通常由 5~15 个氨基酸残基或 5~7 个多糖残基/核苷酸组成。

抗原结合价（antigenic valence）是指一个抗原分子中能与相应抗体结合的抗原表位的总数。天然抗原通常是由多种、多个抗原表位组成的多价抗原；一个半抗原相当于一个抗原表位，为单价抗原。

二、抗原表位的分类

根据抗原表位的结构特点，可将其分为顺序表位和构象表位；根据识别抗原表位的免疫细胞的不同，可将其分为 T 细胞表位和 B 细胞表位（图 3-1）。

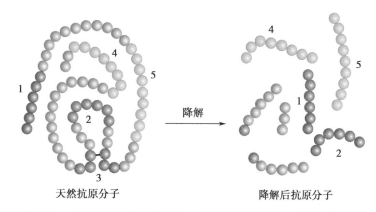

●B细胞表位：1.在分子表面的顺序表位；2.隐蔽性抗原表位；3.构象表位
○T细胞表位：4、5.顺序表位，位于分子任意部位。天然抗原分子经酶解后构象表位易失活，隐蔽性抗原表位可暴露

图 3-1　抗原表位示意图

表位 1、2、3 为 B 细胞表位，其中，1、2 为顺序表位，3 为构象表位；表位 4、5 为 T 细胞表位，均为顺序表位。

1. 顺序表位和构象表位　顺序表位（sequential epitope）是指肽链上由一段序列相连续的线性氨基酸残基所形成的抗原表位，又称为线性表位（linear epitope），主要由 T 细胞表面的 TCR 识别，B 细胞表面的 BCR 也可识别；构象表位（conformational epitope）是指多肽或多糖链上由序列上不连续、而空间位置相邻的氨基酸或多糖残基所形成的抗原表位，由 B 细胞表面的 BCR 和抗体识别。

2. T 细胞表位和 B 细胞表位　T 细胞表位是指被 T 细胞表面的 TCR 识别的表位，位于抗原分子的任意部位，经抗原提呈细胞加工处理后，以抗原肽-MHC 分子复合物的形式表达于抗原提呈细胞表面供 T 细胞识别。B 细胞表位是指被 B 细胞表面的 BCR 和特异性抗体分子识别的表位，通常位于抗原分子表面，不需要加工处理可直接被 BCR 识别。T 细胞表位和 B 细胞表位特性比较见表 3-1。

表 3-1　T 细胞表位与 B 细胞表位特性比较

项目	T 细胞表位	B 细胞表位
表位性质	蛋白质降解后生成的线性多肽	蛋白多肽、多糖和脂多糖等
表位位置	抗原分子任意部位,多位于抗原分子内部	通常位于抗原分子表面
表位结构	线性表位	构象表位和线性表位
表位大小	8~10 个氨基酸(MHC Ⅰ类分子提呈) 13~17 个氨基酸(MHC Ⅱ类分子提呈)	5~15 个氨基酸 5~7 个单糖或核苷酸
表位提呈	MHC Ⅰ/Ⅱ类分子提呈	无需 MHC 分子参与
识别受体	T 细胞抗原受体(TCR)	B 细胞抗原受体(BCR)

三、共同抗原表位和交叉反应

　　天然抗原通常为多价抗原,有多种抗原表位。理论上,每种抗原表位都能诱导机体产生一种与之相对应的抗体。因此,天然抗原免疫机体后可产生多种抗体。在两种多价抗原之间可能含有相同或相似的抗原表位,称为共同抗原表位(common antigenic epitope)。由于共同抗原表位的存在,一种抗原诱导机体产生的抗体,不仅能与此种抗原结合,还能与具有共同抗原表位的其他抗原结合,这种抗体与具有相同或相似抗原表位的他种抗原发生的反应,称为交叉反应(cross-reaction)(图 3-2)。

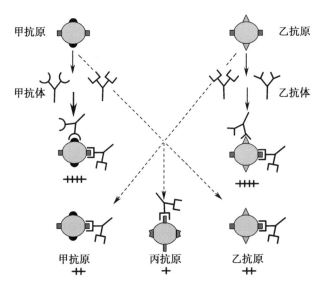

图 3-2　交叉反应示意图

甲、乙抗原均为多价抗原,两者间具有相同的抗原表位(红色所示);抗甲、抗乙抗体可分别与甲、乙抗原发生特异性结合,反应强度强;抗甲、抗乙抗体也可分别与乙抗原、甲抗原发生交叉反应,但反应强度弱;抗甲、抗乙抗体还可以与具有相似抗原表位的丙抗原发生交叉反应,但反应强度更弱。

第二节　影响抗原免疫原性的因素

　　免疫原性是抗原最重要的特性,一种抗原物质是否具有免疫原性及免疫原性的强弱与抗原的异物性、抗原分子的理化性质、机体因素以及抗原进入机体的方式有关。

一、抗原的异物性

　　具有免疫原性的物质通常是"非己"物质,即抗原具有异物性。一般情况下,抗原与机体间的亲缘关系越远,组织结构差异越大,异物性越强,抗原对机体的免疫原性就越强。如各种病原体、动物血清制剂对人而言是强抗原;鸡卵蛋白对哺乳动物是强抗原,对鸭则是弱抗原。

免疫学中的"非己"物质不仅包括来自体外的非己物质,如各种病原体、动物蛋白和同种异体移植物;还包括某些因理化、生物因素所致结构改变的自身物质和胚胎期未与免疫细胞(未成熟 T 细胞、B 细胞)接触或充分接触的正常自身物质,如眼晶状体蛋白、脑组织和精子。在外伤或感染等情况下,当上述正常自身物质释放后,即可被自身免疫系统视为"非己"物质而产生自身抗体或效应 T 细胞,进而出现自身免疫应答,严重者可引起自身免疫病。

二、抗原分子的理化性质

1. **化学性质**　天然抗原多为大分子有机物质,无机物没有免疫原性。蛋白质、糖蛋白和脂蛋白免疫原性强,多糖和多肽有一定的免疫原性,脂类与核酸免疫原性较弱,正常情况下难以诱导免疫应答。

2. **分子量**　一般而言,抗原的分子量越大,含有的抗原表位数目越多,则免疫原性越强。以蛋白质为例,当其分子量大于 10kD 时具有较强的免疫原性,小于 10kD 时免疫原性较弱,低于 4kD 时几乎无免疫原性。

3. **化学组成与结构**　大分子有机物质并不一定都具有良好的免疫原性,如明胶分子量可达 100kD,但因其由直链氨基酸组成,在体内易被降解,故免疫原性很弱。若在明胶分子上连接少量酪氨酸等含苯环的芳香族氨基酸,则能显著增强其免疫原性。胰岛素分子量只有 5.7kD,但其序列中含芳香族氨基酸,因此具有较强的免疫原性。

4. **易接近性**　易接近性指抗原分子中的抗原表位被 B 细胞抗原受体(BCR)所能接近的程度。如图 3-3 所示,由多聚赖氨酸骨架和以多聚丙氨酸、酪氨酸、谷氨酸为侧链构成的抗原分子,因抗原表位(酪氨酸、谷氨酸残基)在抗原分子中的位置不同,其与 BCR 接近的程度不同,导致其免疫原性的差异。

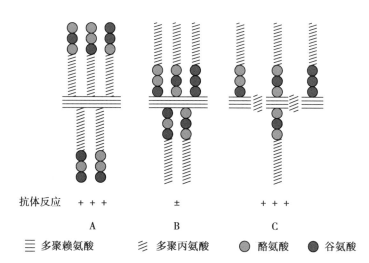

抗体反应　+ + +　　　±　　　+ + +

A　　　　B　　　　C

≣ 多聚赖氨酸　　≶ 多聚丙氨酸　　● 酪氨酸　　● 谷氨酸

图 3-3　抗原分子中氨基酸残基位置、间距与其免疫原性的关系示意图
A. 酪氨酸和谷氨酸残基(抗原表位)位于多聚丙氨酸外侧,易被 BCR 接近,此时抗原具有较强的免疫原性;B. 酪氨酸和谷氨酸残基(抗原表位)位于多聚丙氨酸内侧,不易被 BCR 接近,此时抗原免疫原性明显减弱或消失;C. 加大抗原分子外侧链间距,即使酪氨酸和谷氨酸残基(抗原表位)位于多聚丙氨酸内侧,抗原也具有较强的免疫原性。

5. **物理状态**　一般而言,聚合状态抗原的免疫原性较其单体显著增强;颗粒性抗原的免疫原性强于可溶性抗原。因此,在实验室,常将免疫原性弱的抗原吸附于某些大颗粒物质表面或使其聚合,以增强其免疫原性。

Note:

三、机体因素

1. **遗传因素** 机体对抗原的应答能力受遗传因素的控制,如多糖抗原对小鼠具有免疫原性,而对豚鼠则无免疫原性。对人而言,同一抗原进入不同个体,能否引起免疫应答或免疫应答的强弱也可有所不同,这一现象决定于个体 MHC 基因多态性及其他免疫调控基因的差异。

2. **年龄、性别、健康状态和应激刺激** 正常情况下,个体青壮年时期对抗原的免疫应答能力强于幼年和老年时期,如婴儿对细菌多糖类抗原的免疫应答能力差,故易发生细菌感染;雌性动物产生抗体的能力高于雄性动物;身体虚弱、感染、健康状态不佳等情况下,也易导致机体对抗原的免疫应答能力下降。手术、精神打击、心理创伤、惊吓、恐惧、工作或学习上的长期压力导致的应激性刺激可明显降低机体的免疫应答能力。

四、抗原进入机体的方式

免疫途径、抗原剂量、免疫次数及其间隔时间,以及免疫佐剂的选择均可影响机体对抗原的免疫应答能力。通常免疫途径以皮内和皮下注射最佳、肌内注射次之、腹腔和静脉注射效果较差,口服则易形成局部黏膜免疫,却诱导全身产生免疫耐受。抗原剂量应适中,过低和过高剂量均易诱导机体产生免疫耐受。免疫间隔时间要适当,过频和间隔时间过长均不利于获得良好的免疫效果。选择适当的佐剂可提高或获得所需的免疫应答反应效果。

第三节　抗原的种类

抗原的种类繁多,根据不同的分类方法可将抗原分为不同种类。

一、根据抗原诱导抗体产生是否需要 T 细胞参与分类

1. **胸腺依赖性抗原（thymus dependent antigen，TD-Ag）** 胸腺依赖性抗原是指刺激 B 细胞分化为浆细胞产生抗体需要 Th 细胞协助的抗原,又称为 T 细胞依赖性抗原,简称 TD 抗原。绝大多数天然抗原都是 TD 抗原,此类抗原既有 T 细胞表位又有 B 细胞表位,如各种病原体、异种或同种异体细胞和血清蛋白。

2. **胸腺非依赖性抗原（thymus independent antigen，TI-Ag）** 胸腺非依赖性抗原是指刺激 B 细胞分化为浆细胞产生抗体无需 Th 细胞协助的抗原,又称 T 细胞非依赖性抗原,简称 TI 抗原。此类抗原具有单一重复 B 细胞表位而无 T 细胞表位,可分为以下两类:①TI-1 抗原,如细菌脂多糖（LPS）,为 B 细胞丝裂原,可多克隆激活成熟或未成熟 B 细胞产生免疫应答;②TI-2 抗原,如细菌荚膜多糖和聚合鞭毛素,主要激活 B1 细胞产生免疫应答。婴儿和新生动物 B1 细胞发育不成熟,故对 TI-2 抗原不应答或低应答,成年后 B1 细胞发育成熟,可对此类抗原产生应答。

二、根据抗原与机体的亲缘关系分类

1. **异种抗原（xenogenic antigen）** 异种抗原是指来自其他物种的抗原物质。如病原微生物或其代谢产物、植物蛋白、动物免疫血清及异种器官移植物等,对人而言均为异种抗原。

（1）病原微生物:各种病原微生物虽然结构简单,但化学组成复杂,含有多种抗原表位,对人体有很好的免疫原性,将其制成疫苗进行预防接种,可诱导机体对相应病原体感染产生有效的免疫保护作用。

（2）外毒素(exotoxin):是某些细菌在生长代谢过程中分泌到菌体外的毒性蛋白质。外毒素具有很强的免疫原性,能刺激机体产生特异性抗体,即抗毒素。但同时对机体某些特定组织细胞有极强的毒性作用,因此不能直接用于免疫接种。

（3）类毒素(toxoid):是细菌外毒素经 0.3%～0.4% 甲醛溶液处理后,获得的丧失毒性作用而保

留原有免疫原性的生物制剂。临床常用的类毒素有破伤风类毒素和白喉类毒素。用类毒素给人免疫接种,可预防由相应外毒素引起的疾病,免疫动物可获得相应的抗毒素血清。

（4）抗毒素（antitoxin）：源于动物免疫血清,一般是用类毒素免疫动物（如马、兔等）后制备的。临床上常用的有白喉抗毒素、破伤风抗毒素等。其所含有的特异性抗体可中和外毒素的毒性,具有防治疾病的作用;但对人而言是一种异种抗原,可刺激机体产生抗动物血清的抗体,反复使用可诱导机体产生超敏反应。因此,临床应用此类生物制剂前,必须做皮肤过敏试验。

知识拓展

动物免疫血清的皮试

动物免疫血清是用类毒素免疫动物后得到的含有相应抗毒素的血清,如破伤风抗毒素（TAT）作为抗体能与相应的外毒素特异性结合而中和外毒素的毒性,故目前仍是许多外伤病人用来作为紧急预防和治疗的首选药物。但由于 TAT 对人体是一种异种蛋白,易引起过敏反应,所以在注射前应做皮试。

破伤风抗毒素皮试:①取破伤风抗毒素血清 1 500U,抽取 0.1ml 加生理盐水稀释至 1ml 作为皮试液;②取皮试液 0.1ml 在前臂屈侧皮内注射,15~30min 观察注射点的局部反应,局部红肿在 1cm 以上或出现荨麻疹样硬结为阳性反应。必要时应以生理盐水在另一前臂做对照试验。皮试阳性者,在注射破伤风抗毒素全量前,必须进行脱敏治疗。

2. **同种异型抗原（allogenic antigen）** 同种异型抗原是指同一种属不同个体间所具有的抗原物质。常见的人类同种异型抗原有血型抗原和人类主要组织相容性抗原。

（1）ABO 血型抗原:根据红细胞表面所含 A、B 抗原的不同,可将人类红细胞血型分为 A、B、AB 和 O 四种类型,人体内存在天然的 ABO 血型抗体（表 3-2）。ABO 血型物质不仅存在于人类红细胞膜表面,也存在于胃、十二指肠、胰腺、胆囊等组织细胞表面,在唾液、精液和胆汁等体液中也可检出。

表 3-2 人类红细胞 ABO 血型系统的分类

表型	基因型	红细胞表面抗原	血清中天然抗体
A	A/A,A/O	A	抗 B
B	B/B,B/O	B	抗 A
AB	A/B	A 和 B	无抗 A,无抗 B
O	O/O	H（无 A、无 B）	抗 A 和抗 B

知识拓展

ABO 血型的发现

奥地利著名医学家、生理学家 Karl Landsteiner 在维也纳病理研究所工作时发现了一个人的血清有时会与另一个人的红细胞凝集的现象。1900 年,他用 22 位同事的正常血液交叉混合,发现某些血浆能促使另一些人的红细胞发生凝集现象,但也存在不发生凝集的现象。于是他将实验结果编写在一个表格中,经过分析后将表格中的血型分成 A、B、O 三种,不同血型的血液混合在一起就可能发生红细胞凝集的现象。1902 年,Landsteiner 的两名学生将实验范围扩大到 155 人,发现了 A、B、O 三种血型外的第四种类型——AB 型。因对医学的贡献巨大,Landsteiner 获得了 1930 年的诺贝尔生理学或医学奖。

Note：

（2）Rh 血型抗原：由 Landsteiner 和 Wiener 在 1940 年发现，红细胞表面具有 Rh 抗原者，其血型为 Rh 阳性；不表达 Rh 抗原者，其血型为 Rh 阴性。正常情况下，人体血清中不存在针对 Rh 抗原的天然抗体，只有当 Rh 阳性红细胞进入 Rh 阴性个体时，才能刺激机体产生针对 Rh 抗原的 IgG 类抗体。此类抗体可通过胎盘，当体内具有 Rh 抗体的妇女妊娠、且胎儿血型为 Rh 阳性时，即可能引起胎儿流产或发生新生儿溶血症。

（3）人类白细胞抗原（human leucocyte antigen，HLA）：是人类主要组织相容性复合体编码的抗原，因其首先在白细胞表面发现而得名，是人体最复杂的同种异型抗原，是引起临床同种异体器官移植排斥反应的物质基础（详见第八章）。

3. **自身抗原（autoantigen）**　自身抗原是指能诱导机体发生免疫应答的自身组织成分，主要包括隐蔽抗原和改变/修饰的自身抗原。

（1）隐蔽抗原（veiled antigen）：是指正常情况下，体内与免疫系统相对隔绝，从未与 T 细胞、B 细胞接触过的某些自身组织成分，如眼晶状体蛋白、精子和脑组织。在外伤、感染或手术等情况下，这些隐蔽抗原释放，被上述抗原特异性 T 细胞、B 细胞识别，即可产生针对隐蔽抗原的自身免疫应答，重者可引发自身免疫性疾病。

（2）改变/修饰的自身抗原：是指在病原微生物感染和某些物理（如辐射）和化学（如药物）因素影响下，自身组织结构改变，产生新的抗原表位所形成的自身抗原。此种改变/修饰的自身抗原可刺激机体产生自身免疫应答，重者可引发自身免疫性疾病。

4. **异嗜性抗原（heterophilic antigen）**　异嗜性抗原是指一类与种属无关，存在于人、动物、植物和微生物之间的共同抗原，最初是由 Forssman 发现，故又名 Forssman 抗原。此类抗原可引发某些疾病，如 A 群溶血性链球菌细胞壁 M 蛋白与人肾小球基底膜和心肌纤维膜蛋白具有共同抗原表位，因此 A 群溶血性链球菌感染刺激机体产生的抗体，能与上述链球菌特异性结合使之从体内清除，但也可能与人肾小球基底膜和心肌纤维膜中的共同抗原表位发生交叉反应，引起肾小球或心肌损伤。大肠埃希氏菌 O14 型脂多糖与人结肠黏膜具有共同抗原表位，大肠埃希氏菌 O14 型感染机体产生的抗体有可能引发溃疡性结肠炎。

三、根据抗原是否在抗原提呈细胞内合成分类

1. **内源性抗原（endogenous antigen）**　内源性抗原是指在抗原提呈细胞内新合成的存在于胞质内的抗原物质，如病毒感染细胞内合成的病毒蛋白和肿瘤细胞内合成的肿瘤抗原等。此类抗原在细胞内经蛋白酶体作用后，能以抗原肽-MHC Ⅰ类分子复合物的形式表达于抗原提呈细胞表面，供 CD8[+]T 细胞识别（详见第十三章）。

2. **外源性抗原（exogenous antigen）**　外源性抗原是指抗原提呈细胞通过吞噬、吞饮等作用从外界摄入胞内的抗原物质，如细菌和某些可溶性蛋白等。此类抗原经内体/溶酶体降解后，能以抗原肽-MHC Ⅱ类分子复合物的形式表达于抗原提呈细胞表面，供 CD4[+]T 细胞识别（详见第十三章）。

四、其他分类

除上述常见抗原分类方法外，还可根据抗原产生方式的不同，将其分为天然抗原和人工抗原；根据理化性质的不同，将其分为颗粒性抗原和可溶性抗原；根据化学性质的不同，将其分为蛋白质抗原和多糖抗原；根据抗原诱导不同的免疫应答，将其分为变应原和耐受原等。

第四节　超抗原、丝裂原和佐剂

通常所说的抗原是指能够通过其抗原表位与相应 T/B 淋巴细胞表面抗原受体(TCR/BCR)结合，启动特异性免疫应答的抗原物质。此类抗原刺激淋巴细胞所需剂量相对较大，激活淋巴细胞的数量有限(约为淋巴细胞总数的百万分之一)，其作用机制和作用特点与本节介绍的超抗原、丝裂原和免疫佐剂有很大差异。

一、超抗原

超抗原(superantigen, SAg)是一类只需极低浓度(1~10ng/ml)即可非特异激活高比例、多克隆 T 细胞(占 T 细胞总数的 2%~20%)，引发强烈免疫反应的大分子蛋白物质。

超抗原无需抗原提呈细胞加工提呈，能以完整蛋白形式在抗原提呈细胞参与下激活多克隆 T 细胞，这与其激活 TCR 的独特方式有关(图 3-4)：普通抗原经抗原提呈细胞加工处理后，以抗原肽-MHC Ⅱ类分子复合物形式表达在抗原提呈细胞表面，Th 细胞表面 TCR 不仅识别 MHC Ⅱ类分子提呈的抗原肽，同时还要识别提呈抗原肽的 MHC Ⅱ类分子的多态区，此种识别方式受 MHC 分子的限制，具有高度特异性；而超抗原则通过其一端与抗原提呈细胞表面 MHC Ⅱ类分子的抗原肽结合槽外侧保守序列结合，另一端与 T 细胞表面抗原受体(TCR)β 链可变区(Vβ 功能区)外侧某些保守氨基酸序列结合，可使具有相同 Vβ 外侧保守序列的一群 T 细胞激活。因此，超抗原激活 T 细胞虽然需要抗原提呈细胞参与，但其作用不受 MHC 分子的限制。目前已知作用于 αβT 细胞的超抗原有金黄色葡萄球菌肠毒素、A 群溶血性链球菌致热外毒素和小鼠乳腺肿瘤病毒蛋白等。作用于 γδT 细胞的超抗原有热休克蛋白(heat shock protein, HSP)。

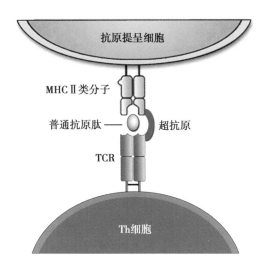

图 3-4　**超抗原激活 T 细胞机制示意图**
普通抗原经抗原提呈细胞加工处理后，以抗原肽-MHC Ⅱ类分子复合物形式表达在抗原提呈细胞表面，Th 细胞表面 TCR 不仅识别 MHC Ⅱ类分子提呈的抗原肽，同时还要识别提呈抗原肽的 MHC Ⅱ类分子的多态区，此种识别方式受 MHC 分子的限制，具有高度特异性；而超抗原则通过其一端与抗原提呈细胞表面 MHC Ⅱ类分子的抗原肽结合槽外侧保守序列结合，另一端与 T 细胞表面 TCR 的 Vβ 功能区外侧某些保守氨基酸序列结合，可使具有相同 Vβ 外侧保守序列的一群 T 细胞激活。

二、丝裂原

丝裂原(mitogen)是指能够非特异性刺激多克隆 T 细胞、B 细胞发生有丝分裂的物质，又称有丝分裂原。此类物质可直接与静息 T 细胞、B 细胞表面的相应受体结合，刺激静息淋巴细胞转化为淋巴母细胞并发生有丝分裂，而无需抗原提呈细胞参与。

丝裂原通常来自植物种子中的糖蛋白和某些细菌的产物，主要包括植物血凝素(phytohemagglutinin, PHA)、刀豆蛋白 A(concanavalin A, ConA)、美洲商陆丝裂原(pokeweed mitogen, PWM)、脂多糖(lipopolysaccharide,LPS）和葡萄球菌蛋白 A（staphylococcal protein A,SPA）。T 细胞、B 细胞表面具有多种丝裂原受体，可接受相应丝裂原刺激产生增殖反应。据此建立的淋巴细胞转化试验，已广泛用于机体免疫功能的检测（表 3-3）。

表 3-3 作用于人和小鼠 T 细胞、B 细胞的丝裂原

	人		小鼠	
	T 细胞	B 细胞	T 细胞	B 细胞
刀豆蛋白 A（ConA）	+	—	+	—
植物血凝素（PHA）	+	—	+	—
美洲商陆丝裂原（PWM）	+	+	+	—
脂多糖（LPS）	—	—	—	+
葡萄球菌蛋白 A（SPA）	—	+	—	—

三、佐剂

佐剂（adjuvant）是指预先或与抗原同时注入体内后，能够增强机体对该抗原的免疫应答能力或改变免疫应答类型的非特异性免疫增强物质。佐剂的种类很多，主要包括：①生物性佐剂，如卡介苗、短小棒状杆菌、百日咳杆菌、细菌脂多糖、分枝杆菌的胞壁酰二肽和细胞因子；②无机化合物佐剂，如氢氧化铝、磷酸铝和磷酸钙；③人工合成佐剂，如多聚肌苷酸：胞苷酸（poly I：C）、多聚腺苷酸：鸟苷酸（poly A：U）及免疫刺激复合物（ISCOMs）和 CpG 脱氧寡核苷酸。

动物实验中最常使用的佐剂是弗氏不完全佐剂和弗氏完全佐剂。弗氏不完全佐剂是由液体石蜡（或植物油）和羊毛脂（或吐温）混合而成。在不完全佐剂中加入灭活分枝杆菌或卡介苗即成为弗氏完全佐剂。目前在人体疫苗中添加的佐剂主要包括氢氧化铝、磷酸钙等。

佐剂的作用机制尚不十分清楚，有如下几种可能：①改变抗原物理性状，延长抗原在体内的停留时间或使可溶性抗原转变成颗粒性抗原，从而有助于抗原提呈细胞对抗原的摄取；②诱导产生炎症反应，吸引抗原提呈细胞到达炎症部位并使之活化，从而更为有效的加工处理和提呈抗原；③诱导产生不同类型的细胞因子，影响 T 细胞亚群分化和免疫应答的类型。

小 结

抗原是指能够刺激机体产生免疫应答并与免疫应答产物（效应 T 细胞或抗体）发生特异性结合的物质。免疫原性和免疫反应性是抗原的两个基本特性。抗原表位是决定抗原特异性的最小功能单位，包括顺序表位、构象表位、T 细胞表位、B 细胞表位等。抗原种类繁多，主要根据抗原诱导抗体产生是否需要 T 细胞参与、抗原与机体的亲缘关系、抗原是否在抗原提呈细胞内合成等进行分类。此外，还有一些非特异性免疫刺激剂，如超抗原、丝裂原、佐剂等可多克隆激活 T 细胞、B 细胞。

（车昌燕）

思 考 题

1. 简述抗原的概念和基本特性。
2. 简述抗原表位的概念及其分类。
3. 简述影响抗原免疫原性的因素。
4. 试比较 TD-Ag 和 TI-Ag 的特性。
5. 试述异种抗原、同种异型抗原、自身抗原、异嗜性抗原及其临床意义。

URSING

第四章

抗　体

04 章　数字内容

学习目标

1. 掌握抗体和免疫球蛋白的概念；抗体的基本结构、功能区及其功能；各类抗体的主要特性和功能。

2. 熟悉抗体的水解片段及其应用；多克隆抗体、单克隆抗体和基因工程抗体的概念。

3. 了解抗体的免疫原性。

关键词

抗体　免疫球蛋白　重链　轻链　可变区　恒定区　超变区　互补决定区　铰链区

J 链　分泌片　抗原结合片段　同种型　同种异型　独特型　调理作用

抗体依赖细胞介导的细胞毒作用　多克隆抗体　单克隆抗体　基因工程抗体

导言

机体接受抗原刺激后产生的适应性免疫应答包括细胞免疫应答和体液免疫应答。抗体是执行体液免疫应答的重要效应分子，包括 IgG、IgM、IgA、IgD、IgE 五类。抗体的结构及功能区是其发挥生物学功能的物质基础，掌握抗体结构与其生物学功能之间的关系、各类抗体的主要特性，熟悉人工制备抗体的特点，将为充分理解抗体在体液免疫应答中的作用及其在疾病的免疫诊断和防治中的应用奠定重要基础。

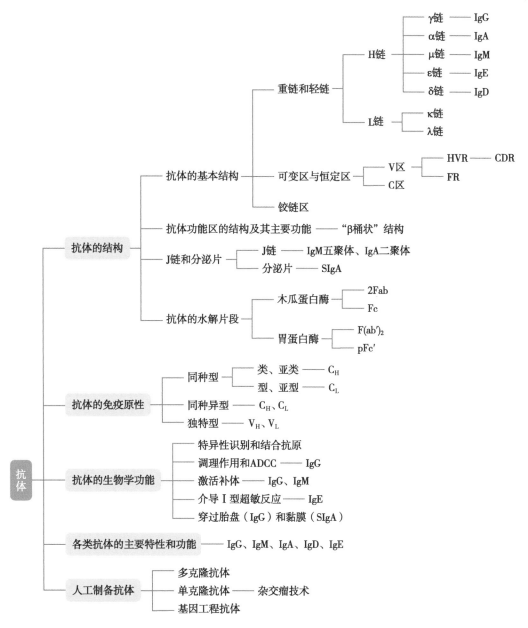

第四章思维导图

　　抗体(antibody,Ab)是免疫系统在抗原刺激下,由 B 细胞增殖分化为浆细胞所产生的,可与相应抗原发生特异性结合的一类具有免疫功能的球蛋白,是介导体液免疫应答的重要效应分子。免疫球蛋白(immunoglobulin,Ig)是指具有抗体活性或化学结构与抗体相似的球蛋白,在血清中主要以 γ 球蛋白(丙种球蛋白)的形式存在。免疫球蛋白有分泌型和膜型两种类型:前者主要分布在血清中,也分布于组织液或外分泌液中,即通常所说的抗体;后者表达于 B 细胞膜表面,称为膜免疫球蛋白(membrane immunoglobulin,mIg),具有特异性识别和结合相应抗原表位的功能,故称之为 B 细胞抗原受体(BCR)(详见第十一章)。

Note:

抗体的发现与首届诺贝尔生理学或医学奖

1883 年,Klebs 发现白喉杆菌。1888 年,Roux 和 Yersin 在研究白喉发病机制时发现白喉杆菌能产生白喉毒素。1890 年,德国细菌学家贝林(Behring)和日本医学家北里柴三郎(Kitasito)在德国 Koch 研究所给豚鼠注射白喉杆菌,结果上百只豚鼠发病死亡,仅有两只存活。随后,他们给这两只存活下来的豚鼠先后注射更大剂量的白喉杆菌和白喉毒素,发现豚鼠一直安然无恙。难道这两只豚鼠体内产生了抗白喉毒素的物质?于是他们分别提取上述豚鼠和正常豚鼠血液分离血清,并将白喉毒素分别与上述两种血清混合,再注射到另外两只健康豚鼠体内。结果显示:接受白喉毒素攻击后存活的豚鼠血清能够对抗白喉毒素作用,可保护豚鼠使其存活;正常豚鼠血清对白喉毒素无中和作用,豚鼠不被保护而死亡。多次试验后证实:注射白喉杆菌的豚鼠血清中存在一种具有中和白喉毒素的物质,并将其称为抗毒素(antitoxin)。

1891 年,贝林用白喉抗毒素血清治疗白喉患儿获得成功,使这一疗法得到很快推广,挽救了无数病人的生命。1901 年,贝林由于发现抗毒素和开创免疫血清疗法而获得首届诺贝尔生理学或医学奖。后来相继发现凝集素、沉淀素等可与"毒素"特异性反应的物质,并将这些物质统称为抗体。

第一节　抗体的结构

一、抗体的基本结构

抗体的基本结构(即 Ig 单体)是由两条相同的重链(heavy chain,H 链)和两条相同的轻链(light chain,L 链)通过链间二硫键连接组成的一个四肽链分子(图 4-1)。

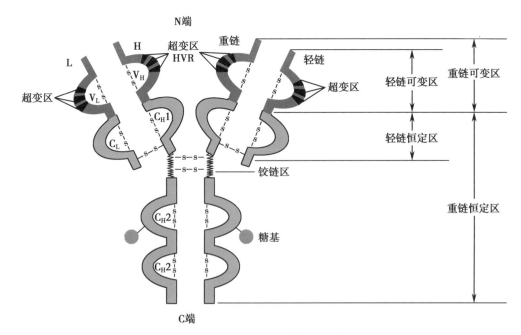

图 4-1　抗体（IgG）分子基本结构及功能区示意图

抗体的基本结构是由两条相同的重链和两条相同的轻链通过链间二硫键连接而成。重链和轻链近 N 端 1/4 或 1/2 的氨基酸残基组成和排列顺序多变,为可变区;其余近 C 端的部分相对恒定,为恒定区;重链和轻链的可变区用 V_H 和 V_L 表示,恒定区用 C_H 和 C_L 表示;重链和轻链的可变区中各有 3 个超变区(HVR),为与抗原表位特异性结合的部位,其余部分为骨架区;铰链区位于 C_H1 和 C_H2 之间,可引起抗体构型的改变。

Note:

（一）重链和轻链

1. 重链　抗体重链分子量为50~75kD,由450~550个氨基酸残基组成。根据抗体重链结构和抗原性的不同,可将其分为五类,即μ、γ、α、δ和ε链;它们与轻链组成的抗体分别称为IgM、IgG、IgA、IgD和IgE。这五类抗体重链间恒定区内的氨基酸组成约有60%的不同,其含糖量也存在明显差异。同一类抗体因其重链恒定区内某些抗原表位及二硫键数目和位置存在差异,又可将其分为若干亚类。现已发现:IgG有IgG1、IgG2、IgG3和IgG4四个亚类;IgA有IgA1和IgA2两个亚类。

2. 轻链　抗体轻链分子量约为25kD,由214个氨基酸残基组成。根据轻链结构和抗原性的不同,可将其分为κ(kappa)和λ(lambda)两型。如IgG可分为κ型IgG和λ型IgG。λ型轻链恒定区内由于某些抗原表位存在差异,又可分为λ1~λ4四个亚型。一个天然抗体分子上两条轻链及其型别总是相同的。

（二）可变区与恒定区

1. 可变区　抗体重链近氨基端(N端)1/4或1/5区段内和轻链近N端1/2区段内,约110个氨基酸残基的组成和排列顺序多变,称为可变区(variable region,V区)。重链和轻链可变区肽链通过链内二硫键连接折叠各形成一个球形结构域(domain),又称为功能区。重链和轻链可变区球形结构域分别用V_H和V_L表示。

（1）超变区:在V_H和V_L结构域中,各有3个特定区段内的氨基酸组成和排列顺序有更大的变异性,称为超变区(hypervariable region,HVR),分别以HVR1、HVR2和HVR3表示。V_H的3个超变区位于第30~36、49~65、95~103位氨基酸区域;V_L的3个超变区位于第28~35、49~59、92~103位氨基酸区域。

重链和轻链可变区内三个HVR共同组成抗体分子的抗原结合部位(antigen-binding site),该部位能与相应抗原表位互补结合,又称互补决定区(complementarity-determining region,CDR),分别用CDR1、CDR2和CDR3表示,其中CDR3变化程度更高。不同抗体的CDR序列不同,因此决定了抗体与相应抗原表位结合的特异性。

（2）骨架区:抗体可变区中HVR之外的氨基酸组成和排列顺序相对不易变化,称为骨架区(framework region,FR)。V_H和V_L内各有四个骨架区,分别用FR1、FR2、FR3和FR4表示。

2. 恒定区　抗体分子重链近羧基端(C端)3/4或4/5区段内和轻链近C端1/2区段内的氨基酸残基组成和排列顺序相对稳定,称为恒定区(constant region,C区)。

重链和轻链恒定区肽链通过链内二硫键连接折叠,可形成以下数目不等的几个功能区:①γ、α和δ重链恒定区内各形成三个功能区,分别以C_H1、C_H2和C_H3表示;②μ和ε重链恒定区内除了有上述三个功能区外,还有一个C_H4功能区;③轻链恒定区内只有一个功能区,以C_L表示。

（三）铰链区

铰链区(hinge region)位于抗体重链C_H1与C_H2功能区之间,该区富含脯氨酸,有较好的柔韧性,从而使抗体能与抗原分子表面不同间距的抗原表位结合,或能同时与两个抗原分子表面相应的抗原表位结合,也有利于抗体分子补体结合位点的暴露。五类抗体中,IgG、IgA和IgD重链C_H1与C_H2之间有铰链区,IgM和IgE重链无铰链区。此外,铰链区对木瓜蛋白酶和胃蛋白酶敏感,经酶水解处理后,可使抗体从该区断裂为几个不同的片段。

二、抗体功能区的结构及其主要功能

抗体分子重链和轻链功能区虽然功能不同,但其二级结构相似,均具有典型的"三明治"样立体结构。以抗体轻链为例,其可变区和恒定区二级结构是由几股多肽链折叠形成的两个反向平行的β片层(anti-parallel β sheet)通过一个链内二硫键垂直连接形成一个构象稳定的"β桶状"(β-barrel)结构(图4-2)。

Note:

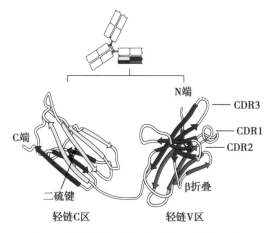

图 4-2　抗体轻链可变区和恒定区结构示意图

抗体分子功能区二级结构是由几股多肽链折叠而成的两个反向平行的 β 片层通过链内二硫键垂直连接形成一个构象稳定的"β-桶状"结构;图中 V_L 两个 β 片层分别为 5 股和 4 股,C_L 为 4 股和 3 股。

抗体轻链有 V_L 和 C_L 两个功能区;IgG、IgA 和 IgD 的重链有 V_H、C_H1、C_H2 和 C_H3 四个功能区;IgM 和 IgE 的重链有五个功能区,即多一个 C_H4 功能区。各功能区的主要作用如下:①V_H 和 V_L 中的 HVR(CDR)是与抗原表位特异性结合的区域;②C_H 和 C_L 具有抗体同种型和同种异型遗传标志;③IgG 的 C_H2 和 IgM 的 C_H3 具有补体 C1q 结合位点,可参与补体经典途径的激活;④IgG 的 C_H2 可介导 IgG 通过胎盘;⑤IgG 的 C_H3 和 IgE 的 C_H2/C_H3 能与多种免疫细胞表面相应受体结合,介导免疫细胞产生不同的生物学效应。

三、J 链和分泌片

1. **J 链(joining chain)**　J 链是由浆细胞合成的一条富含半胱氨酸的多肽链,其主要功能是将单体抗体分子连接成为二聚体或多聚体。在五类抗体中,血清型 IgM 是由 IgM 单体分子通过二硫键和 J 链连接组成的五聚体(图 4-3);分泌型 IgA(secretory IgA,SIgA)是由两个单体 IgA 通过 J 链相连,并与分泌片非共价结合组成(图 4-4);IgG、IgD、IgE 和血清型 IgA 为单体分子。

2. **分泌片(secretory piece,SP)**　分泌片是由黏膜上皮细胞合成分泌的一种含糖肽链,为 SIgA 的一个重要组成部分。分泌片的主要生物学作用:①介导 IgA 二聚体从黏膜下转运至黏膜表面;②保护 SIgA 不被黏膜表面的蛋白酶水解。

四、抗体的水解片段

1. **木瓜蛋白酶水解片段**　木瓜蛋白酶(papain)可在 IgG 重链铰链区链间二硫键近氨基端将其断裂为 3 个片段(图 4-5):两个完全相同的抗原结合片段(fragment antigen-binding,Fab)和一个可

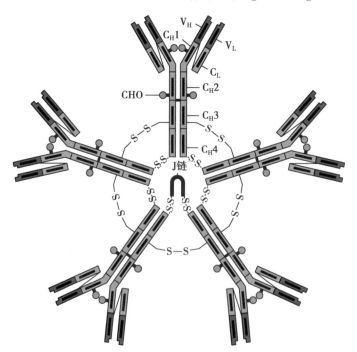

图 4-3　IgM 五聚体结构示意图

IgM 五聚体是由 5 个 IgM 单体通过二硫键和 J 链连接组成。

Note:

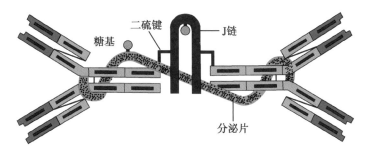

图 4-4　分泌型 IgA 结构示意图

分泌型 IgA 由 J 链连接的 IgA 二聚体与一个分泌片结合组成。分泌片可介导 SIgA 经黏膜上皮细胞转运分泌到黏膜表面,并保护其铰链区免受蛋白酶水解。

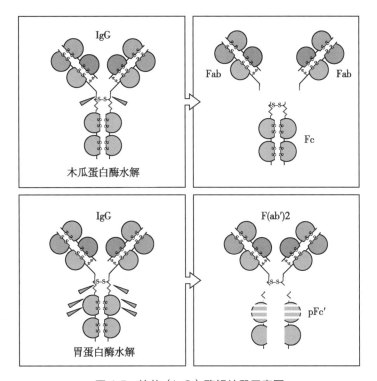

图 4-5　抗体（IgG）酶解片段示意图

木瓜蛋白酶作用于铰链区链间二硫键近 N 端的两条重链,将 IgG 裂解为 2 个完全相同的 Fab 和 1 个 Fc,胃蛋白酶作用于铰链区链间二硫键近 C 端的两条重链,将 IgG 裂解为 1 个大片段 F(ab')$_2$ 和多个小片段 pFc'。

结晶片段(fragment crystallizable,Fc)。每个 Fab 由一条完整的轻链和部分重链(V_H 和 C_H1)组成,具有单价抗体活性,只能与一个相应抗原表位结合,因此与相应抗原结合后不能形成大分子免疫复合物。Fc 由铰链区链间二硫键连接的两条重链组成,包括 C_H2 和 C_H3 功能区,是 IgG 与补体和表达 IgG Fc 受体的效应细胞(吞噬细胞、NK 细胞)结合的部位。此外,IgG 同种型抗原表位主要存在于 Fc,用人 IgG 免疫动物可获得抗人 IgG Fc 的抗体,此类抗体为抗 Ig 同种型抗体,又称为第二抗体。

2. 胃蛋白酶水解片段　胃蛋白酶(pepsin)可在 IgG 重链铰链区链间二硫键近羧基端将其断裂为一个大分子片段和若干小分子片段(图 4-5)。大分子片段是由铰链区链间二硫键连接的两个 Fab 组成,故称 F(ab')$_2$。该片段具有双价抗体活性,能与相应抗原结合形成大分子复合物,发生凝集或沉淀反应。小分子片段称 pFc',无生物学活性。根据上述酶解特性,用胃蛋白酶水解破伤风抗毒素等抗体制剂,使其具有同种型抗原表位的 Fc 裂解,可大大减少临床使用时可能引起的超敏反应。

Note:

第二节　抗体的免疫原性

抗体能与相应抗原特异性结合产生一系列生物学效应,但其本身为球蛋白,对异种动物、同一种属不同个体或自身体内某种 B 细胞来说又是一种抗原性物质,能够刺激机体产生相应抗体,即抗抗体。利用血清中的抗抗体检测分析抗体(免疫球蛋白)分子的抗原表位,可将其分为同种型、同种异型和独特型三种血清型(图 4-6)。

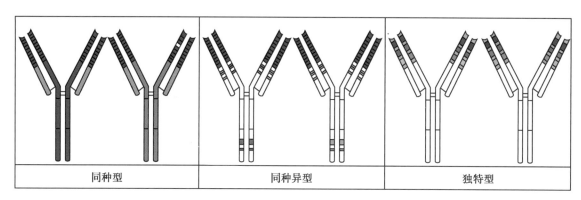

| 同种型 | 同种异型 | 独特型 |

图 4-6　抗体的血清型示意图

抗体具有同种型、同种异型和独特型 3 种血清型,同种型表位存在于抗体重/轻链恒定区,同种异型表位存在于抗体重/轻链恒定区某些部位,独特型表位存在于抗体重/轻链可变区内。

一、同种型

同种型(isotype)是指同一种属所有个体抗体分子所共有的抗原特异性标志,为种属型标志。此种抗原特异性标志因种属不同而异,可刺激异种动物产生抗该种抗体的体液免疫应答。同种型抗原表位存在于抗体恒定区内。根据重链或轻链恒定区肽链抗原特异性的不同,可将抗体分为若干类、亚类、型和亚型。

二、同种异型

同种异型(allotype)是指同一种属不同个体同一类型抗体分子所具有的不同的抗原特异性标志,为个体型标志。同种异型抗原表位存在于抗体重链或轻链恒定区内,是由一个或数个氨基酸残基出现差异所致。

目前仅在 IgG、IgA 重链恒定区和 κ 型轻链恒定区中发现有同种异型抗原标志。其中 IgG(γ 链)的同种异型抗原标志称 Gm 因子,位于 IgG1、IgG2 和 IgG3 重链恒定区内,共计 30 种(Gm1~30);IgA(α 链)的同种异型抗原标志称为 Am 因子,存在于 IgA2 重链恒定区内,包括两种,称为 A2m1 和 A2m2;Km 因子是 κ 型轻链的同种异型抗原标志,位于 κ 型轻链恒定区内,共有三种,分别称为 Km1、Km2、Km3。

三、独特型

独特型(idiotype,Id)是指不同 B 细胞克隆产生的抗体分子可变区所特有的抗原特异性标志,为细胞型标志。独特型表位又称独特位(idiotope),每个抗体超变区有 5~6 个独特位。B 细胞表面抗原受体为膜免疫球蛋白(mIg),T 细胞表面抗原受体为免疫球蛋白超家族成员,两者可变区内也存在独特位。当体内某种抗体达到一定浓度时,则可刺激具有相应独特位受体的 B 细胞克隆活化产生相应抗体,即抗独特型抗体(anti-idiotype antibody,AId)。上述抗独特型抗体对体液免疫应答的调节具有重要意义。

Note:

第三节 抗体的生物学功能

抗体的功能与其结构密切相关,抗体分子 V 区是与相应抗原特异性结合的部位,不同类型的抗体分子可因 C 区氨基酸组成和排列顺序的不同,而介导产生不同的生物学作用。某些不同类型的抗体也可因其具有相同或相似的功能结构域,而产生相同或相似的生物学作用。

一、特异性识别和结合抗原

识别并特异性结合抗原是抗体的主要功能,其结构基础是抗体 V 区,其中 CDR 在识别和特异性结合抗原表位中起决定性作用。

抗体特异性结合病原体及其产物,可产生中和毒素、中和病毒及阻止病原体入侵等免疫防御功能,但抗体本身并不能直接杀伤清除病原体或靶细胞(如细菌、病毒感染细胞等),通常需要补体或吞噬细胞等共同发挥效应以清除病原体或杀伤靶细胞。

二、调理作用和抗体依赖细胞介导的细胞毒作用

IgG 类抗体与病原体等颗粒性抗原特异性结合后,可通过其 Fc 段与表面具有 IgG Fc 受体的吞噬细胞和 NK 细胞结合介导产生调理作用和抗体依赖细胞介导的细胞毒作用。

1. **调理作用** IgG 类抗体与细菌等颗粒性抗原特异性结合后,通过其 Fc 段与巨噬细胞或中性粒细胞表面相应 IgG Fc 受体(FcγR)结合,通过 IgG 的"桥联"作用促进吞噬细胞对细菌的吞噬,称为抗体介导的调理作用(opsonization)(图 4-7)。

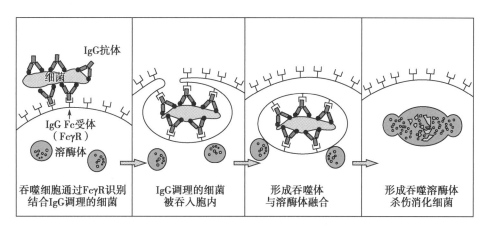

图 4-7 抗体介导的调理作用

IgG 通过 Fab 段与细菌等颗粒性抗原特异性结合后,其 Fc 段与吞噬细胞表面的 FcγR 结合,通过"桥联"作用促进吞噬细胞对细菌的吞噬杀伤,发挥调理作用。

2. **抗体依赖细胞介导的细胞毒作用** IgG 类抗体与肿瘤或病毒感染细胞等靶细胞表面相应抗原表位特异性结合后,可通过其 Fc 段与 NK 细胞和巨噬细胞表面相应 IgG Fc 受体(FcγRⅢ,CD16)结合,进而触发或增强上述效应细胞释放细胞毒性物质从而杀伤靶细胞,称为抗体依赖细胞介导的细胞毒作用(antibody dependent cell-mediated cytotoxicity,ADCC),简称 ADCC 作用,NK 细胞是介导 ADCC 作用的主要细胞(图 4-8)。

三、激活补体

抗体(IgG1～3 或 IgM)与细菌、细胞表面相应抗原表位结合后,可因其构象改变而使其 C_H2/C_H3 功能区内补体 C1q 结合点暴露(图 4-9),从而通过经典途径激活补体系统产生溶菌或溶细胞效应,也

Note:

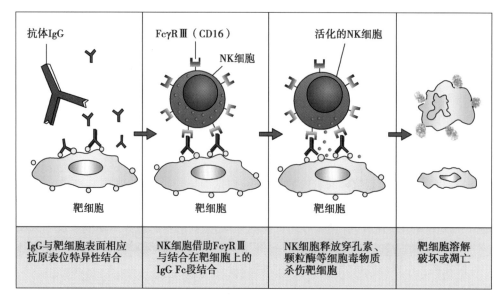

图 4-8　NK 细胞介导的 ADCC 作用

IgG 通过 Fab 段与靶细胞表面相应抗原表位特异性结合,其 Fc 段与 NK 细胞表面的 FcγR Ⅲ 结合后,使 NK 细胞被激活,释放穿孔素、颗粒酶等细胞毒性物质,导致靶细胞溶解或凋亡。

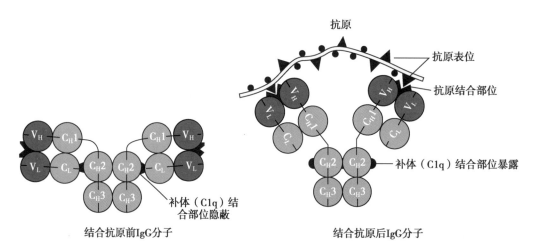

图 4-9　IgG 分子与相应抗原结合前后构型变化示意图

IgG 分子可变区与相应抗原表位特异性结合后,分子构型发生变化,暴露位于 C_H2 区的补体(C1q)结合部位,利于 C1q 的结合并进一步激活补体经典途径。

可通过补体裂解产物 C3b 与吞噬细胞表面 C3b 受体结合而介导调理吞噬作用(详见第五章)。

四、介导 Ⅰ 型超敏反应

IgE 为亲细胞性抗体,可通过其 Fc 段与肥大细胞或嗜碱性粒细胞表面相应 IgE Fc 受体(FcεR Ⅰ)结合,而使上述细胞处于致敏状态。当致敏肥大细胞或嗜碱性粒细胞通过其表面特异性 IgE 与相应抗原(变应原)桥联结合后,可合成和释放生物活性介质,引发 Ⅰ 型超敏反应(详见第十七章)。

五、穿过胎盘屏障和黏膜

IgG 是唯一能够从母体通过胎盘转运到胎儿体内的抗体。研究表明,母体内 IgG 类抗体可通过其 Fc 段选择性地与胎盘母体一侧的滋养层细胞表面相应受体——新生儿 Fc 受体(neonatal FcR,FcRn)结合,进而穿过胎盘进入胎儿血循环中。上述自然被动免疫机制,对新生儿抗感染具有重要意义。此外,分泌型 IgA 可通过分泌片介导穿越呼吸道、消化道等黏膜上皮细胞到达黏膜表面,是黏膜局部抗感染的主要因素。

Note:

第四节　各类抗体的主要特性和功能

一、IgG

IgG 主要由脾和淋巴结中的浆细胞合成分泌,存在于血液和组织液中,占血清 Ig 总量的 75% ~ 80%,血清半衰期较长,约 23d,是再次体液免疫应答产生的主要抗体,具有重要的抗感染免疫作用。IgG 是唯一能够通过胎盘的抗体,在新生儿抗感染中起重要作用;IgG 在婴儿出生后 3 个月开始合成,3~5 岁接近成人水平,40 岁后逐渐下降;IgG 包括四个亚类,其中 IgG1 ~ IgG3 与相应抗原结合后可激活补体经典途径,IgG4 凝聚物可激活补体旁路途径;IgG 与病原体等抗原特异性结合后,可通过其 Fc 段与表面具有 IgG Fc 受体的吞噬细胞和 NK 细胞结合后,介导产生调理作用和 ADCC 效应;IgG 通过其 Fc 段能与葡萄球菌蛋白 A(SPA)可逆性结合,借此制备 SPA 亲和层析柱用于纯化 IgG 类抗体或用于免疫学诊断。

二、IgM

IgM 分为膜结合型和血清型两种类型。膜结合型 IgM(mIgM)为单体,表达于 B 细胞表面,是 BCR。血清型 IgM 是五聚体;其分子量居五类 Ig 之首,又称巨球蛋白,占血清 Ig 总量的 5% ~ 10%。IgM 不能通过血管壁,主要存在于血液中;其抗原结合价>5,补体激活能力高于 IgG,具有高效抗感染免疫作用。IgM 是种系发生过程中最早出现的抗体,也是个体发育过程中最早产生的抗体,因其可在胚胎晚期生成,故脐带血中病原体特异性 IgM 含量升高提示胎儿宫内感染;IgM 还是初次体液免疫应答中最早产生的抗体,同时因其血清半衰期较短,故血清中检出某种病原体特异性 IgM 或水平升高提示近期发生感染,有助于感染性疾病的早期诊断。天然血型抗体为 IgM,血型不符的输血可导致严重的溶血反应。

三、IgA

IgA 分为血清型和分泌型两种类型。血清型 IgA 主要为单体 IgA,占血清 Ig 总量的 10% ~ 15%,具有一定的抗感染免疫作用;SIgA 为二聚体,主要存在于呼吸道、消化道、泌尿生殖道黏膜表面,以及乳汁、唾液和泪液等外分泌液中,是参与黏膜局部免疫的主要抗体。

SIgA 形成过程如图 4-10 所示:黏膜下浆细胞形成的 IgA 二聚体首先与黏膜上皮细胞基底侧表面多聚免疫球蛋白受体(polymeric Ig receptor,pIgR)结合,然后在胞吞转运过程中,pIgR 经蛋白水解酶作用后与膜脱离的部分(即分泌片)与 IgA 二聚体结合形成分泌型 IgA,并通过胞吐作用将其分泌到黏膜表面。新生儿易患呼吸道、消化道感染性疾病,可能与其自身 SIgA 尚未合成有关。但通过母乳,新生儿/婴儿可从乳汁中被动获得抗感染所需的 SIgA,因此应大力提倡母乳喂养。

四、IgD

IgD 分为血清型和膜结合型两种类型,两者均以单体形式存在。血清型 IgD 含量低,仅为血清 Ig 总量的 0.3%;其铰链区较长,易被蛋白酶水解,故半衰期短,仅为 3d,其生物学功能目前还不清楚。膜结合型 IgD(mIgD)是表达于 B 细胞表面的抗原受体,也是 B 细胞发育分化的标志,未成熟 B 细胞只表达 mIgM,成熟 B 细胞同时表达 mIgM 和 mIgD,活化 B 细胞或记忆 B 细胞表面 mIgD 逐渐消失。

五、IgE

IgE 主要由黏膜相关淋巴组织中的浆细胞合成分泌,是正常人血清中含量最低的一类抗体,仅占血清 Ig 总量的 0.02%;但在过敏性疾病或寄生虫感染病人血清中,特异性 IgE 含量显著增高。IgE 为亲细胞性抗体,可通过其 C_H2/C_H3 与肥大细胞、嗜碱性粒细胞表面相应高亲和力受体(FcεR I)结合而使上

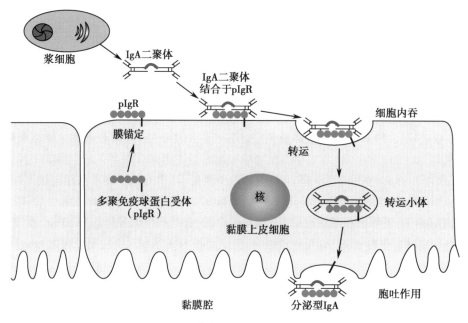

图 4-10 分泌型 IgA 的形成和转运

黏膜固有层中的 B 细胞受抗原刺激分化为浆细胞,产生 IgA 二聚体,后者与黏膜上皮细胞基底侧的 pIgR 结合,并通过胞吞转运过程,经酶解和胞吐作用将 SIgA 分泌到黏膜表面,仍与 IgA 二聚体连接的 pIgR 的胞外部分即为 SIgA 的分泌片。

述效应细胞致敏,当致敏效应细胞通过这些 IgE 与相应抗原(变应原)桥联结合后,即可通过释放组胺、白三烯等生物活性介质引发 Ⅰ 型超敏反应(详见第十七章)。此外,IgE 可能与机体抗寄生虫免疫有关。

五类抗体主要理化性质和生物学功能比较如表 4-1 所示。

表 4-1 五类抗体的主要理化性质和生物学功能

理化性质和生物学功能	IgM	IgD	IgG	IgA	IgE
分子量/kD	950	184	150	160/400	190
重链	μ	δ	γ	α	ε
亚类	—	—	γ1~γ4	α1、α2	—
C 区结构域数	4	3	3	3	4
轻链	κ、λ	κ、λ	κ、λ	κ、λ	κ、λ
亚型	λ1~λ4	λ1~λ4	λ1~λ4	λ1~λ4	λ1~λ4
主要存在形式	五聚体	单体	单体	单体/二聚体	单体
血清中检出时间	胚胎后期	较晚	生后 3 个月	生后 4~6 个月	较晚
占血清 Ig 量(比例)	5%~10%	0.3%	75%~80%	10%~15%	0.02%
血清含量/(mg·ml⁻¹)	0.7~1.7	0.03	9.5~12.5	1.5~2.6	0.000 3
半衰期/d	10	3	23	6	2.5
通过胎盘	—	—	+	—	—
调理作用	—	—	+	+	—
介导 ADCC	—	—	+	—	—
抗菌/抗病毒活性	+	—	+	+	—
参与黏膜局部免疫	—	—	—	+	—
参与补体经典途径激活	+	—	+	—	—
参与 Ⅰ 型超敏反应	—	—	—	—	+

第五节　人工制备抗体

抗体在疾病的诊断、免疫防治及基础研究中应用广泛。人工制备抗体是大量获得抗体的有效途径,根据制备方法及其原理的不同,可将人工制备抗体分为多克隆抗体、单克隆抗体和基因工程抗体3类。通常单克隆抗体和多克隆抗体主要用于实验室研究和体外诊断试剂,基因工程抗体大多用于治疗药物或体内诊断试剂。

一、多克隆抗体

用抗原免疫动物后获得的免疫血清(抗血清)为多克隆抗体(polyclonal antibody,pAb)。天然抗原分子通常含有多种不同抗原表位,可刺激机体具有相应抗原受体的 B 细胞克隆活化,产生多种针对相应不同抗原表位的抗体。这些由不同 B 细胞克隆产生的抗体存在于血液中,称为多克隆抗体(图 4-11)。事实上,一般条件下动物体内存在的同种型抗体就是多克隆抗体,因此即使选用具有单一抗原表位的抗原免疫动物,其抗血清中的抗体仍然是多克隆抗体。简言之,正常动物血清中的抗体均为多克隆抗体。多克隆抗体是机体发挥特异性体液免疫效应的主要分子,具有中和毒素、免疫调理、介导ADCC 等重要作用。多克隆抗体容易制备,但易发生交叉反应而使其应用受到一定限制。

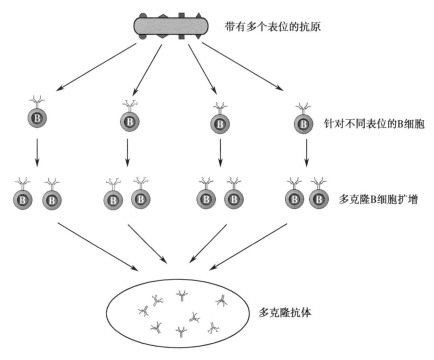

图 4-11　**多克隆抗体产生示意图**
天然抗原含有多种抗原表位,可激活多个具有相应 BCR 的 B 细胞克隆活化增殖,产生针对不同抗原表位的特异性抗体,故所获得的抗血清为含有多种抗体的混合物,即多克隆抗体。

二、单克隆抗体

单克隆抗体(monoclonal antibody,mAb)通常是指由单一克隆杂交瘤细胞产生的只识别某一特定抗原表位的特异性抗体。Köhler 和 Milstein 将可产生特异性抗体但寿命短的 B 细胞与无抗原特异性但寿命长的小鼠骨髓瘤细胞进行融合,从而形成杂交细胞系,即杂交瘤(hybridoma)(图 4-12)。此种杂交瘤细胞既有骨髓瘤细胞无限增殖的特性,又具备免疫 B 细胞合成和分泌特异性抗体的能力。将这种融合成功的杂交瘤细胞株体外培养扩增或接种于小鼠腹腔,即可从培养上清液或腹水中获得相应单克隆抗体。

Note:

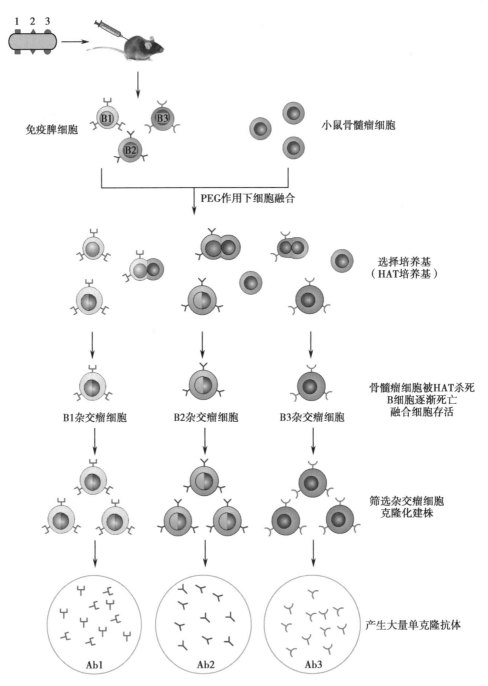

免疫脾细胞

B1 B3

B2

小鼠骨髓瘤细胞

PEG作用下细胞融合

选择培养基
（HAT培养基）

骨髓瘤细胞被HAT杀死
B细胞逐渐死亡
融合细胞存活

B1杂交瘤细胞　　B2杂交瘤细胞　　B3杂交瘤细胞

筛选杂交瘤细胞
克隆化建株

Ab1　　　　　Ab2　　　　　Ab3

产生大量单克隆抗体

图 4-12　单克隆抗体制备示意图

用抗原多次免疫小鼠，诱导相应抗原特异性 B 细胞克隆增殖。取该免疫小鼠脾细胞（内含浆细胞）与非分泌型小鼠骨髓瘤细胞在聚乙二醇（PEG）的作用下融合为杂交瘤细胞，经 HAT 培养基选择培养。只有融合的杂交瘤细胞才能存活和增殖。再经抗原筛选阳性杂交瘤细胞并克隆化建株，得到针对抗原表面单一独特表位的抗体，即单克隆抗体。

HAT 培养基原理

HAT 培养基是指含有次黄嘌呤（hypoxanthine，H）、氨基蝶呤（aminopterin，A）和胸腺嘧啶核苷（thymidine，T）的细胞培养基。哺乳动物核苷酸合成存在从头合成和补救合成两条途径；当从头合成途径受阻时，细胞可采用补救合成途径合成核苷酸。次黄嘌呤-鸟嘌呤磷酸核糖转移酶（HG-PRT）和胸苷激酶（TK）是核苷酸补救合成途径中两个重要的酶。HAT 培养基中的氨基蝶呤可阻断从头合成途径，次黄嘌呤和胸腺嘧啶核苷分别是 HGPRT 和 TK 的底物，参与补救合成途径。B 细胞和骨髓瘤细胞经 PEG 融合后，可获得以下三种细胞：一种是未融合的 B 细胞；一种是未融合的骨髓瘤细胞；还有少量融合的杂交瘤细胞。未融合的 B 细胞在体外培养条件下不能长期存活；未融合 HGPRT/TK 缺陷骨髓瘤细胞株在 HAT 培养基中也不能存活；含有 HGPRT 和 TK 的 B 细胞与骨髓瘤细胞株融合而成的杂交瘤细胞可弥补上述骨髓瘤细胞的缺陷，可在 HAT 培养基中，利用次黄嘌呤和胸腺嘧啶核苷，通过补救途径合成核苷酸而得以长期存活和增殖，并合成分泌针对某种特定抗原表位的单克隆抗体。

单克隆抗体结构高度均一，其类型、抗原结合特异性和亲和力完全相同，且具有易于大量制备和纯化等优点。单克隆抗体已广泛应用于医学、生物学等领域：①用 mAb 代替 pAb 能克服交叉反应，提高免疫学实验的特异性和敏感性；②用 mAb 作亲和层析柱，可分离纯化含量极低的可溶性抗原，如激素、细胞因子和难以纯化的肿瘤抗原等；③用识别细胞表面特异性标志的 mAb 与荧光素结合后，可对免疫细胞进行快速准确鉴定和分类；④将识别肿瘤抗原的 mAb 与抗癌药物、毒素或放射性物质偶联构建"生物导弹"，可用于肿瘤临床治疗。但 mAb 为鼠源性抗体，人体反复应用后可因产生相应抗抗体而影响上述 mAb 的临床治疗效果。

三、基因工程抗体

基因工程抗体（genetic engineering antibody）是借助 DNA 重组和蛋白质工程技术，在基因水平对免疫球蛋白分子进行切割、拼接和修饰，重新组装而成的抗体分子，又称重组抗体。基因工程抗体种类很多，摘要简介如下：

1. **嵌合抗体** 将鼠源性抗体的可变区与人抗体恒定区嵌合组成的抗体，称为嵌合抗体（chimeric antibody）（图 4-13）。

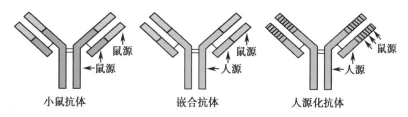

图 4-13 鼠源性抗体的人源化示意图

单克隆抗体多为鼠源性抗体，经基因工程改造后的人-鼠嵌合抗体保留了鼠抗体的可变区部分，恒定区用人抗体取代；人源化抗体仅保留了鼠抗体可变区的 CDR 部分，其他区域都用人抗体取代，从而尽可能降低鼠抗体的免疫原性。

2. **人源化抗体** 将小鼠抗体分子的互补决定区（CDR）序列移植到人类抗体可变区框架中所制备的抗体称为人源化抗体（humanized antibody）（图 4-13）。此类基因工程抗体人源化程度高达 90% 以上，但亲和力通常会有所降低。

上述基因工程抗体在保持鼠源性抗体与相应抗原表位特异性结合及对人体免疫原性显著降低的

同时,又可通过其 Fc 段有效发挥激活补体溶解靶细胞和介导 ADCC 等效应。临床应用证实此类抗体安全有效,已被批准用于肿瘤、自身免疫病和病毒感染等疾病的治疗。此外,一些新的基因工程抗体也不断出现,如双特异性抗体、小分子抗体及人抗体等。

小 结

抗体是 B 细胞接受抗原刺激后增殖分化为浆细胞所产生的球蛋白,是介导体液免疫的重要效应分子。抗体基本结构由两条相同的重链和两条相同的轻链通过链间二硫键连接而成,分为可变区、恒定区和铰链区。抗体功能与其结构密切相关,除可直接阻止病原体入侵及中和毒素外、还可通过激活补体(IgG、IgM)、介导调理和 ADCC 作用(IgG)、参与Ⅰ型超敏反应(IgE)、穿过胎盘(IgG)和黏膜(SIgA)发挥作用。用于临床诊断、防治和科研的人工制备抗体包括多克隆抗体、单克隆抗体和基因工程抗体。

(张红军)

思 考 题

1. 试述抗体结构及其与生物学功能之间的关系。
2. 研究抗体水解片段的实际意义有哪些?
3. 比较五类抗体结构和功能的异同点。
4. 简述单克隆抗体的特点及其在生物医学中的应用。

补 体

05章 数字内容

学习目标

1. 掌握补体的概念;补体三条激活途径的激活过程;补体三条激活途径的特点;补体的生物学功能。

2. 熟悉补体的命名、组成、来源;补体的理化性质。

3. 了解补体调节蛋白;补体与疾病的关系。

关键词

补体　补体系统　补体受体　经典途径　凝集素途径　旁路途径　C3 转化酶　C5 转化酶
攻膜复合物　免疫复合物　调理作用　过敏毒素　免疫黏附

导言

补体是一类重要的固有免疫分子,其固有成分通常以无活性酶前体形式存在于体液中。抗原-抗体复合物或病原体等激活物可使补体固有成分活化,发生酶促级联反应,并通过其酶解片段和形成攻膜复合物而发挥重要的生理和病理作用,同时也参与适应性免疫应答的多个环节。深入学习本章内容,有助于了解或掌握补体活化及其调控,补体活化产生的免疫效应,补体异常引发的疾病,以及补体活化与适应性免疫应答的关系等知识要点,为后续章节的学习奠定基础。

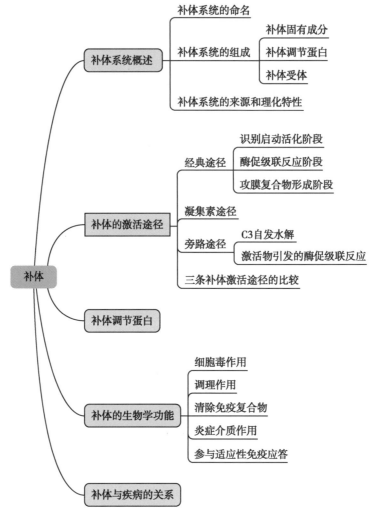

第五章思维导图

补体系统(complement system)是存在于人或脊椎动物血清、组织液和细胞膜表面的一组蛋白质，包括30余种可溶性蛋白和膜结合蛋白。生理条件下，其固有成分通常以酶前体形式存在，只有激活物出现并激活该系统时，其生物学功能才得以发挥。补体系统是一个具有精密调控机制的蛋白质反应系统。补体系统不仅是机体固有免疫系统的重要组成部分，在特异性免疫应答过程中也发挥重要作用。补体系统还与多种疾病的发生、发展密切相关。

知 识 拓 展

补体的发现

1894年Pfeiffer发现了免疫溶菌的现象，在已被霍乱弧菌免疫过的豚鼠腹腔内注射霍乱弧菌，发现新注入的霍乱弧菌迅速溶解。同样，用细菌免疫血清与相应细菌一起注入正常豚鼠腹腔也可出现类似的现象。Bordet在重复上述实验时，发现将新鲜免疫血清加热至56℃作用30min可使之丧失溶菌能力，据此提出新鲜免疫血清中含两种与溶菌作用密切相关的物质：一种是对热稳定的物质即抗体；另一种是对热不稳定、可辅助抗体介导溶菌作用的物质。1899年，Ehrlich认为，上述存在于正常血清中、对热敏感的成分是抗体发挥溶菌或溶细胞作用所必需的补充条件，遂将其命名为补体。其后，Bordet等陆续建立补体相关的实验体系。Bordet是补体学领域的开拓者，并于1919年获诺贝尔生理学或医学奖。

Note：

第一节 补体系统概述

补体系统包括30余种可溶性蛋白和膜结合蛋白。本节摘要介绍补体系统的命名、组成、来源及其理化特性。

一、补体系统的命名

补体（complement）通常以符号"C"表示，参与经典激活途径的补体固有成分，按其发现的先后顺序分别命名为C1~C9，其中C1由C1q、C1r和C1s三个亚单位组成；参与旁路激活途径的补体成分以大写英文字母表示，如B因子、D因子、P因子；有些补体组分则以其组成和功能命名，如甘露糖结合凝集素（mannose-binding lectin，MBL）、纤胶凝蛋白（ficolin，FCN）、MBL相关的丝氨酸蛋白酶（MBL-associated serine protease，MASP）、C1抑制物（C1 inhibitor，C1INH）、C4结合蛋白（C4 binding protein，C4bp）、衰变加速因子（decay-accelerating factor，DAF）和补体受体（complement receptor，CR）；补体活化后产生的裂解片段，以该补体组分符号后加小写英文字母表示，如C3裂解产物为C3a和C3b；失活的（inactivated）补体成分，则在其符号前冠以小写英文字母"i"表示，如iC3b。

二、补体系统的组成

根据补体系统30余种蛋白分子的主要生物学功能，可将其分为以下三类，即补体固有成分、补体调节蛋白和补体受体。

1. **补体固有成分** 补体固有成分指存在于血浆等体液中，参与补体酶促级联反应的补体成分，包括经典激活途径的C1、C4、C2；凝集素途径的MBL/FCN、MASP1、MASP2；旁路激活途径的B因子、D因子和P因子；上述三条途径后续共同末端通路的补体组分C3、C5、C6、C7、C8和C9。

2. **补体调节蛋白** 补体调节蛋白（complement regulatory protein）是指以可溶性或膜结合形式存在的、参与调节补体活化或效应发挥的一类蛋白质分子，血浆中补体调节蛋白主要包括C1INH、I因子、C4bp、H因子、S蛋白和过敏毒素灭活因子（羧肽酶N）；细胞膜表面的补体调节蛋白主要包括DAF、膜辅助蛋白（membrane co-factor protein，MCP）和膜反应性溶解抑制物（membrane inhibitor of reactive lysis，MIRL）。

3. **补体受体** 补体受体是指存在于某些细胞表面，能与某些补体活化裂解片段结合，介导产生多种生物学效应的受体分子，包括CR1~CR5和过敏毒素受体（C3aR、C5aR）。

三、补体系统的来源和理化特性

血浆中补体固有成分绝大多数由肝细胞合成，少数（如C1）由单核-巨噬细胞、肠黏膜上皮细胞和内皮细胞等产生。补体成分均为糖蛋白，正常情况下其血浆含量相对稳定，占血清总蛋白的5%~6%，但在感染和组织损伤状态下，血浆某些补体组分含量升高。补体各组分含量和分子量差异较大，其中C3含量最高、D因子含量最低、C1q分子量最大、D因子分子量最小。补体性质不稳定，56℃作用30min即被灭活，在室温下也会很快失活；在0~10℃条件下，补体活性只能保持3~4d，故补体应在-20℃以下或冷冻干燥条件下保存。此外，多种理化因素如紫外线照射、机械震荡、强酸、强碱、乙醇等均可使补体失活。

第二节 补体的激活途径

补体固有成分通常以非活化形式存在于体液中，在相关激活物作用下，补体固有成分按一定顺序以级联酶促反应方式依次活化，发挥多种生物学效应。补体激活主要包括三条途径，即从C1

Note：

启动活化的经典激活途径、从 MBL 或 FCN 启动活化的凝集素激活途径和从 C3 启动活化的旁路激活途径。

一、经典途径

经典途径(classical pathway)是以抗原-抗体复合物为主要激活物,依次激活 C1、C4、C2、C3、C5~C9 的级联酶促反应。

IgG1~IgG3 或 IgM 类抗体与相应抗原结合形成的免疫复合物(immune complex,IC)是经典途径主要激活物。此种免疫复合物中抗体分子构象改变可使其 C_H2/C_H3 补体结合位点暴露,从而为 C1 活化奠定了基础。C1 是由一个 C1q 分子与两个 C1r 和两个 C1s 分子借 Ca^{2+} 连接维系而成的大分子复合物,其中 C1q 由六个相同亚单位组成,呈花束状排列,各亚单位氨基端(N 端)聚合成束,羧基端(C端)膨大呈球形的结构是识别 IgG 或 IgM 补体结合位点的部位(图 5-1)。

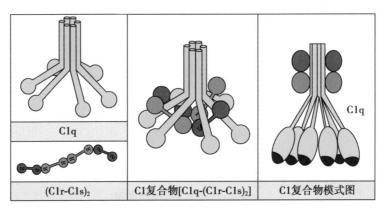

图 5-1　C1 分子结构示意图

C1 是由一个 C1q 分子与两个 C1r 和两个 C1s 分子组成的大分子蛋白复合物,C1q 分子必须同时有两个或两个以上球形结构与 Ig 的 Fc 段结合,才能启动补体系统经典活化途径。

IgG/IgM 类抗体与相应抗原结合后,抗体分子中的补体结合位点暴露,C1 分子通过其 C1q 中两个或两个以上球形结构与该结合位点"桥联"结合,C1q 即可发生构型改变,活化与 C1q 相连的 C1r,活化的 C1r 激活 C1s 的丝氨酸蛋白酶活性。每一个 C1q 分子必须同时与两个或两个以上补体结合位点结合,才能激活 C1。如图 5-2A、B 所示,一个五聚体的 IgM 分子即可激活 C1;对 IgG 分子而言,则至少需要两个紧密相邻的分子与抗原分子表面相应表位特异性结合,方可激活 C1。

补体经典途径激活过程如图 5-3 和图 5-4 所示,可分为识别启动活化、酶促级联反应和攻膜复合物形成三个阶段。

1. **识别启动活化阶段**　抗体与抗原结合形成 IC 后,抗体分子变构,暴露其 Fc 段的补体结合位点,为 C1 活化奠定了基础。当 C1 分子中的 C1q 与上述抗体分子中的补体结合位点"桥联"结合后,C1q 构型改变,相继活化 C1r 和 C1s,活化的 C1s 具有丝氨酸蛋白酶活性,可依次裂解 C4 和 C2。

2. **酶促级联反应阶段**　活化的 C1s 首先裂解 C4 生成 C4a 和 C4b 两个片段,其中小片段 C4a 游离于液相;大片段 C4b 非特异共价结合至抗体结合处的细胞或免疫复合物表面。在 Mg^{2+} 存在的条件下,C2 与 C4b 结合,继而被活化的 C1s 裂解,其小分子裂解片段 C2b 释放至液相;大片段 C2a 与 C4b 结合,形成 C4b2a 复合物,此即经典途径 C3 转化酶。

C3 转化酶(C3 convertase)中的 C4b 可与液相中 C3 结合,C2a 具有丝氨酸蛋白酶活性,可裂解 C3 为 C3a 和 C3b,小片段 C3a 释放至液相,具有过敏毒素活性;大片段 C3b 可与细胞或免疫复合物表面的 C4b2a 结合形成 C4b2a3b 复合物,此即经典途径 C5 转化酶(C5 convertase)。此外,C3b 还可逐级降解成 C3c、C3d、C3dg、C3f 等片段,其中 C3d 参与适应性体液免疫应答的启动。

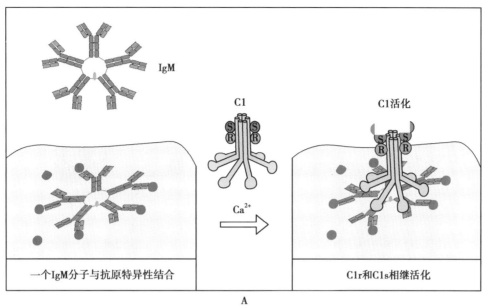

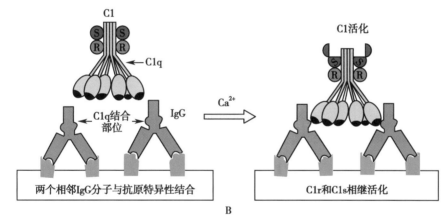

图 5-2 抗原-抗体复合物活化 C1 示意图

A. 抗原-抗体(IgM)复合物活化 C1 示意图,IgM 分子为五聚体,一个 IgM 分子与相应抗原表位结合即可使 C1q 与之桥联导致 C1 活化;B. 抗原-抗体(IgG)复合物活化 C1 示意图,IgG 分子为单体,需两个相邻的 IgG 分子与相应抗原表位结合,才能使 C1q 与之桥联导致 C1 活化。

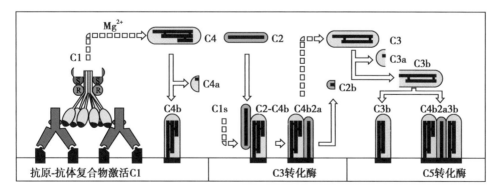

图 5-3 补体经典激活途径 C3 转化酶和 C5 转化酶的形成示意图

经典激活途径的激活物是抗原-抗体复合物,从 C1q 识别开始,形成的 C3 转化酶和 C5 转化酶分别是 C4b2a 和 C4b2a3b。

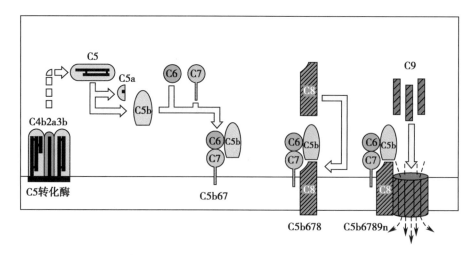

图 5-4 攻膜复合物（C5b6789n）形成示意图

MAC 是由一个 C5b678 复合物与 12~15 个 C9 分子组成的管状复合物,此复合物贯穿靶细胞膜,形成内径约 11nm 的跨膜孔道。

3. 攻膜复合物形成阶段 攻膜复合物形成阶段是补体激活过程中的最后一个反应阶段,可导致某些病原体和细胞裂解破坏。三条补体激活途径在此阶段的反应过程完全相同,简述如下:在 C5 转化酶（C4b2a3b 或 C3bBb3b）作用下,C5 裂解为 C5a 和 C5b 两个片段:其中小片段 C5a 释放至液相,具有过敏毒素活性和趋化作用;大片段 C5b 松散结合在细胞/免疫复合物表面,并依次与 C6、C7 结合形成 C5b67 复合物。C5b67 复合物具有高度亲脂性,能与邻近的细胞膜非特异性结合,进而与 C8 高亲和力结合形成 C5b678 复合物,使细胞膜出现损伤。在此基础上,C5b678 复合物可进一步促进多个 C9 分子聚合形成 C5b6789n 复合物,此即攻膜复合物（membrane attack complex,MAC）。MAC 在细胞膜上形成一个内径约 11nm 的亲水性穿膜孔道,水、离子及可溶性小分子等可经此孔道通过,而蛋白质类大分子无法逸出,最终导致胞内渗透压降低,而使细胞肿胀破裂（图 5-4）。

二、凝集素途径

凝集素途径（lectin pathway）又称甘露糖结合凝集素途径（MBL pathway）,是指血浆中甘露糖结合凝集素（MBL）或纤胶凝蛋白（FCN）等直接识别病原体表面的糖类物质,依次活化 MBL 相关的丝氨酸蛋白酶（MASP）、C4、C2、C3,形成与经典途径中相同的 C3 转化酶、C5 转化酶,进而产生与经典途径相同的酶促级联反应过程（图 5-5）。

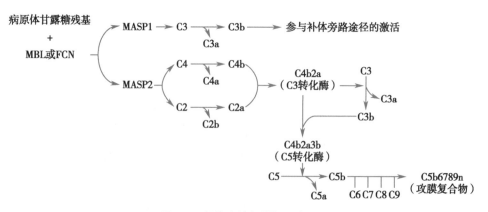

图 5-5 凝集素途径激活示意图

凝集素途径的激活物是病原体表面的甘露糖、岩藻糖和 N-乙酰半乳糖胺等糖类物质,从甘露糖结合凝集素（MBL）或纤胶凝蛋白（FCN）识别到 MBL 相关的丝氨酸蛋白酶（MASP）1/2 活化开始,形成的 C3 转化酶和 C5 转化酶分别是 C4b2a 和 C4b2a3b。

Note:

凝集素途径的激活过程除识别启动活化阶段外,其余后续补体活化过程与经典途径完全相同。某些病原体表面的甘露糖、岩藻糖和 *N*-乙酰半乳糖胺等糖类物质是启动凝集素途径的激活物。MBL/FCN 是感染早期由病人肝细胞合成分泌的一种急性期蛋白,其结构与 C1q 类似。病原体进入机体后,MBL/FCN 可直接与病原体表面的甘露糖、岩藻糖和 *N*-乙酰半乳糖胺结合,MBL/FCN 发生构象改变,使与之相连的 MASP1/2 相继活化。活化的 MASP2 具有丝氨酸蛋白酶活性,能以活化 C1s 类似的作用方式依次裂解 C4、C2,生成与经典途径相同的 C3 转化酶 C4b2a,继之裂解 C3 形成 C5 转化酶 C4b2a3b,最终形成 MAC,产生一系列生物学效应。活化的 MASP1 有可能直接裂解 C3 生成 C3b,参与和增强旁路途径酶促级联反应。

三、旁路途径

旁路途径(alternative pathway)主要以革兰氏阴性 G⁻菌、脂多糖(内毒素)、酵母多糖、葡聚糖、凝聚的 IgA 或 IgG4 为激活物,直接与液相 C3b 结合后,在 D 因子和 P 因子参与下,使补体固有成分以 B 因子、C3、C5~C9 顺序发生酶促级联反应的补体活化途径(图 5-6)。

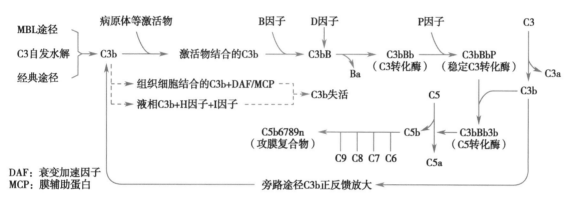

图 5-6　旁路途径激活示意图

旁路途径以 C3 激活开始,形成的 C3 转化酶和 C5 转化酶分别是 C3bBb 和 C3bBb3b,此途径存在 C3b 的正反馈放大效应。MBL 途径:甘露糖结合凝集素途径。

1. **C3 自发水解**　生理条件下,血浆中的 C3 分子在血清中某些蛋白酶作用下可发生缓慢而持久的水解,产生低水平液相 C3b。

2. **激活物引发的酶促级联反应**　液相 C3b 不但能与邻近的自身组织细胞非特异结合,也能与进入体内的病原体等旁路途径激活物非特异结合。当液相 C3b 与自身组织细胞结合后,可被补体调节蛋白(如 DAF、MCP 和 I 因子)降解灭活;当它们与 G⁻菌等旁路途径激活物结合后,可抵抗补体调节蛋白的降解作用。此时,激活物表面结合的 C3b 能与血浆蛋白 B 因子结合形成 C3bB 复合物。D 因子具有丝氨酸蛋白酶活性,可将 C3bB 复合物中 B 因子裂解为 Ba 和 Bb 两个片段,小片段 Ba 释放至液相中;大片段 Bb 仍与 C3b 结合在一起形成 C3bBb 复合物,此即旁路途径 C3 转化酶。C3bBb 复合物不稳定,易被降解,备解素(P 因子)与 C3bBb 结合而形成稳定的 C3 转化酶(C3bBbP)。C3 转化酶可裂解 C3 为 C3a 和 C3b 两个片段,小片段 C3a 释放至液相,具有过敏毒素作用。大片段 C3b 与 C3bBb 复合物结合形成 C3bBb3b 复合物,此即旁路途径 C5 转化酶;旁路途径 C5 转化酶(C3bBb3b)能以与经典途径 C5 转化酶(C4b2a3b)完全相同的作用方式,完成后续补体活化的酶促级联反应。同时,结合于激活物表面的 C3bBb 可裂解更多的 C3 分子,新生的 C3b 又可与 B 因子结合,在 D 因子作用下产生更多的 C3 转化酶 C3bBb,从而形成旁路途径的 C3b 正反馈放大效应。

四、三条补体激活途径的比较

补体三条途径起点各异,但存在相互交叉,并具有共同的末端通路(图 5-7)。旁路途径和凝集素途径在初次感染或感染早期即可发挥作用,对机体抗御原发性感染具有重要意义;经典途径启动有赖于特异性抗体产生,故在感染中、晚期或抵御二次感染中发挥作用。补体三条激活途径的比较见表 5-1。

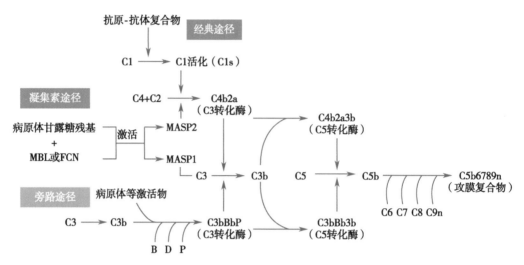

图 5-7　三条补体激活途径之间的关系

补体三条激活途径的激活物和起始补体成分有所不同;C3 激活是三条激活途径的交汇点;形成的 C3 转化酶和 C5 转化酶不完全相同,经共同末端通路,形成攻膜复合物。MBL:甘露糖结合凝集素;FCN:纤胶凝蛋白。

表 5-1　补体三条激活途径的比较

项目	经典途径	凝集素途径	旁路途径
激活物	抗原-抗体(IgG1~3 和 IgM)复合物	病原体表面甘露糖、岩藻糖、N-乙酰半乳糖胺	G⁻菌、脂多糖、葡聚糖、酵母多糖
参与的补体成分	C1、C4、C2、C3、C5~C9	甘露糖结合凝集素、纤胶凝蛋白、MBL 相关的丝氨酸蛋白酶 1/2、C4、C2、C3、C5~9	C3、B 因子、D 因子、P 因子、C5~C9
C3 转化酶	C4b2a	C4b2a	C3bBb
C5 转化酶	C4b2a3b	C4b2a3b	C3bBb3b
意义	感染中、晚期或二次感染的防御	早期抗感染	早期抗感染

第三节　补体调节蛋白

补体活化过程受多种调节蛋白的严密控制,以保证补体活化适度有序,从而在不损伤自身组织细胞的情况下,协助免疫细胞或其他免疫分子发挥免疫效应,产生对机体有益的免疫防御作用。补体调节蛋白及其主要作用见表 5-2。

表 5-2 补体调节蛋白及其作用

补体调节蛋白	主要作用的靶分子	主要作用
可溶性补体调节蛋白		
C1 抑制物(C1INH)	C1r、C1s、MASP	阻断 C4b2a、C4b2a3b 的形成
C4 结合蛋白(C4bp)	C4b	抑制 C4b2a、C4b2a3b 形成与活性
I 因子(If)	C4b、C3b	抑制 C4b2a、C4b2a3b、C3bBb、C3bBb3b 形成与活性
H 因子(Hf)	C3b	抑制 C3bBb、C3bBb3b 形成与活性
S 蛋白(SP)	C5b67	抑制 MAC 形成
羧肽酶 N	C3a、C5a	使 C3a、C5a 丧失过敏毒素活性
膜结合型补体调节蛋白		
衰变加速因子(DAF)	C4b、C3b	抑制 C4b2a、C4b2a3b、C3bBb、C3bBb3b 形成与活性
膜辅助蛋白(MCP)	C4b、C3b	抑制 C4b2a、C4b2a3b、C3bBb、C3bBb3b 形成与活性
补体受体 1(CR1)	C4b、C3b	抑制 C4b2a、C4b2a3b、C3bBb、C3bBb3b 形成与活性
膜反应性溶解抑制物(MIRL)	C5b678	抑制 MAC 形成

第四节 补体的生物学功能

补体系统是执行非特异性免疫应答的效应分子,同时也参与特异性免疫应答。补体激活形成的 MAC 可介导细胞溶解效应;在其活化过程中产生的裂解片段,可通过与细胞膜表面相应受体结合介导多种生物学效应。

一、细胞毒作用

补体活化的共同终末效应是在细胞膜上形成 MAC,从而使细胞内外渗透压失衡,导致细胞溶解破坏。该效应的意义:参与宿主抗细菌(主要是 G⁻ 细菌)、抗病毒(有包膜病毒如流感病毒、HIV 等)及抗寄生虫等防御机制;参与机体抗肿瘤效应;在某些病理情况下可引起机体自身细胞破坏,导致组织损伤与疾病(如血型不符输血后出现的溶血反应以及自身免疫病等)。

二、调理作用

补体激活过程中产生的 C3b、C4b 及 iC3b 均是重要的调理素,它们与细菌或其他颗粒性物质结合后,可被具有相应受体的吞噬细胞识别结合,从而在细菌/颗粒性物质与吞噬细胞之间形成"桥梁",使吞噬细胞能够更为有效地发挥吞噬作用,此即补体介导的调理作用。这种调理吞噬作用是机体抵御全身性细菌感染和真菌感染的重要机制之一。

三、清除免疫复合物

体内中等大小循环 IC 形成后,有可能沉积于血管壁,通过激活补体造成周围组织损伤。补体某些成分可通过抑制中等大小 IC 形成或通过免疫黏附(immune adherence)等作用方式,参与循环 IC 的清除。作用机制简述如下:①补体被 IC 激活后能与抗体分子 Fc 段结合,使其空间构象发生改变,导致中等大小 IC 无法形成或使其发生解离;②抗原-抗体复合物激活补体后,能与补体裂解片段 C3b 结合形成抗原-抗体-C3b 复合物;③红细胞和血小板表面具有 C3b 受体(CR1),能与上述免疫复合物结合(即通过免疫黏附作用)形成大分子复合物。此种大分子复合物通过血流转送到肝,可被局部吞噬细胞有效清除。上述 C3b 介导的免疫黏附作用是体内清除循环免疫复合物的主要途径之一。

Note:

四、炎症介质作用

1. **过敏毒素作用** 补体裂解片段 C3a 和 C5a 又称过敏毒素（anaphylatoxin），它们能与肥大细胞或嗜碱性粒细胞表面相应受体（C3aR/C5aR）结合，而使上述靶细胞脱颗粒，释放组胺等一系列血管活性介质，引发过敏性炎症反应。

2. **趋化和激活作用** C5a 对表达相应受体的中性粒细胞具有趋化作用，可诱导中性粒细胞表达黏附分子并使之活化，显著增强其吞噬杀伤能力。这对机体早期抗感染免疫具有重要意义。

五、参与适应性免疫应答

补体活化产物可通过不同的作用机制，参与适应性免疫应答：①C3b/C4b 介导的调理作用，可促进抗原提呈细胞对抗原的摄取和提呈，有助于特异性免疫应答的启动；②抗原-C3d 复合物可使 B 细胞抗原受体与辅助受体 CD21/CD19/CD81 复合物交联，从而诱导 B 细胞产生活化第一信号；③滤泡树突状细胞通过表面 CR1（C3bR）可将抗原-抗体-C3b 复合物长期滞留于细胞表面，供抗原特异性 B 细胞识别启动适应性体液免疫应答。

第五节　补体与疾病的关系

补体遗传缺陷、功能障碍或过度活化可引发遗传性血管神经性水肿等补体遗传性疾病，或参与某些疾病的病理过程。

一、补体的遗传缺陷

补体各种固有成分均可能出现遗传性缺陷，例如：C3 缺乏可因严重影响吞噬细胞对病原体的吞噬杀伤和对体内循环 IC 的有效清除，而使病人反复发生严重的细菌感染，且常伴有肾小球肾炎；补体后续成分 C5~C9 中任何一种组分缺陷均可影响 MAC 的形成；并由此导致病人因不能有效清除体内病原菌而发生严重感染，其中以奈瑟菌感染最为常见。

补体调节蛋白 C1INH 缺陷可引发遗传性血管神经性水肿（hereditary angioneurotic edema，HAE）。该病为常染色体显性遗传病，临床特征为反复发作的局限性皮肤和黏膜水肿：若水肿发生于胃肠道，可出现腹痛、恶心、呕吐或腹泻；若发生于咽喉，则病人可因咽喉水肿阻塞气管而窒息，严重者可危及生命。出现上述临床症状主要是由于病人体内 C1INH 缺乏，不能有效抑制 C1 活化，使 C1s 持续过度裂解 C4、C2 所致。研究证实：C2 裂解片段 C2b 可进一步裂解为 C2 激肽，此种具有激肽样作用的 C2 激肽能使毛细血管扩张、通透性增强从而导致局部皮肤和黏膜出现炎性水肿。

二、补体与感染性疾病

补体在机体抵抗致病微生物感染中发挥重要作用，同时也参与病原体对机体的感染过程，例如病原微生物可借助补体成分入侵机体细胞，其机制：①微生物与 C3b、C4b、iC3b 等补体片段结合后，可通过与靶细胞表面的补体受体 CR1、CR2 结合，而使病原体进入表达上述受体的靶细胞；②某些补体受体或补体调节蛋白作为特定病原体的受体，例如补体受体 CR2 作为 EB 病毒的受体、膜辅助蛋白（MCP）作为麻疹病毒的受体、衰变加速因子（DAF）作为柯萨奇病毒和大肠埃希氏菌的受体，可介导相关病原体进入表达上述相应受体的靶细胞。

三、补体与炎症性疾病

补体激活是炎症反应中重要的早期事件，在 Ⅱ、Ⅲ 型超敏反应性疾病、自身免疫病、烧伤、创伤、感染、移植排斥等疾病过程中均发挥重要作用。此外，补体系统通过与凝血系统、纤溶系统和激肽系统间的相互作用,在体内可形成复杂的炎症介质网络从而扩大和加剧炎症反应。因此有研究者提出适时恰当地抑制补体功能,可能成为某些疾病的有效治疗策略。

小 结

补体系统是由30余种可溶性蛋白和膜结合蛋白组成,包括补体固有成分、补体调节蛋白和补体受体三部分。抗原-抗体复合物或病原体等激活物可通过经典途径、凝集素途径和旁路途径激活补体,使其发生酶促级联反应,并通过其裂解片段和形成攻膜复合物产生细胞毒、调理吞噬、介导炎症反应及清除免疫复合物等作用,增加机体抗感染免疫应答能力。补体的激活处于严密调控之下,体内多种可溶性调节蛋白和膜结合型调节蛋白参与对补体激活的调节。补体异常与多种临床疾病相关。

(赵 星)

思 考 题

1. 简述补体系统的组成、来源和特性。
2. 试述补体三条激活途径的激活过程。
3. 比较补体三条激活途径的异同点。
4. 简述补体的生物学功能。

URSING

第六章

细 胞 因 子

06章 数字内容

学习目标

1. 掌握细胞因子的概念;细胞因子的共同特性;细胞因子的分类。

2. 熟悉细胞因子的生物学功能。

3. 了解细胞因子受体的分类;细胞因子及其受体拮抗剂;细胞因子的临床应用。

关键词

细胞因子 白细胞介素 干扰素 肿瘤坏死因子 集落刺激因子 生长因子 趋化因子
细胞因子受体

导言

细胞因子是指由多种细胞、特别是免疫细胞产生的一类具有多种生物学活性的小分子多肽或
糖蛋白;多以可溶性形式存在,并通过与靶细胞表面相应受体结合发挥作用。细胞因子作为细
胞间的信息传递分子,参与调控免疫细胞的产生、发育、分化和免疫应答的全过程。通过学习
本章内容,掌握细胞因子的共同特性以及各类细胞因子的主要生物学功能,为进一步揭示免疫
细胞功能及其介导的免疫应答过程奠定基础,也有助于理解细胞因子的临床意义。

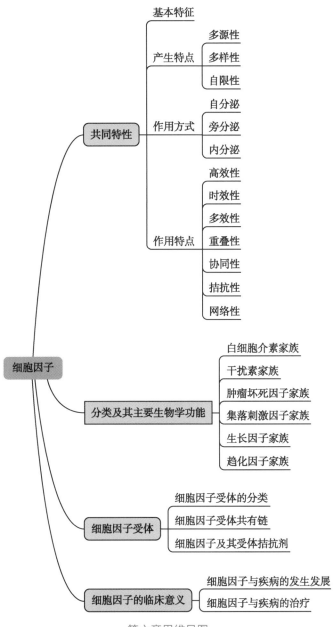

第六章思维导图

细胞因子(cytokine,CK)是指由多种细胞、特别是免疫细胞产生的一类具有多种生物学活性的小分子多肽或糖蛋白。细胞因子是细胞间的信息传递分子,具有调节固有免疫和适应性免疫应答、介导炎症反应、促进造血和刺激免疫细胞活化、增殖、分化等多种生物学效应。

第一节 细胞因子的共同特性

细胞因子种类繁多,各类细胞因子既有其独特的分子结构、理化性质和生物学功能,也具有一些共同特性。

一、基本特征

细胞因子多为可溶性的低分子量(8~30kD)多肽或糖蛋白,有些细胞因子也能以膜结合形式表达于细胞表面。细胞因子能以单体、二聚体或三聚体形式与靶细胞表面的相应受体结合,从而发挥生物学效应。

Note:

二、产生特点

细胞因子的产生有以下特点：

1. **多源性** 体内多种免疫细胞和某些非免疫细胞（如血管内皮细胞、成纤维细胞、上皮细胞、肿瘤细胞）都能产生细胞因子。

2. **多样性** 一种细胞可分泌多种细胞因子，几种不同类型的细胞也可产生一种或几种相同的细胞因子（图 6-1）。

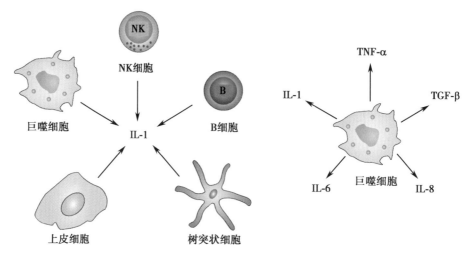

图 6-1　**细胞因子的多样性**
一种细胞因子可由多种细胞产生，一种细胞也可产生多种细胞因子。

3. **自限性** 通常细胞在静息状态下不产生或仅产生低水平的细胞因子，但在活化后细胞因子释放增加，刺激停止后，其合成及分泌减少或停止。

三、作用方式

细胞因子主要通过以下三种方式对靶细胞发挥作用（图 6-2）。

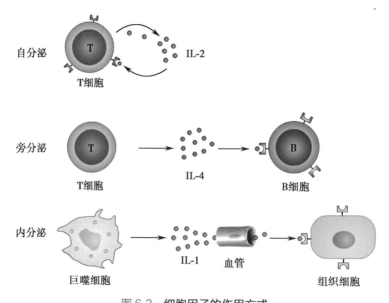

图 6-2　**细胞因子的作用方式**
T 细胞产生的 IL-2 作用于自身（自分泌）；T 细胞产生的 IL-4 作用于邻近 B 细胞（旁分泌）；巨噬细胞产生的 IL-1 远距离作用于远处组织细胞（内分泌）。

Note:

1. **自分泌（autocrine）** 自分泌即细胞因子作用于其分泌细胞自身,如 T 细胞产生的 IL-2 可刺激 T 细胞自身增殖。

2. **旁分泌（paracrine）** 旁分泌即细胞因子作用于邻近细胞,如 T 细胞分泌的 IL-4 作用于邻近 B 细胞,促使其分化。

3. **内分泌（endocrine）** 某些细胞因子可通过血液循环远距离对表达相应细胞因子受体的靶细胞发挥作用。如 IL-1 可通过内分泌方式作用于远处表达 IL-1 受体的靶细胞。

四、作用特点

细胞因子的作用特点主要包括高效性、时效性、多效性、重叠性和网络性等(图 6-3)。

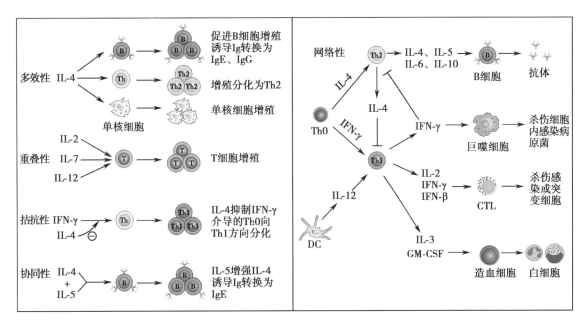

图 6-3 细胞因子的作用特点

IL-4 可作用于 Th2 细胞、B 细胞和单核细胞(多效性);IL-2、IL-7 和 IL-12 均可刺激 T 细胞增殖(重叠性);IL-4 抑制 IFN-γ 介导的 Th0 向 Th1 细胞分化(拮抗性);IL-5 促进 IL-4 诱导抗体向 IgE 类别转换(协同性);不同类型免疫细胞通过分泌细胞因子相互调控,构成复杂而有序的细胞因子网络(网络性)。

1. **高效性** 细胞因子与相应受体结合具有很高的亲和力,极微量(pmol/L)即可发挥明显的生物学效应。

2. **时效性** 细胞因子半衰期短,靶细胞对细胞因子的反应通常发生在几个小时之内。

3. **多效性** 一种细胞因子可作用于多种不同类型靶细胞,发挥多种生物学效应,如 IL-4 既可促进 Th2 细胞分化,也可促进 B 细胞增殖和免疫球蛋白的类别转换。

4. **重叠性** 几种细胞因子可作用于同一种靶细胞,产生相同或相似的生物学效应,如 IL-2、IL-7 和 IL-12 均可刺激 T 细胞增殖。

5. **协同性** 一种细胞因子可增强另一种细胞因子的效应,如 IL-5 可促进 IL-4 诱导抗体向 IgE 类别转换。

6. **拮抗性** 一种细胞因子可拮抗另一种细胞因子的效应,如 IL-4 能抑制 IFN-γ 介导的 Th0 向 Th1 细胞分化。

7. **网络性** 不同类型免疫细胞通过分泌细胞因子相互调控,构成复杂而有序的细胞因子网络。

第二节 细胞因子分类及其主要生物学功能

迄今已发现 200 多种细胞因子,有不同的分类方式。目前根据其结构及功能,将细胞因子分为白

Note：

细胞介素、干扰素、肿瘤坏死因子、集落刺激因子、生长因子和趋化因子等家族。

一、白细胞介素家族

白细胞介素(interleukin,IL)简称白介素,因最初被认为由白细胞产生又在白细胞间发挥作用而得名,现已明确 IL 也可由其他细胞产生。自 1979 年正式命名以来,现已报道 IL 有 40 种(IL-1~IL-40),广泛参与了免疫细胞的成熟、活化、增殖和免疫调节等一系列效应,也介导免疫病理损伤。表 6-1 列出了部分重要的 IL 主要来源和生物学功能(表 6-1)。

表 6-1　部分白细胞介素的主要来源及生物学功能

名称	主要来源	主要生物学功能
IL-1	单核-巨噬细胞、内皮细胞、上皮细胞	①活化内皮细胞,促进黏附分子表达和趋化因子释放;②介导炎症反应,刺激肝细胞产生急性期蛋白;③刺激下丘脑体温调节中枢,引起发热
IL-2	Th1 细胞、NK 细胞	①诱导 T 细胞增殖和分化;②促进 B 细胞增殖分化和产生抗体;③激活 NK 细胞,增强其杀伤活性
IL-4	Th2 细胞、树突状细胞、NKT 细胞、肥大细胞	①诱导 Th0 分化为 Th2 细胞,促进体液免疫应答;②抑制 Th0 向 Th1 细胞分化,抑制细胞免疫应答;③促进 B 细胞增殖分化,产生 IgE 类抗体;④与 IL-3 协同诱导肥大细胞增殖
IL-5	Th2 细胞、肥大细胞	①促进 B 细胞增殖分化,诱导产生 IgA 类抗体;②促进嗜酸性粒细胞增殖分化
IL-6	单核-巨噬细胞、Th2 细胞、成纤维细胞、内皮细胞	①促进 B 细胞增殖分化和产生抗体;②介导炎症反应,刺激肝细胞合成分泌急性期蛋白;③刺激下丘脑体温调节中枢,引起发热;④促进造血干细胞和肿瘤细胞增殖
IL-7	骨髓基质细胞、胸腺基质细胞	诱导前 B 细胞和胸腺细胞发育分化
IL-8	单核-巨噬细胞、内皮细胞	①趋化中性粒细胞、嗜碱性粒细胞和 T 细胞;②活化中性粒细胞和嗜碱性粒细胞
IL-10	Th2 细胞、巨噬细胞	①抑制巨噬细胞、树突状细胞表达 MHC Ⅱ 类分子和协同刺激分子,降低抗原提呈作用;②抑制巨噬细胞、树突状细胞和 NK 细胞分泌细胞因子;③抑制 Th1 细胞产生 IL-2 和 IFN-γ
IL-12	树突状细胞、单核-巨噬细胞、B 细胞	①促进 Th0 分化为 Th1 细胞,增强细胞免疫应答;②促进 T 细胞增殖分化和产生 IFN-γ;③活化 NK 细胞,促进 IFN-γ 生成
IL-17	Th17 细胞、γδT 细胞	诱导成纤维细胞、单核-巨噬细胞、上皮细胞以及内皮细胞产生促炎细胞因子和趋化因子,引发炎症反应或自身免疫病
IL-21	滤泡辅助 T 细胞、Th17 细胞	①促进 B 细胞增殖分化为浆细胞及生发中心的形成;②促进滤泡辅助 T 细胞增殖和分化
IL-23	树突状细胞、巨噬细胞	维持 Th17 细胞的生存和增殖
IL-27	树突状细胞、单核-巨噬细胞	①促进 T 细胞和 NK 细胞分泌 IFN-γ;②促进 Th0 分化为 Tr1 细胞;③抑制 Th0 分化为 Th7 细胞;④促进 B 细胞增殖分化和产生抗体
IL-34	皮肤角质形成细胞、调节性 T 细胞、大脑神经元细胞	①促进朗格汉斯细胞的存活和成纤维细胞增殖;②介导移植耐受;③参与成人大脑小胶质细胞的维持
IL-35	调节性 T 细胞	①抑制 Th1 和 Th17 细胞增殖;②抑制 Th2 细胞分化;③诱导调节性 T 细胞生成

二、干扰素家族

干扰素(interferon,IFN)是最早发现的细胞因子,因其具有干扰病毒复制的能力得名。根据来源和理化性质可将 IFN 分为Ⅰ型、Ⅱ型和Ⅲ型。IFN-α 和 IFN-β 属于Ⅰ型 IFN,通常由活化的巨噬细胞、树突状细胞和病毒感染的细胞产生;其主要功能是干扰病毒复制,抑制病毒扩散。在临床上,Ⅰ型 IFN 主要被用来治疗病毒性肝炎等感染性疾病。Ⅱ型 IFN 即 IFN-γ,主要由活化的 T 细胞和自然杀伤细胞产生。Ⅱ型 IFN 可以激活巨噬细胞,增强其杀伤胞内病原菌的能力;也能促进 T 细胞分化,增强细胞免疫功能。Ⅲ型 IFN 即 IFN-λ,于 2003 年被发现,主要由浆细胞样树突状细胞产生,包括 IFN-λ1(IL-29)、IFN-λ2(IL-28A)和 IFN-λ3(IL-28B);其主要功能是抑制病毒复制和宿主细胞增殖。此外,上述三种类型的 IFN 均能上调抗原提呈细胞表面主要组织相容性复合体分子表达,提高其抗原提呈能力。

三、肿瘤坏死因子家族

肿瘤坏死因子(tumor necrosis factor,TNF)因最初发现能使肿瘤组织出血坏死而得名,根据其来源和结构可分为 TNF-α 和 TNF-β 两种类型:TNF-α 通常由激活的巨噬细胞、淋巴细胞、成纤维细胞和皮肤角质细胞产生;TNF-β 又称淋巴毒素 α(lymphotoxin-α,LT-α),主要由活化的 T 细胞产生。TNF 家族还包括 BAFF(B cell activating factor)、APRIL(a proliferation inducing ligand)、CD40L 和凋亡相关分子配体(FasL)等成员,以可溶性或膜型的三聚体形式存在,具有调节骨骼系统、神经系统和免疫系统细胞的发育、效应和稳态等功能。

四、集落刺激因子家族

集落刺激因子(colony stimulating factor,CSF)是指能够选择性刺激多能造血干细胞和不同发育阶段造血祖细胞定向增殖分化的细胞因子,因在半固体培养基中形成不同的细胞集落而得名。主要包括干细胞因子(stem cell factor,SCF)、IL-3、IL-11、粒细胞-巨噬细胞集落刺激因子(granulocyte macrophage-CSF,GM-CSF)、巨噬细胞集落刺激因子(macrophage-CSF,M-CSF)、粒细胞集落刺激因子(granulocyte-CSF,G-CSF)、红细胞生成素(erythropoietin,EPO)和血小板生成素(thrombopoietin,TPO)(表 6-2)。

表6-2 部分集落刺激因子的主要来源及生物学功能

种类	主要来源	主要生物学功能
SCF	骨髓基质细胞、内皮细胞、成纤维细胞	诱导多能造血干细胞和髓样、淋巴样干细胞增殖分化
IL-3	T 细胞、肥大细胞	诱导多能造血干细胞和髓样干细胞增殖分化
IL-11	骨髓基质成纤维细胞	促进 IL-3 诱导的骨髓干细胞、祖细胞和巨核细胞分化和增殖
GM-CSF	T 细胞、巨噬细胞、内皮细胞、成纤维细胞	诱导粒/单核祖细胞和巨核/红系造血祖细胞增殖分化;活化中性粒细胞和单核-巨噬细胞
M-CSF	巨噬细胞、内皮细胞、成纤维细胞	诱导单核祖细胞增殖分化;活化单核-巨噬细胞
G-CSF	巨噬细胞、内皮细胞、成纤维细胞	诱导中性粒祖细胞增殖分化;活化中性粒细胞
EPO	肾细胞、肝库普弗细胞	诱导红系造血祖细胞增殖分化
TPO	平滑肌细胞、肝细胞	诱导巨核祖细胞增殖分化

五、生长因子家族

生长因子(growth factor,GF)是泛指一类可促进不同类型细胞生长和分化的细胞因子。根据其功

Note:

能和作用的靶细胞不同分为表皮生长因子(epidermal growth factor,EGF)、成纤维细胞生长因子(fibroblast growth factor,FGF)、血小板衍生生长因子(platelet-derived growth factor,PDGF)、神经生长因子(nerve growth factor,NGF)、血管内皮细胞生长因子(vascular endothelial cell growth factor,VEGF)和转化生长因子-β(transforming growth factor-β,TGF-β)。

六、趋化因子家族

趋化因子(chemokine)是一类结构同源,分子量 7.5~12.5kD,对白细胞具有趋化和激活作用的细胞因子。趋化因子也参与淋巴细胞归巢、血管形成、肿瘤细胞增殖和转移等多种效应。至今发现的趋化因子多达 40 余种,几乎都含有两对或一对保守的半胱氨酸(cysteine,C)残基形成的分子内二硫键。根据靠近氨基端 C 残基的个数以及排列方式不同,将趋化因子分为 CXC、CC、C 和 CX3C 四个亚家族(X 代表任一氨基酸,图6-4)。目前统一在趋化因子亚家族名称后缀 L 加上数字序号代表各类趋化因子;至今已发现的趋化因子有 CXCL1~CXCL16、CCL1~CCL28、XCL1~XCL2 和 CX3CL1。

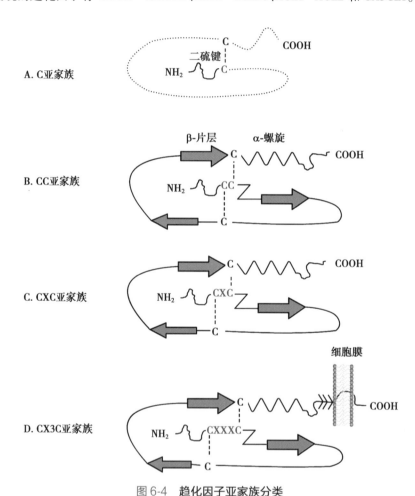

图6-4　趋化因子亚家族分类

A. C 亚家族:氨基端只有 1 个 C 和 1 个分子内二硫键;B. CC 亚家族:氨基端 2 个 CC 相邻;C. CXC 亚家族:氨基端 2 个 C 被 1 个氨基酸残基隔开;D. CX3C 亚家族:氨基端 2 个 C 被 3 个氨基酸残基隔开,羧基端跨细胞膜。

第三节　细胞因子受体

细胞因子受体(cytokine receptor,CKR)通常以跨膜蛋白形式表达于靶细胞表面,其胞外区识别结合相应的细胞因子,胞质区负责启动受体激活后的信号转导。

一、细胞因子受体的分类

根据细胞因子受体的结构特征,可将其分为六个家族(图6-5)。

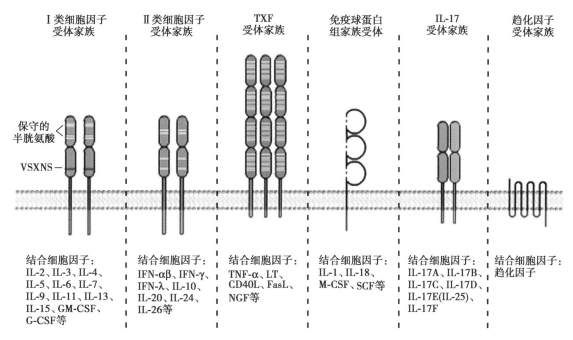

图6-5 **细胞因子受体家族**
细胞因子受体各家族的结构特点及相应配体。

1. **Ⅰ型细胞因子受体家族** Ⅰ型细胞因子受体家族又称为血细胞生成素受体家族,该类受体胞外区由高度保守的半胱氨酸残基和 WSXWS 基序(W 代表色氨酸,S 代表丝氨酸,X 代表其他任一氨基酸)组成。该家族包括 IL-2、IL-3、IL-4、IL-5、IL-6、IL-7、IL-9、IL-11、IL-12、IL-15、IL-21、IL-23、IL-27、GM-CSF 和 G-CSF 等细胞因子受体。

2. **Ⅱ型细胞因子受体家族** Ⅱ型细胞因子受体家族又称为干扰素受体家族,该类受体胞外区含有保守的半胱氨酸残基,但无 WSXWS 基序。该家族包括 Ⅰ 型和 Ⅱ 型 IFN 以及 IL-10、IL-20 和 IL-24 等细胞因子受体。

3. **肿瘤坏死因子受体家族** 该类受体胞外区含有数个富含半胱氨酸的结构域,多以同源三聚体形式存在。TNF、BAFF、APRIL、CD40L、FasL、LT 以及 NGF 等细胞因子受体属于该家族成员。

4. **免疫球蛋白超家族受体** 免疫球蛋白超家族受体又称为 IL-1 受体家族,该类受体胞外区含有一个或多个 Ig 结构域。该家族包括 IL-1α、IL-1β、IL-18、IL-33、M-CSF 和 SCF 等细胞因子受体以及 IL-1 受体拮抗剂。

5. **IL-17 受体家族** 该类受体以同源或异源二聚体或三聚体形式存在,主要包括 IL-17RA、IL-17RB、IL-17RC、IL-17RD 和 IL-17RE。

6. **趋化因子受体家族** 该类受体为七次跨膜 G 蛋白偶联受体。命名规则是在趋化因子亚家族名称后缀以 R(receptor),再按照受体被发现的顺序缀以阿拉伯数字加以区分。例如与 CXCL 亚家族结合的受体共有 6 种,分别命名为 CXCR1~CXCR6,与 CCL 亚家族结合的受体共有 11 种,分别命名为 CCR1~CCR11。

二、细胞因子受体共有链

大多数 Ⅰ 型细胞因子受体由多条肽链构成,其中一条或两条肽链特异性结合细胞因子,称为结合

Note:

亚单位;另一条肽链则转导信号,称为信号转导亚单位。一些细胞因子受体常共用信号转导亚单位,包括共有 γ 链(common γ chain,γc)、共有 β 链(common β chain,βc)和 gp130(图 6-6)。

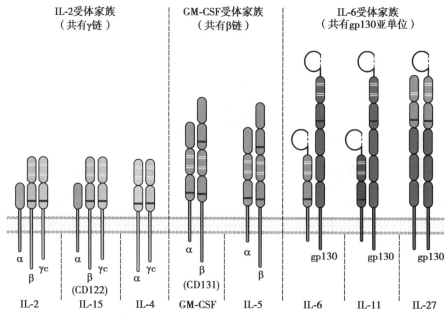

图 6-6　细胞因子共有信号转导亚单位

三、细胞因子及其受体拮抗剂

1. **可溶性细胞因子受体**　除膜型受体外,某些细胞因子受体还以可溶性形式存在,虽缺少跨膜区及胞质区,但其胞外区仍可与相应细胞因子结合,称为可溶性细胞因子受体。如可溶性 TNFR 通过与膜型 TNFR 竞争性结合 TNF,从而抑制 TNF 介导靶细胞的生物学效应。

2. **细胞因子受体拮抗剂**　有些细胞因子受体存在天然拮抗剂,如 IL-1 受体拮抗剂(IL-1 receptor antagonist,IL-1Ra),其结构与 IL-1 具有高度同源性,能与 IL-1 受体 I 型结合,但无信号转导功能,从而抑制 IL-1 介导的生物学效应。

3. **细胞因子诱饵受体**　有些细胞因子受体胞质区缺乏信号转导结构域,与相应细胞因子结合后不能启动生物学效应,称为诱饵受体。如 IL-1 受体 II 型能高亲和性结合 IL-1,干扰 IL-1 与 IL-1 受体 I 型结合,进而阻断 IL-1 介导的生物学作用。

4. **细胞因子结合蛋白**　某些人体细胞也可产生天然的细胞因子结合蛋白,如内皮细胞和单核-巨噬细胞能产生 IL-18 结合蛋白,其竞争性地拮抗 IL-18 结合 IL-18 受体,从而抑制 IL-18 介导的生物学效应。

知 识 拓 展

肿瘤坏死因子-α(TNF-α)拮抗剂的临床应用

TNF-α 拮抗剂包括抗 TNF-α 单克隆抗体和重组人 II 型 TNF 受体(TNFR2)/IgG-Fc 融合蛋白两类。二者均可与靶细胞膜型 TNFR 竞争性结合 TNF-α,快速阻断靶细胞的信号转导,从而抑制炎症反应,显著改善靶器官症状。这两大类生物制剂已被用于治疗类风湿关节炎、强直性脊柱炎、银屑病关节炎和克罗恩病等自身免疫病,但在使用该类药物之前需要排除结核和肝炎等感染性疾病。通常抗 TNF-α 单克隆抗体类药物抑制炎症作用更强,更倾向于治疗克罗恩病和强直性脊柱炎,然而要注意其可能诱发结核。在类风湿关节炎和银屑病关节炎的治疗中,更倾向于使用重组人 TNFR2/IgG-Fc 融合蛋白类药物。

第四节　细胞因子的临床意义

生理状态下的细胞因子可有效调控免疫应答,发挥抗感染、抗肿瘤,以及免疫调节等功能;但在病理状态下细胞因子或其受体表达异常时,可对机体造成病理性损伤。

一、细胞因子与疾病的发生发展

1. **细菌性败血症性休克**　当 G⁻菌持续感染时,菌壁脂多糖(内毒素)释放后刺激巨噬细胞或树突状细胞产生过量的 IL-1 和 TNF-α 等促炎细胞因子,刺激内皮细胞或白细胞释放一系列炎性介质,导致发热、白细胞计数升高、血压下降、毛细血管渗漏和大面积血栓,最终引发多器官功能衰竭。应用抗 TNF-α 单克隆抗体以及重组 IL-1Ra 分别干扰 TNF 和 IL-1 与各自膜受体结合,可降低败血症性休克的致死率。

2. **Ⅰ型超敏反应**　IL-4 和 IL-13 可促进 B 细胞分化产生 IgE;IL-3、IL-5 和 GM-CSF 能促进嗜酸性粒细胞活化,诱发或加重Ⅰ型超敏反应。

3. **自身免疫病**　TNF-α 在多种关节炎症的疾病中发挥重要作用,抗 TNF-α 单克隆抗体以及 TNF-α 受体融合蛋白被用于治疗包括类风湿关节炎和强直性脊柱炎等多种自身免疫病。IL-17 可促进角质细胞增殖,在银屑病的皮肤损伤中扮演关键角色,应用抗 IL-17 单克隆抗体治疗银屑病已取得较好疗效。

4. **肿瘤发生**　已经证实某些细胞因子或其受体异常表达与肿瘤发生发展密切相关。VEGF 是影响肿瘤血管生成的关键因素之一,其含量通常反映肿瘤的发生、发展和转归。

5. **免疫缺陷病**　某些细胞因子受体缺陷可引发免疫缺陷病,如编码 IL-2Rγ 链基因缺陷,可导致 IL-2、IL-4、IL-7、IL-9、IL-15、IL-21 等多种受体介导的信号转导障碍,引发 X 连锁重症联合免疫缺陷病。

6. **移植排斥反应**　急性移植排斥反应时,受者血清及移植物局部 IL-1、IL-2、sIL-2R、IFN-γ、TNF-α、IL-6 等细胞因子水平明显升高。检测相关细胞因子或其可溶性受体水平,可作为监测排斥反应的指标之一。

知 识 拓 展

细胞因子风暴

细胞因子风暴(cytokine storm)又称为细胞因子瀑布级联或高细胞因子血症,是由多种因素导致人体内细胞因子在短时间内迅速大量产生,对组织、器官造成严重损伤的病理现象。最早由 Ferrara 等于 1993 年在移植物抗宿主病中提出,是源于机体对病毒、G⁻菌、纳米材料等外界刺激所产生的一种过度免疫应答。参与的细胞因子主要包括 TNF-α、IL-1、IL-2、IL-4、IL-6、IL-8、IL-10、IL-12、IFN-α、IFN-β 和 IFN-γ。

细胞因子风暴是病毒感染重症化和病人死亡的重要原因之一。在 2003 年 SARS 冠状病毒感染、2009 年 H1N1 流感大流行以及 2020 年新型冠状病毒感染中,部分病人死于细胞因子风暴所引起的多器官功能衰竭。在临床上可应用靶向促炎细胞因子 IL-6、IL-1 和 TNF-α 等单克隆抗体控制免疫应答过度激活,重建免疫平衡,从而缓解病人病情。

二、细胞因子与疾病的治疗

1. **细胞因子添加疗法**　通过补充细胞因子可治疗免疫缺陷病、肿瘤和血细胞减少症(表 6-3)。

Note:

表 6-3 重组细胞因子药物

细胞因子	适应证
IL-2	恶性肿瘤、免疫缺陷、疫苗佐剂
IFN-α	病毒性肝炎等多种病毒感染性疾病、多种恶性肿瘤
IFN-β	多发性硬化症
IFN-γ	慢性肉芽肿、噬血细胞淋巴组织细胞增多症、白血病
IL-11	放疗、化疗所致血小板减少症
SCF	与 G-CSF 联合应用于造血干细胞动员
G-CSF	自身骨髓移植、化疗导致的粒细胞减少症、再生障碍性贫血
GM-CSF	自身骨髓移植、化疗导致的血细胞减少症、再生障碍性贫血
EPO	慢性肾衰导致贫血、恶性肿瘤或化疗后导致的贫血
TPO	放疗、化疗所致血小板减少症及免疫性血小板减少症
EGF	烧伤、溃疡的外用药治疗

2. 细胞因子拮抗疗法 用细胞因子受体拮抗剂或抗细胞因子抗体治疗自身免疫病、移植排斥反应和超敏反应性疾病(表 6-4)。

表 6-4 可溶性细胞因子受体、细胞因子受体拮抗剂、抗细胞因子单克隆抗体药物

名称	适应证
可溶性 IL-1Ra、可溶性 IL-1R 融合蛋白、抗 IL-1 或 IL-1R 单克隆抗体	全身型幼年特发性关节炎、类风湿关节炎、痛风、Cryopyrin 蛋白相关周期性综合征
抗 IL-2 或 IL-2R 单克隆抗体	肾移植
抗 IL-4R 单克隆抗体、抗 IL-5 和 IL-13 单克隆抗体	哮喘
抗 IL-6 或 IL-6R 单克隆抗体	类风湿关节炎、巨大淋巴结增生症、全身型幼年特发性关节炎、成人 Still 病、细胞因子释放综合征、巨细胞动脉炎、大动脉炎
抗 IL-17A 单克隆抗体	银屑病、银屑病性关节炎、强直性脊柱炎
抗 IL-23/IL-12p40 单克隆抗体	银屑病、银屑病性关节炎、克罗恩病
可溶性 TNF-R Ⅱ 融合蛋白、抗 TNF-α 单克隆抗体	类风湿关节炎、脊柱性关节病、炎症性肠病、银屑病关节炎
抗 VEGF 单克隆抗体	晚期肺癌、结/直肠癌

小 结

细胞因子是细胞间的信息传递分子,可分为白细胞介素、干扰素、肿瘤坏死因子、集落刺激因子、生长因子和趋化因子等六大类,具有调节固有免疫和适应性免疫应答、介导炎症反应、促进造血和刺激免疫细胞活化、增殖、分化等多种生物学效应。多种细胞因子在机体内相互促进、相互制约,形成复杂有序的网络调节系统。以细胞因子及其受体为靶点的生物制剂已广泛应用于治疗肿瘤、自身免疫病、免疫缺陷及感染等疾病。

(李 霞)

思 考 题

1. 细胞因子的概念、共同特性及生物学功能。
2. 细胞因子及其受体的分类。
3. 细胞因子及其受体的临床意义。

URSING

第七章

白细胞分化抗原和黏附分子

07章 数字内容

学习目标

1. 掌握白细胞分化抗原、CD分子、黏附分子的概念和相互关系。

2. 熟悉白细胞分化抗原的生物学功能;黏附分子的生物学功能。

3. 了解白细胞分化抗原和黏附分子的临床意义。

关键词

细胞表面标记　白细胞分化抗原　人白细胞分化抗原分化群(CD)　黏附分子

免疫球蛋白超家族　整合素　选择素　淋巴细胞归巢

导言

白细胞分化抗原和黏附分子分布广泛、种类繁多,在免疫细胞之间相互识别及传递信息中发挥重要作用,参与免疫识别、免疫应答、免疫效应、免疫调节及某些疾病的病理过程等。本章主要介绍人白细胞分化抗原和分化群(CD)的概念、人白细胞分化抗原和黏附分子的种类、特性及其功能,为学习后续内容奠定基础。

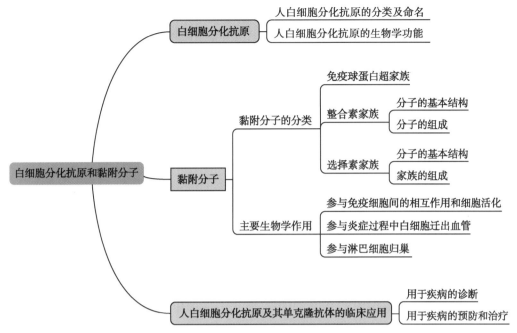

第七章思维导图

　　免疫应答过程中涉及多种免疫细胞间的相互作用,包括细胞间直接接触或通过分泌细胞因子或其他生物活性分子介导的作用。免疫细胞之间相互识别及传递信息的物质基础是表达于细胞膜表面的多种功能分子,包括细胞表面抗原、表面受体和黏附分子,其中有些细胞表面分子也称为细胞表面标记(cell surface marker)。

第一节　白细胞分化抗原

　　白细胞分化抗原(leukocyte differentiation antigen,LDA)是指在造血干细胞分化为不同谱系、各个细胞谱系分化的不同阶段,以及成熟细胞活化、分化过程中表达的细胞表面分子。上述膜分子最初发现于白细胞,且与白细胞分化密切相关,故被称为"白细胞分化抗原"。后来研究发现,LDA 不仅表达于白细胞表面,还广泛表达其他血细胞谱系(如红系和巨核细胞/血小板),以及非造血细胞(如血管内皮细胞、成纤维细胞、上皮细胞、神经内分泌细胞等)表面。

一、人白细胞分化抗原的分类及命名

　　人白细胞分化抗原(human leucocyte differentiation antigen,HLDA)多为跨膜糖蛋白,含胞膜外区、跨膜区和胞质区;有些 HLDA 通过糖基磷脂酰肌醇锚定在细胞膜上;少数 HLDA 为碳水化合物。根据 HLDA 胞外区结构特点,可将其分为免疫球蛋白超家族、细胞因子受体家族、C 型凝集素超家族、整合素家族、选择素家族和肿瘤坏死因子超家族等。

　　1975 年 Köhler 和 Milstein 建立的单克隆抗体技术极大地推动了人们对 HLDA 的研究。采用单克隆抗体鉴定为主的方法,将来自不同实验室的单克隆抗体所识别鉴定的同一种分化抗原归为一个分化群(cluster of differentiation,CD),简称 CD 分子。不同的 CD 分子用阿拉伯数字统一编号命名,如 CD1、CD2、CD3。单克隆抗体及其识别的抗原表位通常共用一个 CD 编号,即一个 CD 编号既可代表某种单克隆抗体,又可代表该种单克隆抗体识别鉴定的细胞膜表面分子。2014 年,第 10 届国际 HLDA 专题会议正式命名的 CD 分子已至 CD371。

二、人白细胞分化抗原的生物学功能

　　HLDA 种类繁多,分布广泛,故其功能复杂多样。例如,有些 HLDA 是参与识别和信号转导的受体,

Note:

包括 TCR-CD3 复合体、BCR-Igα/Igβ 复合体、TCR/BCR 辅助受体、NK 细胞杀伤活化受体、IgG Fc 受体、补体受体、细胞因子受体和死亡受体等;有些 HLDA 可介导信号转导、细胞间或细胞与细胞外基质间相互作用,包括共刺激(或抑制)分子和黏附分子。与免疫功能相关的 HLDA 将在相关章节中作详细介绍。

第二节 黏 附 分 子

黏附分子(adhesion molecules,AM)依生物学功能而命名,是一类介导细胞与细胞间、细胞与细胞外基质间相互接触和黏附的分子。AM 多为跨膜糖蛋白,以受体-配体结合的形式发挥作用,参与细胞的识别活化、信号转导、增殖分化及迁移,在免疫应答、肿瘤转移、炎症、凝血,以及创伤愈合等一系列重要生理和病理过程中发挥重要作用。大部分 AM 属于 CD 分子,但也有部分尚无 CD 编号。

一、黏附分子的分类

根据黏附分子的结构特点可将其分为免疫球蛋白超家族、整合素家族、选择素家族、黏蛋白样家族和钙黏蛋白家族等,此外还有一些尚未归类的黏附分子。

(一)免疫球蛋白超家族

具有免疫球蛋白 V 区样或 C 区样结构域的黏附分子统归为免疫球蛋白超家族(immunoglobulin superfamily,IgSF)。IgSF 成员种类繁多、分布广泛、功能各异,主要参与 T 细胞、B 细胞的抗原提呈、识别、免疫细胞间相互作用和信号转导。表 7-1 列举了部分 IgSF 黏附分子的种类、分布和识别配体。

表 7-1　IgSF 黏附分子的种类、主要分布和识别配体

IgSF 黏附分子的种类	主要分布	识别配体
LFA-2(CD2)	T 细胞、胸腺细胞、NK 细胞	LFA-3(IgSF)
LFA-3(CD58)	广泛	LFA-2(IgSF)
ICAM-1(CD54)	广泛	LFA-1(整合素家族)
ICAM-2(CD102)	内皮细胞、T 细胞、B 细胞、髓样细胞	LFA-1(整合素家族)
ICAM-3(CD50)	外周血静止白细胞	LFA-1(整合素家族)
VCAM-1(CD106)	内皮细胞、树突状细胞、巨噬细胞	VLA-4(整合素家族)

注:LFA:淋巴细胞功能相关抗原;ICAM:细胞间黏附分子;VCAM:血管细胞黏附分子;VLA:迟现抗原。

(二)整合素家族

整合素家族(integrin family)是因该类黏附分子主要介导细胞与细胞外基质的黏附,使细胞得以附着形成整体而得名。整合素分子的配体主要是细胞外基质,如纤连蛋白、血纤维蛋白原、玻连蛋白等;某些整合素配体是细胞表面分子,可介导细胞间的相互作用。

1. **整合素分子的基本结构**　整合素家族成员均由 α、β 两条链经非共价键连接组成异源二聚体。两条链共同组成配体的结合部位(图 7-1)。

2. **整合素分子的组成**　目前发现,整合素家族中至少有 18 种 α 亚单位和 8 种 β 亚单位,根据 β 亚单位的不同可将整合素家族分为 8 个组(β1 组~β8 组)。同一组的成员其 β 亚单位相同,而 α 亚单位各异。整合素家族 β1、β2、β3 三个组中某些成员的主要特征见表 7-2。

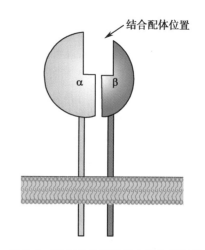

图 7-1　**整合素分子的基本结构示意图**
整合素家族的黏附分子均是由非共价键连接的 α、β 两条链组成,每条链有多个结构域,α、β 两条链共同组成配体的结合部位。

Note:

表 7-2　整合素家族 β1、β2、β3 三个组中某些成员的主要特征

分组	成员举例	α/β 亚单位分子量/kD	亚单位结构	分布	配体	主要功能
VLA 组(β1 组)(12 个成员)	VLA-4(CD49d/CD29)	150/130	α4β1	淋巴细胞、胸腺细胞、单核细胞、嗜酸性粒细胞	FN、VCAM-1、MAdCAM-1	参与免疫细胞黏附,为 T 细胞活化提供协同刺激信号
白细胞黏附受体组(β2 组)(4 个成员)	LFA-1(CD11a/CD18)	180/95	αLβ2	淋巴细胞、髓样细胞	ICAM-1、ICAM-2、ICAM-3	为 T 细胞活化提供协同刺激信号,参与淋巴细胞再循环和炎症
	Mac-1(CD11b/CD18)(CR3)	170/95	αMβ2	髓样细胞、淋巴细胞	iC3b、Fg、ICAM-1	参与免疫细胞黏附、炎症和调理吞噬
血小板糖蛋白组(β3 组)(2 个成员)	gpⅡbⅢa(CD41/CD61)	125+22/105	αⅡbβ3	血小板、内皮细胞、巨核细胞	Fg、FN、TSP	血小板活化和凝集

注:
VCAM-1:血管细胞黏附分子-1;VLA-4:迟现抗原-4;Fg:纤维蛋白原(fibrinogen);FN:纤连蛋白(fibronectin);iC3b:灭活 C3b 片段;MAdCAM-1:黏膜地址素细胞黏附分子-1(mucosal addressin cell adhesion molecule-1);TSP:血小板反应蛋白(thrombospondin);ICAM-1:细胞间黏附分子-1;ICAM-2:细胞间黏附分子-2;ICAM-3:细胞间黏附分子-3;Mac-1:巨噬细胞分化抗原-1。

（三）选择素家族

选择素家族(selectin family)包括 L-选择素(CD62L)、P-选择素(CD62P)和 E-选择素(CD62E)三个成员。选择素分子在白细胞与内皮细胞黏附、炎症以及淋巴细胞归巢中发挥重要作用。

1. **选择素分子的基本结构**　选择素为跨膜分子,各成员胞膜外区结构相似,均由 C 型凝集素(C-type Lectins,CL)样结构域、表皮生长因子(epidermal growth factor,EGF)样结构域和补体调节蛋白(complement regulatory protein,CRP)结构域组成(图 7-2)。其中 CL 结构域可结合某些碳水化合物,是选择素结合配体的部位。其配体为一些寡糖基团,主要是唾液酸化的路易斯寡糖(sialyl-Lewisx,sLe^x,即 CD15s)或类似结构分子。

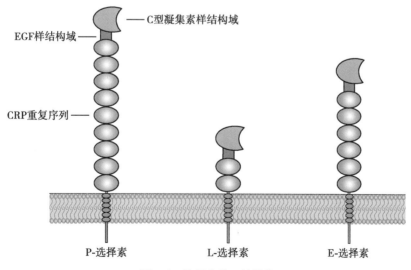

图 7-2　选择素分子的结构

选择素家族成员包括 L-选择素、E-选择素和 P-选择素,均为跨膜分子,胞膜外区由 C 型凝集素样结构域、EGF 样结构域和数目不等的补体调节蛋白(CRP)重复序列组成。

2. **选择素家族的组成**　三种选择素的分布、配体和主要功能见表 7-3。

表 7-3　选择素的分布、配体和功能

选择素	分布	配体	功能
L-选择素(CD62L)	白细胞	CD15s(sLe^x),外周淋巴结 HEV 上的 CD34、GlyCAM-1	白细胞与内皮细胞黏附,参与炎症、淋巴细胞归巢到外周淋巴结和派尔集合淋巴结
P-选择素(CD62P)	血小板、巨核细胞、活化内皮细胞	CD15s(sLe^x)、CD15、PSGL-1	白细胞与内皮细胞黏附,参与炎症
E-选择素(CD62E)	活化内皮细胞	CD15s(sLe^x)、CLA、PS-GL-1、ESL-1	白细胞与内皮细胞黏附,参与炎症

注:
CLA:皮肤淋巴细胞相关抗原(cutaneous lymphocyte-associated antigen);GlyCAM-1:糖基化依赖的细胞黏附分子-1(glycosylation-dependent cell adhesion molecule-1);ESL-1:E-选择素配体-1 蛋白(E-selectin glycoprotein ligand-1);PSGL-1:P-选择素糖蛋白配体-1(P-selectin glycoprotein ligand-1)。

二、黏附分子的生物学作用

黏附分子参与免疫应答、炎症反应和肿瘤转移等一系列重要的生理和病理过程。

1. **参与免疫细胞间的相互作用和细胞活化**　T 细胞-抗原提呈细胞、T 细胞-B 细胞、效应 CTL-靶细胞之间的相互作用都离不开黏附分子的参与。部分黏附分子还参与 T 细胞、B 细胞的活化和分化,例如 CD28 与 CD80/CD86、LFA-1(淋巴细胞功能相关抗原-1)与 ICAM-1(细胞间黏附分子-1)。

2. **参与炎症过程中白细胞迁出血管**　白细胞与血管内皮细胞黏附、穿越血管内皮细胞并向炎症部位渗出是炎症过程的重要特征之一。以中性粒细胞为例,在炎症发生初期,中性粒细胞通过表面唾液酸化的路易斯寡糖(sLe^x)与血管内皮细胞表面炎症介质所诱导表达的 E-选择素结合相互作用,可介导中性粒细胞沿血管壁滚动;继而中性粒细胞通过表面 IL-8 受体与血管内皮细胞表面膜型 IL-8 结合,而使中性粒细胞表面 LFA-1 和 Mac-1(巨噬细胞分化抗原-1)等整合素分子表达上调和活化,并与血管内皮细胞表面的 ICAM-1 结合使中性粒细胞与血管内皮细胞紧密黏附,进而穿越血管内皮到达炎症部位发挥作用(图 7-3)。

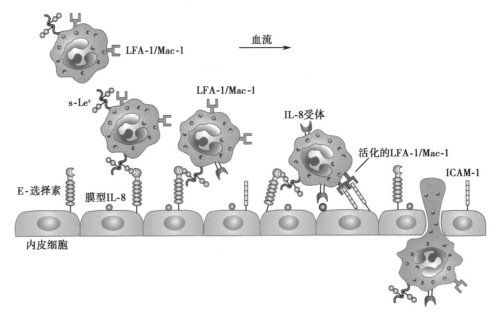

图 7-3　**黏附分子参与中性粒细胞迁出血管**
中性粒细胞通过表面 sLe^x 和 IL-8 受体与血管内皮细胞表面 E-选择素和膜型 IL-8 结合,使其表面 LFA-1 分子表达上调,并与内皮细胞表面的 ICAM-1 结合发生紧密黏附,进而穿越血管壁进入感染部位。LFA:淋巴细胞功能相关抗原;sLe^x:路易斯寡糖;Mac-1:巨噬细胞分化抗原-1。

3. **参与淋巴细胞归巢** 介导淋巴细胞归巢的黏附分子称为淋巴细胞归巢受体(lymphocyte homing receptor,LHR),主要包括L-选择素和LFA-1。淋巴细胞归巢受体识别的配体称为血管地址素,主要包括CD34、糖基化依赖的细胞黏附分子-1(GlyCAM-1)和ICAM-1,主要表达于血管(尤其是淋巴结高内皮小静脉)内皮细胞表面。淋巴细胞通过表面L-选择素与淋巴结高内皮小静脉表面CD34/GlyCAM-1结合,使其黏附于淋巴结高内皮小静脉管壁上;随后淋巴细胞通过表面趋化因子受体(CCR7)与内皮细胞表面趋化因子结合,使其表面LFA-1分子表达上调并活化,与内皮细胞表面ICAM-1结合发生紧密黏附,进而穿越血管内皮细胞进入淋巴结中(图7-4)。

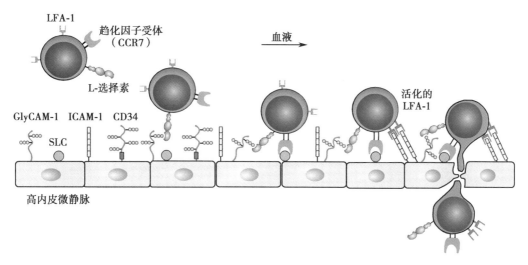

图7-4 **黏附分子参与淋巴细胞归巢**
淋巴细胞通过表面L-选择素和高内皮细胞表面CD34/GlyCAM-1、趋化因子受体(CCR7)与高内皮细胞的配体结合,诱导LFA-1分子表达上调,并与内皮细胞表面ICAM-1结合发生紧密黏附,进而穿越血管内皮细胞,进入淋巴结。GlyCAM-1:糖基化依赖的细胞黏附分子-1(glycosylation-dependent cell adhesion molecule-1);LFA-1:淋巴细胞功能相关抗-1;ICAM-1:细胞间黏附分子-1。

第三节 人白细胞分化抗原及其单克隆抗体的临床应用

白细胞分化抗原及其相应单克隆抗体已在临床免疫学诊断、预防和治疗中得到广泛应用。

1. **用于疾病的诊断** 用CD3、CD4、CD8单克隆抗体检测外周血T细胞CD3、CD4、CD8,可判断机体的细胞免疫功能状态。检测HIV感染病人外周血$CD4^+$T细胞绝对数,对于辅助诊断和判断HIV感染、艾滋病病情和药物疗效有重要参考价值。例如,正常人外周血$CD4^+$T细胞绝对数在500个/μl以上,当HIV感染病人$CD4^+$T细胞降至200个/μl以下时,则为疾病恶化的先兆。

2. **用于疾病的预防和治疗** 抗CD分子单克隆抗体不仅可用于疾病的诊断,也是防治某些疾病的重要手段。例如,抗CD3和抗CD25等单克隆抗体作为免疫抑制剂体内注射后,可与T细胞相应CD分子结合,通过活化补体,裂解T细胞,从而抑制机体细胞免疫应答,达到防治移植排斥反应的目的。

小 结

白细胞分化抗原和黏附分子是免疫细胞和血管内皮细胞表面重要的功能分子,其种类繁多、分布广泛,具有重要的生物学功能。黏附分子包括免疫球蛋白超家族、整合素家族、选择素家族等,广泛参与免疫应答、炎症反应、淋巴细胞归巢等生理和病理过程。白细胞分化抗原及其单克隆抗体在临床医学中得到广泛应用。

(马 群)

Note:

思 考 题

1. 简述白细胞分化抗原、CD 分子和黏附分子的基本概念。
2. 试述黏附分子的种类及其主要功能。
3. 列举说明 CD 分子及其单克隆抗体在基础研究和临床上的应用。

第八章

主要组织相容性复合体及其编码分子

08章 数字内容

知识目标

1. 掌握 MHC 的概念;经典 HLA Ⅰ类和Ⅱ类分子的编码基因;经典 HLA Ⅰ类和Ⅱ类分子的分布、结构和主要功能。

2. 熟悉 HLA 复合体的概念;HLA 与临床医学。

3. 了解免疫功能相关基因;HLA 复合体的遗传特点。

关键词

主要组织相容性复合体　人类白细胞抗原　经典 HLA Ⅰ类基因　经典 HLA Ⅱ类基因单体型遗传 HLA 多态性　连锁不平衡　经典 HLA Ⅰ类分子　经典 HLA Ⅱ类分子　MHC 限制性

导言

在人或同种不同品系动物个体间进行组织器官移植时,可因两者组织细胞表面同种异型抗原存在差异而发生排斥反应。这种代表个体特异性的引起移植排斥反应的同种异型抗原称为组织相容性抗原。组织相容性抗原包括多种复杂的抗原,其中能引起强烈而迅速排斥反应的抗原称为主要组织相容性抗原,其编码基因是一组紧密连锁的基因群,称为主要组织相容性复合体。掌握主要组织相容性复合体编码分子的结构、分布与功能,有助于理解抗原的提呈、适应性免疫应答及移植免疫的发生机制。

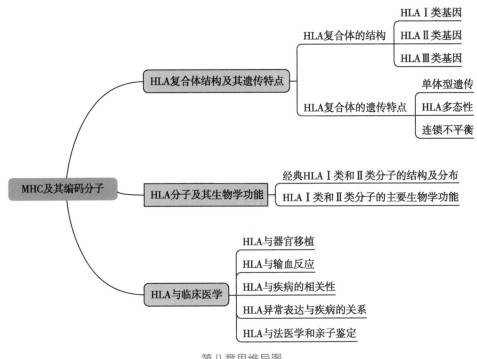

第八章思维导图

第一节　HLA 复合体结构及其遗传特点

主要组织相容性复合体(major histocompatibility complex,MHC)是一组与免疫应答密切相关、决定移植组织是否相容、紧密连锁的基因群。MHC 在哺乳动物中普遍存在,小鼠的 MHC 称为 H-2 基因复合体,位于小鼠第 17 号染色体。人的 MHC 称为人类白细胞抗原(human leucocyte antigen,HLA)基因复合体,简称 HLA 复合体,位于人第 6 号染色体短臂,全长 3 600kb,共有 224 个基因座位,其中 128 个基因座位上的基因为功能性基因。根据各位点基因及其编码产物结构和功能的不同,通常将 HLA 复合体分为三个区域,即 Ⅰ类基因区、Ⅱ类基因区和介于 Ⅰ类与 Ⅱ类基因区之间的Ⅲ类基因区(图 8-1)。

一、HLA 复合体的结构

（一）HLA Ⅰ类基因

1. **经典 HLA Ⅰ类基因**　经典 HLA Ⅰ类基因包括 HLA Ⅰ类基因区中的 A、B、C 三个基因座位(图 8-1),只编码经典 HLA Ⅰ类分子的重链,而编码经典 HLA Ⅰ类分子轻链的基因位于第 15 号染色体。

2. **非经典 HLA Ⅰ类基因**　非经典 HLA Ⅰ类基因包括 HLA Ⅰ类基因区中 E、F、G、H 等基因座位,为免疫功能相关基因;非经典 HLA Ⅰ类基因 E、G 编码分子参与对自然杀伤细胞的抑制调节(详见第九章)。

（二）HLA Ⅱ类基因

1. **经典 HLA Ⅱ类基因**　经典 HLA Ⅱ类基因包括 DP、DQ、DR 三个亚区,每个亚区又包含 A、B 两种功能基因座位(图 8-1),分别编码 HLA Ⅱ类分子的 α 链和 β 链。

2. **抗原加工相关基因**　介于 HLA-DP 与 DQ 亚区之间,包括 HLA-DM 基因、HLA-DO 基因、蛋白酶体 β 亚单位基因和抗原加工相关转运物基因,属于免疫功能相关基因,其编码产物参与抗原的加工提呈。

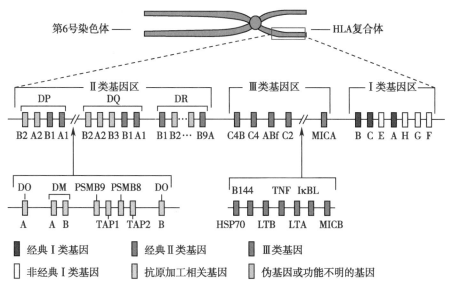

图 8-1 HLA 复合体基因结构示意图

HLA 复合体分为 I 类、II 类、III 类基因区。I 类基因中 A、B、C 基因为经典的 I 类基因,编码经典 HLA I 类分子的 α 链;II 类基因区中 DP、DQ、DR 三个亚区为经典的 II 类基因,编码经典 HLA II 类分子的 α 链和 β 链;III 类基因区位于 I 类与 II 类基因区之间。在 I 类、II 类、III 类基因区中还含有若干免疫功能相关基因及免疫无关基因。

(三)HLA III 类基因

HLA III 类基因为免疫功能相关基因区,包括血清补体成分编码基因、肿瘤坏死因子基因、热休克蛋白基因等,编码某些补体成分和炎症反应分子。

二、HLA 复合体的遗传特点

(一)单体型遗传

同一条染色体上 HLA 诸基因座位上等位基因的组合称为 HLA 单体型(haplotype)。单体型遗传是指同一染色体上等位基因极少发生同源染色体交换,通常 HLA 单体型作为一个完整的遗传单位由亲代传给子代,在亲代与子代之间通常只能有一个单体型相同。HLA 单体型遗传特性在器官移植供者选择和法医亲子鉴定中具有重要应用价值。

(二)HLA 多态性

HLA 多态性是指在一随机婚配群体中,染色体同一基因座位存在两种以上不同等位基因,可编码两种以上基因产物的现象。HLA 复合体是迄今已知人体最复杂的基因复合体,其多态性主要取决于经典 HLA 复合体等位基因数和共显性表达等遗传特性。

1. 复等位基因(multiple allele) 复等位基因是指在一个群体中,位于一对同源染色体对应基因座位上出现多个等位基因的遗传特征。对每一个体来说,只能具有其中的任何两个等位基因。HLA 复合体中每一个基因座位均存在为数众多的等位基因(表 8-1),是其具有高度多态性的主要原因。

表 8-1 HLA 复合体部分座位的等位基因数(截至 2020 年 9 月)

基因种类	经典 I 类基因			经典 II 类基因					
基因座位	A	B	C	DRA	DRB	DQA1	DQB1	DPA1	DPB1
基因数	6 291	7 562	6 223	29	3 536	264	1 930	216	1 654

2. 共显性(codominance) 共显性是指某些常染色体上的等位基因彼此间没有显性和隐性的区别,在杂合状态时两种基因均可同时表达产生相应基因产物的遗传方式。HLA 复合体中每一个

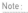

等位基因均为共显性,从而大大增加了人群中 HLA 表型的多样性。经典 HLA Ⅰ类和Ⅱ类各座位等位基因的共显性表达,使经典 HLA Ⅰ类和Ⅱ类分子呈多样性,赋予其结合各种抗原肽的功能。

HLA 多态性使群体或物种具有极大的应变能力,能够应对多变的环境条件及多种病原体等抗原性物质的入侵。

(三)连锁不平衡

连锁不平衡(linkage disequilibrium)是指分属于两个或两个以上基因座位的等位基因同时出现在一条染色体上的概率大于随机组合预期值的现象。例如,HLA-DRB1 * 0901 和 DQB1 * 0701 按随机组合,在理论上同时出现在一条染色体上的概率为 3.4%,但实际上两者同时出现的概率是 11.3%,为理论值的 3.3 倍。HLA 复合体连锁不平衡的遗传特性对种群基因结构进化溯源、抵抗特定疾病及寻找 HLA 相匹配的移植物具有重要意义。

第二节　HLA 分子及其生物学功能

一、经典 HLA Ⅰ类和 HLA Ⅱ类分子的结构及分布

(一)经典 HLA Ⅰ类分子的结构

经典 HLA Ⅰ类分子是由重链(α 链)和轻链(β_2 微球蛋白,β_2m)组成的异二聚体糖蛋白。α 链是 HLA Ⅰ类基因编码的多态性跨膜糖蛋白(45kD),由胞外区、跨膜区和胞质区组成,其胞外区含有 $\alpha1$、$\alpha2$ 和 $\alpha3$ 三个结构域。β_2m(12kD)与 α 链以非共价键相连共同组成 HLA Ⅰ类分子(图 8-2)。

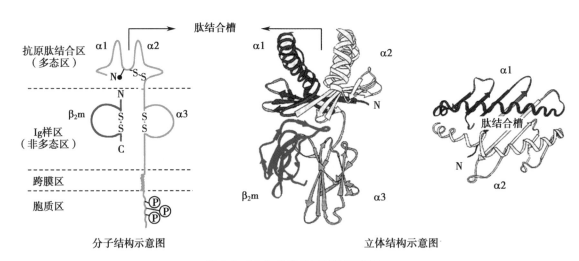

图 8-2　HLA Ⅰ类分子结构示意图

HLA Ⅰ类分子由 α 链和 β_2m 组成。胞外区 $\alpha1$ 和 $\alpha2$ 结构域构成抗原肽结合槽,凹槽由 $\alpha1$ 和 $\alpha2$ 各提供 1 条 α 螺旋和 4 条 β 片层组成,两端相对封闭,可容纳 8~10 个氨基酸残基组成的抗原肽;$\alpha3$ 结构域和 β_2m 构成 Ig 样区;α 链跨越细胞膜,其羧基末端伸入胞质区。

1. **抗原肽结合区**　抗原肽结合区位于 α 链的氨基端(N 端),由 $\alpha1$ 和 $\alpha2$ 结构域组成抗原肽结合槽,是经典 HLA Ⅰ类分子与内源性抗原肽结合的区域;此抗原肽结合槽两端相对封闭,可容纳 8~10 个氨基酸残基组成的抗原肽。

2. **免疫球蛋白样区**　免疫球蛋白样区主要包括重链 $\alpha3$ 结构域和 β_2m,两者与免疫球蛋白恒定区结构域具有同源性,故称免疫球蛋白样区(Ig 样区)。$\alpha3$ 结构域是 CD8$^+$T 细胞表面 CD8 分子识别结合的部位;β_2m 与 $\alpha3$ 结构域结合有助于细胞膜上 HLA Ⅰ类分子的表达和结构的稳定。

3. **跨膜区和胞质区**　跨膜区含疏水性氨基酸残基,以 α 螺旋形式跨越脂质双层,并借此将 HLA

Ⅰ类分子锚定在细胞膜上。胞质区由 α 链羧基末端(C 端)约 30 个氨基酸残基组成,含有可磷酸化的氨基酸序列。

（二）经典 HLA Ⅱ类分子的结构

经典 HLA Ⅱ类分子是由 α 链(34kD)和 β 链(29kD)以非共价键结合组成的异二聚体糖蛋白。α 链和 β 链为跨膜蛋白,均由胞外区、跨膜区和胞质区三部分组成,其胞外区各含两个结构域,即 α1、α2 结构域和 β1、β2 结构域(图 8-3)。

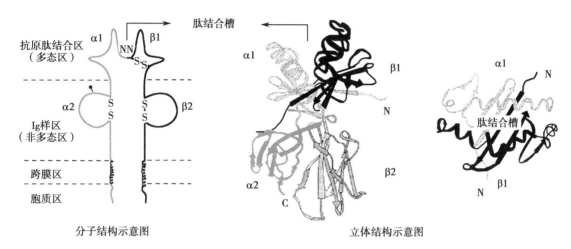

图 8-3　HLA Ⅱ类分子结构示意图

HLAⅡ类分子由 α 链和 β 链组成。胞外区 α1 和 β1 结构域构成抗原肽结合槽,凹槽由 α1 和 β1 各提供 1 条 α 螺旋和 4 条 β 片层组成,两端开放,可容纳 13~17 个氨基酸残基组成的抗原肽;α2 和 β2 结构域构成 Ig 样区;α 链和 β 链跨越细胞膜,其羧基末端伸入胞质区。

1. **抗原肽结合区**　抗原肽结合区位于 α 链和 β 链氨基端(N 端),由 α1 和 β1 结构域组成抗原肽结合槽,是经典 HLA Ⅱ类分子与外源性抗原肽结合的区域;此抗原肽结合槽两端开放,可容纳 13~17 个氨基酸残基组成的抗原肽。

2. **免疫球蛋白样区**　免疫球蛋白样区由 α2 和 β2 结构域组成,与免疫球蛋白恒定区结构域具有同源性,故称 Ig 样区。HLA Ⅱ类分子的 β2 结构域是 CD4⁺T 细胞表面 CD4 分子识别结合的部位。

3. **跨膜区和胞质区**　HLA Ⅱ类分子 α 链和 β 链跨膜区的氨基酸组成和功能与 HLA Ⅰ类分子的 α 链相似,而胞质区内氨基酸残基数明显少于 HLA Ⅰ类分子。

（三）HLA Ⅰ类和 HLA Ⅱ类分子的分布

经典 HLA Ⅰ类分子广泛分布于人体各种组织有核细胞表面。HLA Ⅱ类分子分布不够广泛,主要存在于专职抗原提呈细胞(树突状细胞、巨噬细胞和 B 细胞)、胸腺上皮细胞和活化的 T 细胞表面(表 8-2)。

表 8-2　HLA Ⅰ类和Ⅱ类分子的结构、组织分布和功能特点

HLA 分子类别及编码基因	分子结构	抗原肽结合结构域	组织分布	功能特点
Ⅰ类(经典 HLA Ⅰ类基因 A、B、C 及第 15 号染色体)	α 链和 β₂m	α1 和 α2	各种组织有核细胞表面	结合并提呈内源性抗原肽,供 CD8⁺T 细胞识别
Ⅱ类(经典 HLA Ⅱ类基因 DP、DQ、DR)	α 链和 β 链	α1 和 β1	专职抗原提呈细胞、胸腺上皮细胞和活化的 T 细胞表面	结合并提呈外源性抗原肽,供 CD4⁺T 细胞识别

Note:

MHC 分子与抗原肽的结合作用特点

有限的 MHC 分子可以结合多种氨基酸序列不同的抗原肽。MHC 分子的抗原结合槽与抗原肽结合并不像抗体与抗原结合那样高度互补，抗原结合槽中只要有两个或两个以上关键部位与抗原肽中特定的氨基酸残基相互结合，MHC 分子就可结合此抗原肽。MHC 分子抗原结合槽中两个或两个以上与抗原肽互补结合的关键部位，称锚定位；抗原肽中与该位置结合的氨基酸残基称为锚定残基。锚定位与锚定残基吻合度决定着 MHC 抗原结合槽与抗原肽的相互结合。

二、HLA Ⅰ类和 HLA Ⅱ类分子的主要生物学功能

（一）抗原提呈作用

结合并提呈抗原肽是经典 HLA Ⅰ类和 HLA Ⅱ类分子的主要生理功能之一。在抗原提呈细胞（APC）内，HLA Ⅰ/Ⅱ类分子通过其抗原肽结合槽分别与内源性抗原肽或外源性抗原肽结合，形成抗原肽-MHC Ⅰ/Ⅱ类分子复合物，经转运表达于 APC 表面，将抗原肽分别提呈给 CD8⁺T 细胞或 CD4⁺T 细胞，从而启动适应性免疫应答。

（二）制约免疫细胞间的相互作用——MHC 限制性

MHC 限制性（MHC restriction）是指 T 细胞通过其表面的抗原识别受体（TCR）对 APC 提呈的抗原肽-MHC Ⅰ/Ⅱ类分子复合物进行双识别，TCR 只能识别自身 MHC 分子提呈的抗原肽，不能识别非己 MHC 分子所提呈的抗原肽；另外，CD8⁺T 细胞只能识别自身 MHC Ⅰ类分子提呈的内源性抗原肽，CD4⁺T 细胞只能识别自身 MHC Ⅱ类分子提呈的外源性抗原肽。

（三）诱导胸腺前 T 细胞分化

前 T 细胞在胸腺分化发育中所获得的中枢免疫耐受性，与胸腺内树突状细胞（DC）表面 MHC Ⅰ/Ⅱ类分子提呈的自身抗原肽密切相关（详见第十章）。

（四）引发移植排斥反应

在同种异基因组织器官移植时，移植物组织细胞表面 HLA Ⅰ类和 HLA Ⅱ类分子可作为同种异型抗原，刺激机体产生相应效应 T 细胞（CD8⁺CTL/CD4⁺Th1）和特异性抗体。上述效应细胞和抗体与移植物细胞表面相应 HLA Ⅰ/Ⅱ类分子结合，可通过细胞毒等免疫效应而使移植物组织细胞遭到损伤，产生移植排斥反应。

第三节　HLA 与临床医学

一、HLA 与器官移植

同种异基因组织器官移植的成败主要取决于供者、受者间的组织相容性，其中 HLA 等位基因的匹配程度起关键作用。根据 HLA 复合体单体型遗传特点，父母与其子女间 HLA 单体型有 1 个是相同的，而同胞间出现 HLA 基因完全相同的概率有 25%，1 个单体型相同的概率有 50%。因此，器官移植时应首先从有亲缘关系的兄弟姐妹中寻找相同配型，以提高移植器官的存活率。在肾移植中，HLA 各位点基因相配合的重要性依次为 HLA-DR、HLA-B、HLA-A；而在骨髓移植中，只有供者、受者之间 HLA 单体型完全相同的情况下才容易获得成功。

二、HLA 与输血反应

临床多次接受输血的病人会发生非溶血性输血反应,病人主要出现发热、白细胞减少和荨麻疹等临床症状。此类输血反应主要与病人血液中出现抗供者白细胞、血小板表面 HLA 的特异性抗体有关。因此,对多次接受输血者应注意避免反复选择同一供血者的血液。

三、HLA 与疾病的相关性

HLA 等位基因是决定人体对疾病易感程度的重要基因。带有某些特定 HLA 等位基因或单体型的个体易患某一疾病(称为阳性关联),或对该疾病有较强的抵抗力(称为阴性关联),皆称为 HLA 和疾病关联。这一关联可通过对患病人群和健康人群做 HLA 分型后用统计学方法加以判别,典型例子是强直性脊柱炎(AS)。AS 病人中 HLA-B27 抗原阳性率高达 58%～97%,而在健康人群中 HLA-B27 仅为 1%～8%,由此确定 AS 与 HLA-B27 呈阳性关联。研究 HLA 与疾病相关性有助于对某种疾病的诊断、预测、分类和预后判断。

四、HLA 异常表达与疾病的关系

(一) HLA Ⅰ类分子异常表达

几乎所有有核细胞表面均表达 HLA Ⅰ类分子,但肿瘤细胞表面往往 HLA Ⅰ类分子表达减弱,甚至缺失,以致不能被 HLA Ⅰ类分子限制性 CD8$^+$T 细胞有效识别并结合,而得以逃逸免疫监视。促进肿瘤细胞表面 HLA Ⅰ类分子表达,可显著增强 CTL 的杀瘤效应。

(二) HLA Ⅱ类分子异常表达

在某些器官特异性自身免疫病的靶细胞,如毒性弥漫性甲状腺肿病人的甲状腺上皮细胞、原发性胆汁性肝硬化病人的胆管上皮细胞和 1 型糖尿病病人的胰岛 β 细胞,可异常表达 HLA Ⅱ类分子,它们能以组织特异性方式将自身抗原提呈给自身反应性 T 细胞使之活化,启动特异性自身免疫反应。活化的自身反应性 T 细胞又可通过分泌大量 IFN-γ,促进靶细胞表达 HLA Ⅱ类分子,从而加重和延续自身免疫反应,最终导致迁延不愈的自身组织损伤。

五、HLA 与法医学和亲子鉴定

HLA 复合体具有多基因性和高度多态性,在无血缘关系的人群中,HLA 复合体基因型完全相同的概率极其罕见,而且每个人所拥有的 HLA 复合体基因型终身不变,可以成为显示个体特异性的遗传标志。HLA 复合体为单体型遗传,子代 HLA 基因型是由双亲各一单体型组成,即亲代与子代之间必然有一个 HLA 单体型相同。HLA 复合体的这些遗传特性,有助于法医上的个体识别和亲子鉴定。

小　　结

主要组织相容性复合体是一组与免疫应答密切相关、决定移植组织是否相容、紧密连锁的基因群。人类 MHC 称 HLA 复合体,由 HLA Ⅰ类、Ⅱ类和Ⅲ类基因组成。经典 HLA Ⅰ类和Ⅱ类基因具有多基因性和高度多态性,其编码产物经典 HLA Ⅰ类和Ⅱ类分子能够提呈抗原肽供 T 细胞识别,具有启动适应性免疫应答、制约免疫细胞间的相互作用、诱导胸腺前 T 细胞发育分化等功能。HLA 与同种异体器官移植、疾病的发生等密切相关;HLA 复合体的遗传特性,有助于法医上的个体识别和亲子鉴定。

(李全海)

Note:

思　考　题

1. 简述经典 HLA Ⅰ类和Ⅱ类基因的组成。
2. 比较 HLA Ⅰ类和Ⅱ类分子在结构、组织分布和抗原提呈中的特点。
3. 简述经典 HLA 分子的主要生物学功能。

NURSING
第九章

固有免疫细胞

09章 数字内容

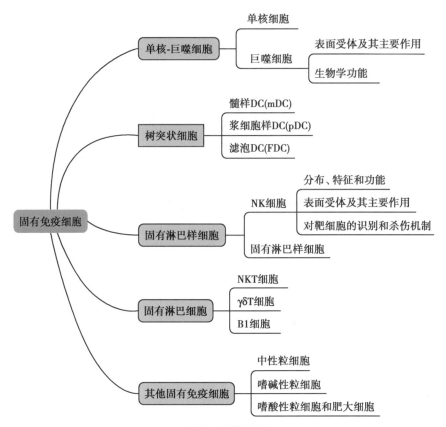

第九章思维导图

固有免疫细胞（innate immune cell）是固有免疫系统（innate immune system）的重要组成部分，主要包括单核-巨噬细胞、树突状细胞、固有淋巴样细胞（自然杀伤细胞、ILC1、ILC2、ILC3）、固有淋巴细胞（NKT 细胞、γδT 细胞、B1 细胞）、粒细胞（中性粒细胞、嗜碱性粒细胞、嗜酸性粒细胞）和肥大细胞等。固有免疫细胞对抗原性物质的识别及其活化引发的免疫应答与适应性免疫细胞不同，它们不表达特异性抗原识别受体，而是通过模式识别受体或有限多样性抗原识别受体对病原体及其感染细胞、衰老损伤或畸变细胞表面病原相关分子或某些特定分子的识别，介导产生非特异性抗感染/抗肿瘤等免疫保护作用，同时参与适应性免疫应答的启动及其发生发展和效应过程。

第一节　单核-巨噬细胞

单核-巨噬细胞由骨髓粒细胞-巨噬细胞前体分化而成，包括血液中的单核细胞和组织器官中的巨噬细胞。

一、单核细胞

单核细胞（monocyte）占外周血细胞总数的 3%~8%。单核细胞具有吞噬功能，胞质富含吞噬泡和溶酶体颗粒，二者融合形成吞噬溶酶体后，可通过其内所含的过氧化物酶、酸性磷酸酶、酯酶和溶菌酶等酶类物质将吞噬的病原体杀伤消化。单核细胞在血液中仅停留 12~24h，随后迁移至全身各组织器官分化发育为巨噬细胞。

二、巨噬细胞

巨噬细胞（macrophage，Mφ）由定居和游走的两类细胞组成：定居在不同组织中的巨噬细胞有不

Note:

同的命名,如肝中的库普弗细胞、中枢神经系统中的小胶质细胞、骨组织中的破骨细胞等。游走的巨噬细胞广泛分布于结缔组织中,寿命较长(可存活数月),胞质内富含溶酶体颗粒及其相关的酶类物质,具有很强的变形运动及吞噬杀伤和清除病原体等抗原性物质的能力。Mφ 作为抗原提呈细胞,还具有摄取、加工提呈抗原引发适应性免疫应答的能力。

（一）巨噬细胞表面受体及其主要作用

巨噬细胞表面具有多种受体,包括模式识别受体、调理性受体和细胞因子受体等。

1. **模式识别受体（pattern recognition receptor，PRR）**　模式识别受体是指广泛存在于固有免疫细胞表面、胞内器室膜上和血液中的一类能够直接识别外来病原体及其产物,或体内衰老损伤和凋亡/坏死组织细胞及其产物中某些共有特定分子模式(病原体相关分子模式和损伤相关分子模式)的受体。Mφ 表面的 PRR 主要包括甘露糖受体(mannose receptor,MR)、清道夫受体(scavenger receptor,SR)和 Toll 样受体(Toll like receptor,TLR):其中 MR 可识别结合细菌和真菌表面的甘露糖和岩藻糖残基,介导 Mφ 对病原体的吞噬杀伤作用;SR 可通过对细菌脂多糖/脂磷壁酸及衰老/凋亡细胞表面磷脂酰丝氨酸的识别结合,介导 Mφ 有效吞噬杀伤、清除侵入体内的病原菌和体内衰老/凋亡细胞;TLR 种类较多,不同 TLR 所识别的分子模式有所不同,例如 TLR1:TLR2、TLR2:TLR6 异二聚体和 TLR4-MD2 同源二聚体可识别结合 G$^+$菌的肽聚糖/脂磷壁酸、细菌和支原体的脂蛋白/脂肽、真菌酵母多糖以及 G$^-$菌脂多糖。Mφ 通过表面 TLR 接受病原体相关分子模式刺激后可被激活,诱导 Mφ 活化产生黏附分子和炎性细胞因子。

2. **调理性受体**　调理性受体主要包括 IgG Fc 受体(FcγR)和补体 C3b/C4b 受体(C3bR/C4bR)。Mφ 可通过表面 FcγR 与抗体-病原体等抗原复合物或通过表面 C3bR/C4bR 与 C3b/C4b-病原体复合物结合方式,产生促进吞噬和活化效应的特异性或非特异性调理作用。

3. **趋化和活化相关的细胞因子受体**　单核细胞趋化蛋白-1 受体(MCP-1R)、巨噬细胞炎症蛋白-1α/β 受体(MIP-1α/βR)和 IFN-γR、GM-CSFR、TNF-αR 均为与趋化和活化相关的细胞因子受体。上述趋化/活化性细胞因子可将游走 Mφ 吸引募集到感染或炎症部位,使其活化,显著增强吞噬杀菌和分泌功能,有效发挥抗感染免疫作用。

4. **抗原加工提呈和共刺激分子**　Mφ 可通过表达 MHC Ⅱ/Ⅰ 类分子参与外源/内源性抗原的加工和提呈;可通过表达 CD80/CD86 和 CD40 等共刺激分子诱导 T 细胞产生共刺激信号。

（二）巨噬细胞的生物学功能

巨噬细胞具有吞噬杀菌、参与炎症反应、加工提呈抗原、参与和调节适应性免疫应答等多种功能。

1. **杀伤清除病原体**　Mφ 可通过以下两种途径杀伤破坏摄取的病原体:①氧依赖性杀菌系统:包括反应性氧中间物和反应性氮中间物杀菌系统,前者是指在吞噬作用激发下使细胞膜上还原型辅酶Ⅰ/Ⅱ及分子氧活化,生成超氧阴离子、游离羟基、过氧化氢和单肽氧产生杀菌作用的系统;后者是指Mφ 活化后产生的诱导型一氧化氮合酶,在还原型辅酶Ⅱ或四氢生物蝶呤存在条件下,催化 L-精氨酸与氧分子反应生成一氧化氮产生杀菌和细胞毒作用的系统。②氧非依赖性杀菌系统:包括胞内乳酸累积形成对病原体具有抑制和杀伤作用的酸性环境;溶酶体内溶菌酶破坏细菌胞壁肽聚糖产生的杀菌作用;α-防御素等抗菌肽对病原体的裂解破坏作用。③在吞噬溶酶体内蛋白酶、核酸酶、脂酶和磷酸酶等多种水解酶作用下,可将杀伤破坏的病原体进一步消化降解。

2. **杀伤胞内寄生菌和肿瘤等靶细胞**　Mφ 接受 Th 细胞反馈刺激或被细菌脂多糖、IFN-γ、GM-CSF 等细胞因子激活后,可有效杀伤胞内寄生菌和某些肿瘤细胞;也可通过抗体依赖细胞介导的细胞毒作用(ADCC)定向杀伤肿瘤和病毒感染的靶细胞。

3. **参与炎症反应**　感染部位产生的 MIP-1α/β、GM-CSF 和 IFN-γ 等细胞因子可募集和活化 Mφ;活化 Mφ 又可通过分泌 MCP-1、MIP-1α/β、IL-8 等趋化因子及 IL-1 等促炎细胞因子或其他炎性介质参与和促进炎症反应。

4. 加工提呈抗原启动适应性免疫应答　Mφ作为专职抗原提呈细胞(APC),可将摄入的外源性抗原加工处理为具有免疫原性的抗原肽,并以抗原肽-MHC Ⅱ类分子复合物的形式表达于细胞表面,供抗原特异性 CD4$^+$Th 细胞识别引发适应性免疫应答。

5. 免疫调节作用　活化 Mφ 可通过分泌 IL-12 促进 T 细胞增殖分化和增强 NK 细胞的杀伤活性;通过分泌 IL-10 使 APC 表面 MHC 分子和共刺激分子表达下调,对适应性免疫应答和 NK 细胞的杀伤活性产生抑制作用。

第二节　树突状细胞

树突状细胞(dendritic cell,DC)主要包括来源于骨髓共同髓样前体的髓样树突状细胞、共同淋巴样前体的浆细胞样树突状细胞和来源于间充质祖细胞的滤泡树突状细胞。髓样树突状细胞是体内诱导初始 T 细胞活化能力最强的抗原提呈细胞,也是引发适应性免疫应答的始动细胞。

一、髓样树突状细胞

髓样树突状细胞(myeloid dendritic cell,mDC)又称为经典树突状细胞(conventional dendritic cell,cDC),主要存在于淋巴组织、非淋巴样组织器官和血液。髓样树突状细胞包括未成熟树突状细胞和成熟树突状细胞,二者表面受体分子和功能有所不同。朗格汉斯细胞作为未成熟树突状细胞高表达模式识别受体(甘露糖受体、Toll 样受体)、调理性受体(FcγR,C3bR)和趋化性受体,而低表达 MHC Ⅰ/Ⅱ类分子和 B7 等共刺激分子,故能有效识别结合病原体等抗原性物质并具有较强的迁徙能力,但其提呈抗原启动适应性免疫应答能力低下。在皮肤或黏膜发生感染时,朗格汉斯细胞通过巨胞饮或受体介导等方式摄取病原体后,在局部炎性介质和趋化因子作用下活化并开始迁徙;当它们经血液或淋巴循环进入外周淋巴组织/器官后可发育成熟为并指状树突状细胞;此类成熟树突状细胞高表达 ICAM-1 等黏附分子及抗原肽-MHC 分子复合物和 B7 等共刺激分子,同时分泌对初始 T 细胞具有招募作用的树突状细胞来源的趋化因子(DC-CK1),故能有效募集/活化初始 T 细胞,启动和参与适应性免疫应答。

二、浆细胞样树突状细胞

浆细胞样树突状细胞(plasmacytoid dendritic cell,pDC)主要分布于骨髓、外周血和富含 T 细胞的淋巴组织和器官。pDC 低表达 Toll 样受体(TLR1、2)、调理性受体(FcγR、C3dR)、MHC Ⅱ类分子和 B7 等共刺激分子,故其摄取加工和提呈抗原能力低下;但其胞质内体膜上高表达 TLR7 和 TLR9,可接受病毒 ssRNA 或细菌非甲基化 CpG DNA 序列刺激而被活化,合成分泌大量 Ⅰ型干扰素(IFN-α/β),在机体抗病毒免疫应答中发挥重要作用。

三、滤泡树突状细胞

滤泡树突状细胞(follicular dendritic cell,FDC)主要定居于淋巴结、脾、黏膜相关淋巴组织等外周免疫器官初级淋巴滤泡内。FDC 不表达 MHC Ⅱ类分子和 B7 等共刺激分子,没有抗原加工提呈作用;但高表达 Toll 样受体(TLR2、4)、IgGFc 受体(FcγR)和补体 C3b/C3d 受体(CR1/CR2),可有效识别捕获细菌裂解产物(G$^+$菌肽聚糖、G$^-$菌脂多糖)、抗原-抗体复合物和抗原-抗体-补体复合物,并以免疫复合物包被小体形式长期滞留或浓缩于细胞表面供相应 B 细胞识别。FDC 被抗原或免疫复合物激活后,还可通过合成分泌 B 淋巴细胞趋化因子(BLC)而使表面具有相应受体(CXCR5)的 B 细胞趋化募集至 FDC 周围,参与或扩大适应性体液免疫应答。

Note:

树突状细胞的发现

1973 年,Ralph Steinman 在洛克菲勒大学从事 Mφ 的研究时观察到了一种从未被描述过的细胞。他对这种细胞的形态、数量和组织分布进行了细致的观察,并将这种细胞命名为树突状细胞(dendritic cell,DC),推测此类细胞可能与抗原提呈有关。随后的 10 年时间里,其他许多实验室也观察到 DC 的存在,并证实 DC 以未成熟或前体细胞形式广泛存在于各种组织和器官中。此类细胞体积较小,缺少伪足,表达较低水平的 MHC 分子及较高水平的 Fc 受体和补体受体,具有强烈的吞噬能力,像"哨兵"一样实时监视着入侵宿主的病原微生物。它们一旦发现病原微生物,即刻启动吞噬和加工程序,大量合成 MHC 分子,表达趋化因子受体,合成分泌不同类型的细胞因子;同时细胞启动成熟程序,体积增大,伸出伪足,迁移至引流淋巴结或脾发育分化为成熟 DC,激活初始 T 淋巴细胞启动适应性免疫应答。DC 的发现极大地丰富了人们对免疫学理论的认识,同时也为研制新型疫苗特别是肿瘤疫苗提供了新的切入点。为此,Ralph Steinman 于 2011 年获得诺贝尔生理学或医学奖。

第三节　固有淋巴样细胞

固有淋巴样细胞(innate lymphoid cell,ILC)来源于骨髓共同淋巴样前体,主要定居于皮肤、肝脏、小肠、肺和外周淋巴组织中的 ILC 不表达特异性抗原识别受体和共受体,但表达一系列与活化或抑制相关的受体,可被相应组织部位细胞产生的某些细胞因子激活,通过分泌不同类型细胞因子在调节炎症反应以及维持机体组织稳态中发挥重要作用。根据转录因子表达、细胞因子分泌以及生物学功能的不同可将固有淋巴样细胞分为三个亚群,即 ILC1、ILC2 和 ILC3。自然杀伤细胞也归属于固有淋巴样细胞。

一、自然杀伤细胞

自然杀伤细胞(natural killer,NK)来源于骨髓共同淋巴样前体细胞,是一类无需抗原预先致敏即可直接识别杀伤某些病毒感染或肿瘤等靶细胞的固有淋巴样细胞。

（一）NK 细胞的分布、特征和生物学功能

NK 细胞主要分布于血液、外周淋巴组织及肝、肺等脏器中,其相对特征性表面标志为 CD3⁻CD19⁻ CD56⁺CD16⁺。NK 细胞不表达特异性抗原识别受体(如 TCR/BCR),而表达包括活化性受体和抑制性受体在内的一系列调节性受体,并通过对机体"自身"与"非己"成分的识别选择性杀伤病毒感染或肿瘤等靶细胞。NK 细胞表面具有 IgG Fc 受体(FcγRⅢA/CD16),也可通过 ADCC 杀伤病毒感染和肿瘤靶细胞。此外,NK 细胞表面具有多种与其趋化和活化相关的细胞因子受体,可被招募到肿瘤和病毒感染部位对上述靶细胞产生细胞毒作用;NK 细胞亦可在 IFN-γ 和 IL-12 等细胞因子的作用下活化,通过合成分泌 IFN-γ 等细胞因子发挥抗感染和免疫调节作用。

（二）NK 细胞表面受体及其主要作用

NK 细胞表面具有两类功能截然不同的调节性受体:一类受体与靶细胞表面相应配体结合后可激发 NK 细胞产生杀伤作用,称为活化性杀伤细胞受体(activating killer cell receptor);另一类受体与靶细胞表面相应配体结合可抑制 NK 细胞的杀伤作用,称为抑制性杀伤细胞受体(inhibitory killer cell receptor)。

1. 识别 MHC Ⅰ类分子的调节性受体　NK 细胞表达多种以经典/非经典 MHC Ⅰ类分子为配体

Note:

的活化或抑制性受体,包括杀伤细胞免疫球蛋白样受体和杀伤细胞凝集素样受体两大家族。

（1）杀伤细胞免疫球蛋白样受体（killer immunoglobulin-like receptor,KIR）:KIR 是免疫球蛋白超家族成员,其胞外区含有 2 个或 3 个能与 MHC I 类分子结合的 Ig 样结构域,据此可将 KIR 分为 KIR2D 和 KIR3D 两个亚类;胞质区氨基酸序列较长的称为 KIR2DL 和 KIR3DL,其胞质区含免疫受体酪氨酸抑制基序（ITIM）可转导活化抑制信号,是 NK 细胞表面的抑制性受体;胞质区氨基酸序列较短的称为 KIR2DS 和 KIR3DS,其本身不具信号转导功能,但可通过跨膜区带正电荷氨基酸与跨膜区带负电荷氨基酸/胞质区含免疫受体酪氨酸活化基序（ITAM）的 DNAX 激活蛋白 12（DAP-12）同源二聚体非共价结合而获得转导活化信号的功能,因此是 NK 细胞表面的活化性受体（图 9-1）。

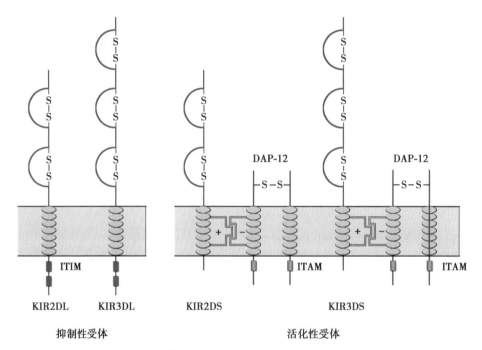

图 9-1　杀伤细胞免疫球蛋白样受体（KIR）家族中抑制性受体和活化性受体结构示意图
KIR 分为 KIR2D 和 KIR3D 两个亚类:其中 KIR2DL 和 KIR3DL 胞质区含免疫受体酪氨酸抑制基序（ITIM）可转导活化抑制信号,是 NK 细胞表面的抑制性受体;KIR2DS 和 KIR3DS 与 DNAX 激活蛋白 12（DAP-12）同源二聚体非共价结合可获得转导活化信号的功能,是 NK 细胞表面的活化性受体。ITAM:免疫受体酪氨酸活化基序。

（2）杀伤细胞凝集素样受体（killer lectin-like receptor,KLR）:KLR 是由 C 型凝集素家族成员 CD94 分别与 C 型凝集素自然杀伤细胞 2 组（natural killer group 2,NKG2）中的不同成员,通过二硫键共价结合组成的异二聚体。NKG2 中的 NKG2A 胞质区较长（含 ITIM 基序）,它们与 CD94 组成 CD94/NKG2A 异二聚体是 NK 细胞表面的抑制性受体;自然杀伤细胞 2 组（NKG2）中的 NKG2C 胞质区不含 ITAM,它们与 CD94 组成的 CD94/NKG2C 异二聚体本身没有信号转导功能,但上述异二聚体能与胞质区含 ITAM 的 DAP-12 同源二聚体非共价结合而获得转导活化信号的功能,因此是 NK 细胞表面的活化性受体（图 9-2）。

2. 识别非 MHC I 类配体分子的活化性杀伤受体　该类受体主要包括自然杀伤细胞 2 组成员 D（NKG2D）和自然细胞毒性受体,它们识别的配体通常是在某些肿瘤和病毒感染细胞表面异常或高表达,而在正常组织细胞表面缺失或表达低下的膜分子。NK 细胞通过此类活化性杀伤受体可选择性攻击杀伤某些肿瘤和病毒感染的靶细胞。

（1）NKG2D:NKG2D 是 NKG2 家族中唯一不与 CD94 结合而以同源二聚体形式表达的活化性受体。此类活化性受体胞质区不含 ITAM,但能与胞质区含有传递活化信号基序（$Y_{xx}M$）的 DNAX 激活蛋白 10（DAP-10）同源二聚体结合从而获得转导活化信号的功能（图 9-3）。MHC I 类链相关分子

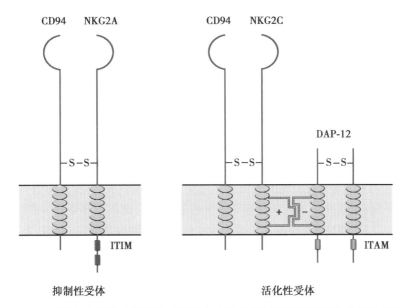

图 9-2　杀伤细胞凝集素样受体（KLR）家族中抑制性受体和活化性受体结构
示意图

CD94 与 NKG2A 结合组成的 CD94/NKG2A 异二聚体是 NK 细胞表面的抑制性受体；CD94/
NKG2C 与 DNAX 激活蛋白 12（DAP-12）同源二聚体非共价结合后可获得转导活化信号的
功能，它们是 NK 细胞表面的活化性受体。NKG2A：自然杀伤细胞 2 组成员 A；NKG2C：自
然杀伤细胞 2 组成员 C。

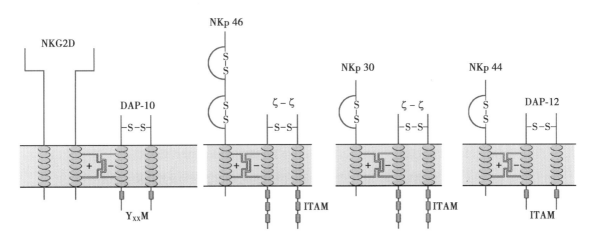

图 9-3　活化性受体 NKG2D 和 NCR 结构示意图

NKG2D 与 DAP-10 同源二聚体结合后可获得转导活化信号的能力，是 NK 细胞表面的活化性受体。NKp30 和 NKp46 与
CD3-$\zeta\zeta$ 同源二聚体非共价结合，NKp44 与 DAP-12 同源二聚体非共价结合后可获得转导活化信号的能力，它们均为 NK 细胞
表面的活化性受体。NKG2D：自然杀伤细胞 2 组成员 D；$Y_{xx}M$：活化信号基序；DAP-10：DNAX 激活蛋白 10；ITAM：免疫受体
酪氨酸活化基序。

（MICA 和 MICB）是人类 NKG2D 同源二聚体识别的配体。上述配体分子在乳腺癌、卵巢癌、结肠癌、
胃癌和肺癌等上皮肿瘤细胞表面异常或高表达，而在正常组织细胞表面缺失或表达低下，因此 NK 细
胞可通过 NKG2D 同源二聚体选择性杀伤上述肿瘤细胞。

　　（2）自然细胞毒性受体（natural cytotoxicity receptor，NCR）：NCR 是人类 NK 细胞表面的重要活化
性受体，主要包括 NKp30、NKp46 和 NKp44。NCR 中 NKp30 和 NKp46 表达于所有 NK 细胞表面；
NKp44 仅表达于活化 NK 细胞表面，是活化 NK 细胞的特征性标志。上述 NCR 家族成员胞质区均不
含 ITAM，其中 NKp30 和 NKp46 可通过跨膜区所带正电荷氨基酸与跨膜区带负电荷氨基酸、胞质区含
ITAM 的 CD3-$\zeta\zeta$ 同源二聚体非共价结合而获得转导活化信号的功能（图 9-3）；NKp44 可通过跨膜区所
带正电荷氨基酸与跨膜区带负电荷氨基酸/胞质区含 ITAM 的 DAP-12 同源二聚体非共价结合而获得

Note：

转导活化信号的功能(图 9-3)。NCR 所识别的配体尚未完全清楚,近来研究发现:①NKp30 可通过与人巨细胞病毒蛋白 pp65 结合,介导 NK 细胞对上述病毒感染细胞产生杀伤破坏作用;②NKp46 和 NKp44 可通过与流感病毒血凝素结合,介导 NK 细胞对上述病毒感染细胞产生杀伤破坏作用;③NKp30、NKp44 和 NKp46 均可通过对某些肿瘤细胞表面硫酸肝素的识别,介导 NK 细胞对相关肿瘤细胞产生细胞毒作用。

（三）NK 细胞对靶细胞的识别和杀伤机制

通常活化性受体和抑制性受体共表达于 NK 细胞表面,两者均可识别结合正常表达于自身组织细胞表面的 MHC Ⅰ类分子。在生理条件下,自身组织细胞正常表达 MHC Ⅰ类分子,NK 细胞可因表面抑制性受体的作用占主导地位而使其表面活化性受体的作用丧失,并由此导致 NK 细胞不能杀伤破坏自身正常组织细胞(图 9-4)。在病毒感染或细胞癌变时,可因病毒感染或肿瘤细胞表面 MHC Ⅰ类分子表达缺失或下调,而使 NK 细胞表面抑制性受体不能正常发挥作用;同时,上述靶细胞可因异常表达某些非 MHC Ⅰ类分子配体而被 NK 细胞表面 NKG2D 或 NCR 等活化性杀伤受体识别,从而导致 NK 细胞活化并通过释放穿孔素、颗粒酶、TNF-α 和表达凋亡相关分子配体(FasL)等作用方式,杀伤破坏病毒感染或肿瘤等靶细胞,产生抗病毒感染和抗肿瘤等免疫保护作用。

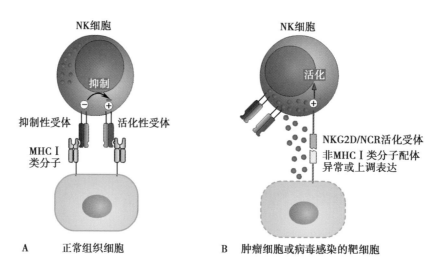

图 9-4　NK 细胞对正常组织细胞和肿瘤/病毒感染靶细胞的识别及其作用示意图
A. 自身组织细胞表面 MHC Ⅰ类分子正常表达,NK 细胞可因表面抑制性受体作用占优势而不能对自身正常组织细胞产生杀伤破坏作用;B. 肿瘤或病毒感染细胞表面 MHC Ⅰ类分子表达缺失或下调,NK 细胞可因表面 NKG2D/NCR 等活化性受体作用占优势,而对肿瘤或病毒感染靶细胞产生杀伤破坏作用。NKG2D:自然杀伤细胞 2 组成员 D。NCR:自然细胞毒性受体。

二、固有淋巴样细胞

1. **ILC1 亚群**　ILC1 亚群可通过表面活化相关受体接受巨噬细胞或经典 DC 产生的 IL-12 和 IL-18 刺激而被激活,并通过分泌 IFN-γ 介导产生抗胞内病原菌感染或抗病毒感染的免疫保护作用。

2. **ILC2 亚群**　ILC2 亚群可通过表面活化相关受体接受寄生虫感染或过敏性炎症部位上皮细胞分泌的 IL-25、IL-33、胸腺基质淋巴细胞生成素(thymic stromal lymphopoietin,TSLP)刺激而被激活,并通过分泌 IL-5、IL-13 等细胞因子介导黏膜免疫而产生抗寄生虫感染作用或参与过敏性炎症反应。

3. **ILC3 亚群**　ILC3 亚群可通过表面活化相关受体接受巨噬细胞或经典树突状细胞产生的 IL-1 和 IL-23 刺激而被激活,并通过分泌 IL-17 和 IL-22 募集中性粒细胞,构筑黏膜上皮物理/化学屏障,产生抗胞外细菌/真菌感染的免疫保护作用。固有淋巴样细胞亚群及其主要生物学功能见表 9-1。

Note:

表 9-1　固有淋巴样细胞亚群的主要生物学功能

固有淋巴样细胞亚群	激活因子	效应分子	生物学功能
NK 细胞	IL-12	IFN-γ、穿孔素、颗粒酶	抗病毒免疫 抗胞内病原菌感染
ILC1	IL-12	IFN-γ	抗胞内病原菌感染
ILC2	IL-25、IL-33、TSLP	IL-5、IL-13	抗寄生虫感染 参与过敏性炎症反应
ILC3	IL-23	IL-22、IL-17	抗胞外细菌和真菌感染

第四节　固有淋巴细胞

固有淋巴细胞(innate-like lymphocyte,ILL)英文直译应为固有样淋巴细胞,为避免与固有淋巴样细胞混淆,同时根据此类细胞表面标志和功能特性将其简称为固有淋巴细胞。固有淋巴细胞是兼具适应性免疫细胞和固有免疫细胞某些特征的淋巴细胞,包括自然杀伤 T 细胞(natural killer T cell, NKT)、γδT 细胞(γδT cell)和 B1 细胞(B1 cell)。固有淋巴细胞表面的抗原识别受体(TCR/BCR)仅由少数共有胚系基因片段重排后编码产生,为有限多样性抗原识别受体。固有淋巴细胞与适应性免疫细胞不同,它们可直接识别结合某些肿瘤或病原体感染靶细胞表面所共有的特定分子模式,并迅速活化产生免疫效应而不涉及克隆选择和扩增,通常也不会产生免疫记忆和发生再次应答。

一、NKT 细胞

NKT 细胞是一类既表达 NK 细胞表面标志 CD56,又表达 T 细胞表面标志 TCR-CD3 复合体的固有淋巴细胞。NKT 细胞主要在胸腺中发育成熟,也可通过非胸腺依赖途径在胚肝中发育成熟。NKT 细胞广泛分布于胸腺、肝、脾、淋巴结和外周血中,可通过表面 TCR 直接识别结合某些病原体感染和肿瘤靶细胞表面 CD1 分子提呈的糖脂类抗原,并迅速活化产生免疫效应;也可被 IL-12 或 IFN-γ 等细胞因子激活迅速产生免疫效应。活化 NKT 细胞介导产生的免疫效应主要包括:①通过分泌穿孔素、颗粒酶或表达 FasL 使病毒感染和肿瘤等靶细胞裂解破坏或发生凋亡;②通过分泌 IL-4 或 IFN-γ 等不同类型的细胞因子诱导初始 T 细胞向 Th2 或 Th1 细胞分化,参与适应性体液或细胞免疫应答。

二、γδT 细胞

γδT 细胞主要在胸腺中发育分化成熟,广泛分布于皮肤、肠道、呼吸道及泌尿生殖道等皮下和黏膜组织中。γδT 细胞表面抗原识别受体(TCR)由 γ 和 δ 两条肽链组成,它们不识别 MHC 分子提呈的抗原肽,可直接识别:①某些肿瘤细胞表面的 MICA 和 MICB 分子;②某些病毒蛋白或感染细胞表面的病毒蛋白;③感染细胞表达的热休克蛋白;④感染细胞表面 CD1 分子提呈的糖脂或磷脂类抗原等。γδT 细胞活化后可通过释放穿孔素、颗粒酶或表达 FasL 等方式杀伤被病毒感染的细胞和肿瘤靶细胞,还可分泌 IL-17、IFN-γ 和 TNF-α 等细胞因子介导炎症反应或参与免疫调节。

三、B1 细胞

B1 细胞主要分布于胸膜腔、腹膜腔和肠道固有层中,其分化发育与胚肝密切相关,也可由成人骨髓产生。B1 细胞是一类具有自我更新能力的 $CD5^+mIgM^+$ B 细胞,其表面 BCR 缺乏多样性,可直接识别结合某些病原体或变性自身成分所共有的抗原表位分子而迅速活化产生应答。B1 细胞识别的抗原主要包括:某些细菌表面共有的多糖类 TI 抗原,如细菌脂多糖、细菌荚膜多糖和葡聚糖等;某些变性的自身抗原,如变性 Ig 和变性单链 DNA。B1 细胞介导的体液免疫应答具有以下特点:①接受细菌

Note:

多糖或变性自身抗原刺激后,48h 内即可产生以 IgM 为主的低亲和力抗体,这对机体早期抗感染免疫和清除变性自身抗原具有重要作用;②增殖分化过程中一般不发生 Ig 类别转换;③不能产生免疫记忆和再次应答。

第五节   其他固有免疫细胞

骨髓粒细胞-巨噬细胞前体可分化为中性粒细胞、嗜酸性粒细胞、嗜碱性粒细胞、肥大细胞前体细胞和单核细胞。前三种细胞主要分布于血液和黏膜结缔组织中,因其胞质中富含特殊染色性质的细胞颗粒而被称为粒细胞,又因其具有不同的细胞核形态而被统称为多型核细胞。肥大细胞前体进入组织后可分化成熟为肥大细胞。

一、中性粒细胞

中性粒细胞(neutrophil)占外周血白细胞总数的 50%~70%,产生速率高(1×10^7 个/min),但存活期短(2~3d)。中性粒细胞胞质颗粒中含有髓过氧化物酶(myeloperoxidase,MPO)、酸性磷酸酶、溶菌酶、碱性磷酸酶和防御素等杀菌物质。中性粒细胞对病原体的杀伤作用与巨噬细胞大致相同,也是通过氧依赖和氧非依赖杀伤系统共同完成的。两者杀菌系统的不同之处在于中性粒细胞内含有由 MPO 与过氧化氢和氯化物组成的具有强大杀菌作用的 MPO 杀菌系统,而巨噬细胞内不含上述杀菌系统。中性粒细胞表面具有多种功能不同的受体,如趋化性受体、模式识别受体和调理性受体等。在病原体感染部位产生的 IL-8、C5a 等趋化因子作用下,中性粒细胞可迅速穿越血管内皮细胞进入感染部位,通过表面模式识别受体对病原体的识别介导产生吞噬杀菌作用;通过表面 IgG Fc 受体和 C3b/C4b 受体介导的调理作用使其吞噬杀菌作用显著增强;此外,中性粒细胞还可通过抗体依赖细胞介导的细胞毒作用(ADCC)和补体依赖的细胞毒作用(complement dependent cytotoxicity,CDC),对某些病原体感染的组织细胞产生杀伤破坏作用。

二、嗜酸性粒细胞

嗜酸性粒细胞(eosinophil)占外周血白细胞总数的 0.5%~5%,其胞质颗粒内含主要碱性蛋白、阳离子蛋白、过氧化物酶和胶原酶等多种物质。嗜酸性粒细胞表面具有 CCR3、IL-5R 和血小板活化因子受体(PAFR)等多种与其趋化或活化相关的受体,在 Eotaxin 等趋化因子及 IL-5 和 PAF 等介质作用下,嗜酸性粒细胞被招募到寄生虫感染和过敏性炎症部位并迅速活化:①通过释放主要碱性蛋白和阳离子蛋白等物质对寄生虫产生毒杀作用;②通过合成分泌白三烯和 PAF 等炎性介质参与和促进过敏性炎症反应。

三、嗜碱性粒细胞和肥大细胞

1. **嗜碱性粒细胞(basophil)**   嗜碱性粒细胞占外周血白细胞总数的 0.5%~1%,其胞质颗粒内含有组胺和酶类物质等多种生物活性介质。嗜碱性粒细胞表面具有趋化因子受体 CCR1、2、3,可被 MIP-1α、RANTES 等趋化因子招募到 I 型超敏反应部位发挥作用。嗜碱性粒细胞表面具有高亲和力 IgE Fc 受体(FcεR I),变应原特异性 IgE 抗体与嗜碱性粒细胞表面 FcεR I 结合后可使其处于致敏状态。当变应原与致敏嗜碱性粒细胞表面特异性 IgE 抗体"桥联"结合后,可使其脱颗粒释放组胺和酶类物质,同时合成分泌白三烯、前列腺素 D_2、PAF 和细胞因子等生物活性介质引发 I 型超敏反应。

2. **肥大细胞(mast cell)**   肥大细胞主要分布于皮肤、呼吸道、胃肠道黏膜下结缔组织和血管壁周围结缔组织中,其胞质颗粒内含组胺和酶类物质,其中类胰蛋白酶(tryptase)是其特征性标志。肥大细胞表面具有 FcεR I 、过敏毒素 C3a/C5a 受体和趋化因子受体 CCR3,可被 C3a/C5a 和 Eotaxin 等招募到 I 型超敏反应部位发挥作用。肥大细胞通过表面 FcεR I 与变应原特异性 IgE 抗体结合致敏

Note:

后,可通过与嗜碱性粒细胞相似的作用方式活化、脱颗粒释放组胺和酶类物质,同时合成分泌白三烯等脂类介质和 TNF-α 等细胞因子引发 I 型超敏反应。

小　结

　　固有免疫细胞是机体执行固有免疫应答的重要组成部分。巨噬细胞表达多种模式识别受体及调理和趋化性受体,具有识别、吞噬杀伤病原体和抗原加工提呈作用;亦可通过分泌细胞因子和其他炎性介质发挥免疫调节作用或引发炎症反应。经典 DC 能诱导初始 T 细胞活化启动适应性免疫应答;浆细胞样 DC 可产生大量 I 型干扰素发挥抗病毒免疫作用。NK 细胞可通过表面活化性受体和抑制性受体对“自身”与“非己”成分的识别,选择性杀伤肿瘤和病毒感染等靶细胞。ILC1、ILC2、ILC3 等固有淋巴样细胞可被相应组织部位细胞产生的某些细胞因子激活,通过分泌不同类型的细胞因子在调节炎症反应和维持机体组织稳态中发挥重要作用。NKT 细胞、γδT 细胞和 B1 细胞是固有淋巴细胞,其中 NKT 细胞和 γδT 细胞可通过对病毒感染或肿瘤靶细胞表面某些共有特定表位的识别,介导产生细胞毒作用;B1 细胞可通过对某些病原体或变性自身成分所共有抗原表位分子的识别而被活化,迅速产生以 IgM 为主的体液免疫应答。中性粒细胞、嗜酸性粒细胞、嗜碱性粒细胞和肥大细胞是参与机体炎症或过敏性炎症反应的重要效应细胞。固有免疫细胞在适应性免疫应答的启动、发生发展和效应阶段也发挥重要作用。

（王　炜）

思　考　题

1. 简述巨噬细胞对病原微生物的识别及其主要生物学作用。
2. 试述树突状细胞的分类及主要生物学作用。
3. 试述 NK 细胞对正常组织细胞和肿瘤靶细胞的识别及作用机制。
4. 简述 NK T 细胞、γδT 细胞和 B1 细胞的分布、特征及主要生物学作用。

URSING

第十章

T淋巴细胞

10章 数字内容

学习目标

1. 掌握 T 细胞的重要表面分子及其作用。

2. 熟悉 T 细胞的分类及其功能。

3. 了解 T 细胞在胸腺中的分化发育。

关键词

T 细胞 阳性选择 阴性选择 T 细胞受体 共刺激分子 初始 T 细胞 效应 T 细胞
记忆 T 细胞 辅助性 T 细胞 细胞毒性 T 细胞 调节性 T 细胞

导言

T 淋巴细胞在胸腺中发育成熟,故称为胸腺依赖性淋巴细胞,简称 T 细胞。T 细胞占血液中淋巴细胞总数的 70%~80%,在淋巴结和脾脏中也大量存在。根据 T 细胞表面分子的组成和功能特征,可将 T 细胞分为不同亚群。各亚群执行不同的功能,分别参与细胞免疫应答、体液免疫应答和免疫应答的调节。本章主要介绍 T 细胞的发育分化、表面标志、亚群及其功能,这对进一步学习掌握适应性免疫应答的基本概念、发生规律和作用机制至关重要。

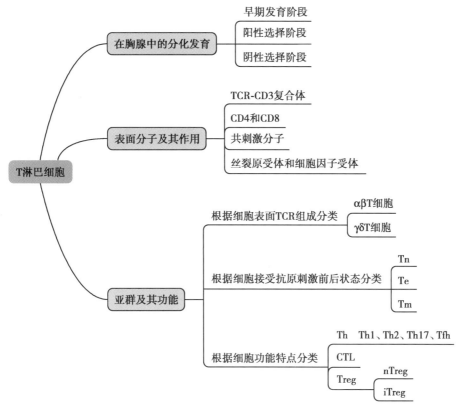

第十章思维导图

　　T 淋巴细胞(T lymphocyte)是参与和调节适应性免疫应答的免疫细胞,主要包括 CD4$^+$Th1 细胞、CD4$^+$Th2 细胞、CD4$^+$Th17 细胞、CD4$^+$Tfh 细胞、CD4$^+$Treg 细胞和 CD8$^+$CTL 等亚群。其中,CD4$^+$Th1 细胞和 CD8$^+$CTL 是执行适应性细胞免疫应答的淋巴细胞;CD4$^+$Th2 细胞、Tfh 细胞是参与适应性体液免疫应答的淋巴细胞;CD4$^+$Th17 细胞主要参与固有免疫和某些炎症的淋巴细胞;CD4$^+$Treg 细胞是负向调控适应性免疫应答的淋巴细胞。

第一节　T 细胞在胸腺中的分化发育

　　T 细胞起始于骨髓多能造血干细胞(hematopoietic stem cell,HSC),后者在骨髓中分化成淋巴样祖细胞(lymphoid progenitor cell)。淋巴样祖细胞可经血液循环进入胸腺,在胸腺中完成 T 细胞的发育,成为成熟 T 细胞,再随血液循环进入外周淋巴器官定居。在胸腺内处于不同分化阶段的 T 细胞称为胸腺细胞(thymocyte)。

　　正常机体的成熟 T 细胞既要对多样性的非己抗原发生免疫应答,又要对自身抗原发生免疫耐受。为达到此要求,在胸腺 T 细胞的发育过程中,首先要经历抗原识别受体(TCR)的基因重排,表达多样性的 TCR。T 细胞在胸腺中发育的最核心事件包括多样性 TCR 的表达、自身 MHC 限制性(阳性选择)以及自身免疫耐受(阴性选择)的形成(图 10-1)。

一、早期发育阶段

　　骨髓中淋巴样干细胞随血液进入胸腺后称为祖 T 细胞(Pro-T cell),此类早期胸腺细胞不表达 CD4 和 CD8 分子,故称 CD4$^-$CD8$^-$双阴性细胞(double negative cell),简称 DN 细胞;上述 DN 细胞也不表达 TCR,又称三阴性细胞(triple negative cell)。祖 T 细胞在胸腺微环境中胸腺激素和 IL-7 等细胞因子作用下,首先增殖分化为前 T 细胞(Pre-T),其 TCRβ 链基因发生重排而表达 β 链,并与一条称之为

Note:

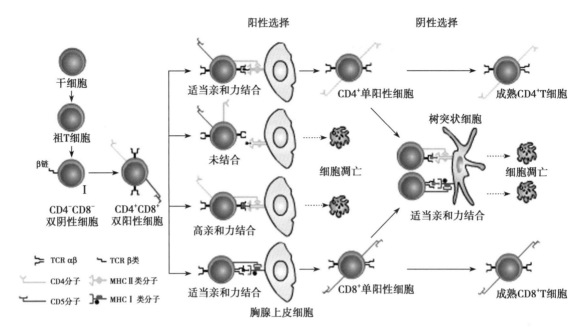

图 10-1　T 细胞在胸腺内阳性和阴性选择示意图

早期发育阶段:双阴性细胞(DN 细胞)首先增殖分化为 CD4⁺CD8⁺ 前 T 细胞,进而分化发育为表达功能性 TCR 的双阳性细胞(DP 细胞);阳性选择阶段:能与胸腺上皮细胞表面自身抗原肽-MHC Ⅱ/Ⅰ类分子复合物适当亲和力结合的 DP 细胞,可分化发育为单阳性细胞(SP 细胞);而未结合或高亲和力结合的 DP 细胞则发生凋亡;阴性选择阶段:高亲和力结合自身抗原肽-MHC 复合物的 SP 细胞发生凋亡,低亲和力或不结合者分化成熟。

前 T 细胞 α 链的替代链(pTα)共同配对组成前 T 细胞受体(TCR pTα:β)。在 IL-7 细胞因子诱导下,前 T 细胞增殖活跃,并表达 CD4 和 CD8 分子,成为双阳性细胞(double positive cell),简称 DP 细胞。后者停止增殖,其 TCRα 链基因重排而表达 α 链,并与 β 链组装成具有抗原识别功能的 TCR(即 TCRαβ)。成功表达 TCR 的细胞即为未成熟 T 细胞,即表达 TCRαβ-CD3 复合体的 CD4⁺CD8⁺ 双阳性未成熟 T 细胞。

二、阳性选择阶段

双阳性未成熟 T 细胞(DP 细胞)表面 CD4 和 CD8 分子是识别结合 MHC Ⅱ类和Ⅰ类分子的受体。在胸腺皮质区,DP 细胞通过其表面 TCR 和 CD4/CD8 分子分别与胸腺上皮细胞表面自身抗原肽-MHC Ⅱ/Ⅰ类分子复合物相互作用后,能以适当亲和力结合(阳性)的 DP 细胞成活并获得 MHC 限制性,进而分化发育为高表达 TCR-CD3 复合物的 CD4⁺ 或 CD8⁺ 未成熟 T 细胞,简称单阳性细胞(single positive cell),即 SP 细胞;而以高亲和力结合或未能与胸腺上皮细胞表面自身抗原肽-MHC Ⅱ/Ⅰ类分子复合物结合的 DP 细胞则发生凋亡,此即 T 细胞的阳性选择(positive selection)。阳性选择的意义:①获得 MHC 限制性;②DP 细胞分化为 SP 细胞。

三、阴性选择阶段

经过阳性选择的 SP 细胞迁移至胸腺皮-髓质交界处,与胸腺树突状细胞、巨噬细胞相遇。SP 细胞通过其表面 TCR 和 CD4/CD8 分子与胸腺树突状细胞或巨噬细胞表面的自身抗原肽-MHC Ⅱ/Ⅰ类分子复合物相互作用。其中,以高亲和力结合的 SP 细胞被诱导发生凋亡;而那些以低亲和力或未能与自身抗原肽-MHC Ⅱ/Ⅰ类分子复合物结合的 SP 细胞则得以存活,并进一步分化发育为具有免疫活性的成熟 CD4⁺ T 细胞或 CD8⁺ T 细胞,此即 T 细胞的阴性选择(negative selection)。阴性选择的意义在于清除自身反应性 T 细胞以维持自身免疫耐受。

上述成熟 CD4⁺T 细胞或 CD8⁺T 细胞进入胸腺髓质区,成为能特异性识别抗原肽-MHC Ⅱ类分子复合物或抗原肽-MHC Ⅰ类分子复合物,并具有 MHC 限制性的成熟 T 细胞,迁出胸腺,进入外周免疫器官。

第二节　T 细胞表面分子及其作用

T 细胞表面具有许多重要的膜分子,它们参与 T 细胞识别抗原、活化、增殖、分化,以及效应功能的发挥。

一、TCR-CD3 复合体

T 细胞受体(T cell receptor,TCR)是 T 细胞表面特异性识别抗原的受体,也是所有成熟 T 细胞的特征性表面标志。TCR 与 CD3 以 TCR-CD3 复合体形式表达于 T 细胞表面,是 T 细胞特异性识别抗原和传递细胞活化信号的基本结构(图 10-2)。

1. TCR 的结构和功能　TCR 是由两条不同肽链构成的 TCRαβ 或 TCRγδ 异二聚体;表达相应 TCR 的 T 细胞分别称为 αβT 细胞和 γδT 细胞。TCR 异二聚体由胞外、跨膜和胞内区三部分组成(图 10-2):TCR 胞外区有两个结构域,即靠近氨基端的可变区(V 区)和靠近细胞膜的恒定区(C 区),可变区内的 3 个互补决定区(CDR1、CDR2 和 CDR3)是 TCR 特异性识别结合抗原肽-MHC 复合物的功能区;TCR 跨膜区具有带正电荷的氨基酸残基,借此能与跨膜区带负电荷氨基酸残基的 CD3 分子非共价连接,组成 TCR-CD3 复合体;TCR 胞质区较短,没有传导细胞活化信号的功能,TCR 识别抗原所产生的活化信号由 CD3 分子传导至细胞内。

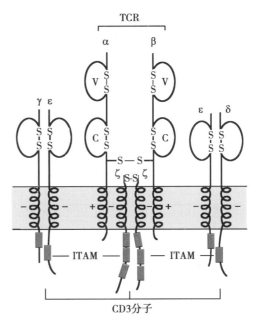

图 10-2　TCR-CD3 复合体示意图

TCRαβ 通过跨膜区所带正电荷氨基酸残基与 CD3 二聚体跨膜区所带负电荷氨基酸残基非共价结合组成 TCR-CD3 复合体分子;TCR 识别结合抗原后介导产生的活化第一信号通过 CD3 分子胞质区 ITAM 传递。ITAM:免疫受体酪氨酸活化基序。

2. CD3 分子的结构和功能　CD3 分子由 γ、δ、ε、ζ 和 η 五种肽链组成,其中 ε 链分别与 γ 链和 δ 链非共价结合组成 γε 和 δε 异二聚体,ζ 链既能以 ζζ 同源二聚体形式存在,又能以 ζη 异二聚体形式存在。CD3 分子由上述三对二聚体组成(图 10-2),其中每条肽链跨膜区均含有带负电荷的氨基酸残基(天冬氨酸),借此与 TCR 跨膜区带正电荷氨基酸残基形成离子键,组成 TCR-CD3 复合体。CD3 分子各条肽链的胞质区较长,均含有免疫受体酪氨酸活化基序(immunoreceptor tyrosine-based activation motif,ITAM)。ITAM 由 18 个氨基酸残基组成,TCR-CD3 复合体特异性结合抗原后,该序列中的酪氨酸残基(Y)被细胞内酪氨酸蛋白激酶磷酸化,由此引起信号转导的级联反应,导致 T 细胞活化。因此,CD3 分子的功能是转导 TCR 识别抗原所产生的活化信号,此即 T 细胞活化的第一信号。

二、CD4 和 CD8

CD4 分子和 CD8 分子分别是 CD4[+]T 细胞和 CD8[+]T 细胞的重要表面标志,也是 T 细胞 TCR 识别抗原的共受体(co-receptor),主要功能是辅助 TCR 识别抗原肽-MHC Ⅱ/Ⅰ类分子复合物和参与 T 细胞活化信号的传导。

CD4 为单链跨膜糖蛋白(分子量为 55kD),是识别结合 MHC Ⅱ类分子的受体。CD4 分子胞外区有 4 个 Ig 样结构域,其中远膜端的 2 个结构域能与 MHC Ⅱ类分子 β2 结构域结合;其胞质区与酪氨酸蛋白激酶 Lck 相连,参与胞内活化信号的转导(图 10-3)。CD4 分子也是人类免疫缺陷病毒(HIV)壳膜蛋白 gp120

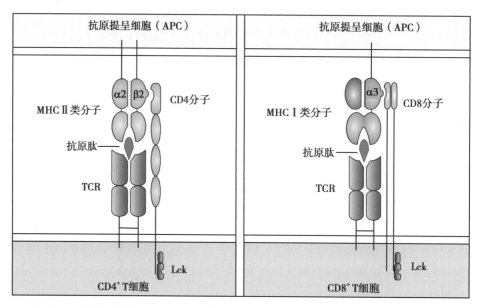

图 10-3　T 细胞受体（TCR）及其辅助受体 CD4/CD8 分子与相应配体结合示意图

T 细胞表面 CD4/CD8 分子可协助 TCR-CD3 复合体识别结合 APC 表面抗原肽-MHC Ⅱ/Ⅰ类分子复合物，参与和增强 T 细胞与 APC 之间的相互作用；CD4 分子识别 MHC Ⅱ类分子 β2 结构域，CD8 分子识别 MHC Ⅰ类分子 α3 结构域。Lck：淋巴细胞特异性酪氨酸蛋白激酶。

的受体，因此 HIV 可选择性感染 CD4⁺T 细胞或 CD4⁺巨噬细胞，引发获得性免疫缺陷综合征（AIDS）。

CD8 是由两条肽链（α 链和 β 链）通过二硫键连接组成的异二聚体跨膜糖蛋白，是识别结合 MHC Ⅰ类分子的受体。CD8 分子胞外区含有 1 个 Ig 样结构域，借此能与 MHC Ⅰ类分子 α 链的 α3 结构域结合；其胞质区也与酪氨酸蛋白激酶 Lck 相连，参与胞内活化信号的转导（图 10-3）。

CD4/CD8 分子分别与 MHC Ⅱ/Ⅰ类分子结合，从而增强了 CD4⁺T 细胞/CD8⁺T 细胞与 APC 的相互作用，并辅助 TCR 对抗原的识别。同时，CD4 和 CD8 分子胞质区与酪氨酸蛋白激酶 Lck 相连，导致 Lck 活化，从而催化 CD3 分子胞质区 ITAM 中酪氨酸残基的磷酸化，产生 T 细胞活化的第一信号，从而引发一系列信号转导分子的级联反应（图 10-4）。

三、共刺激分子

共刺激分子（co-stimulatory molecule，CM）是表达于抗原提呈细胞（APC）、T 细胞和 B 细胞表面参与树突状细胞-T 细胞、巨噬细胞-Th 细胞、B 细胞-Th 细胞间相互作用的一类黏附分子，介导产生活化 T 细胞和 B 细胞所需的第二信号（共刺激信号）（图 10-5）。根据功能可将其分为正性共刺激分子和负性共刺激分子（又称为共抑制分子）；根据分子结构将其分为免疫球蛋白超家族（IgSF）、肿瘤坏死因子超家族（TNFSF）和整合素家族。

T 细胞的正性共刺激分子主要包括：CD28 家族成员（CD28 和 ICOS）、CD2 和 ICAM 等，其分子结构属于 IgSF；CD28 家族的配体为 CD80、CD86、ICOSL、PD-L1 和 PD-L2 等。T 细胞表面的共抑制分子主要有 CTLA-4、PD-1，根据分子结构二者均属于 IgSF 成员，其配体分别为 CD80、CD86、ICOSL、PD-L1、PD-L2。

1. CD28　CD28 是由两条相同肽链组成的同源二聚体，表达于 90% CD4⁺T 细胞和 50% CD8⁺T 细胞表面。CD28 的配体是表达于 APC 表面的 CD80/CD86（B7-1/2）分子；其胞质区含有 ITAM，传递活化信号。T 细胞通过表面 CD28 分子与 APC 表面 CD80/86（B7-1/2）分子互补结合，可提供 T 细胞活化所需的第二信号（共刺激信号），与第一信号协同导致 T 细胞活化。

2. CTLA-4　细胞毒性 T 细胞抗原-4（cytotoxic T lymphocyte antigen-4，CTLA-4）主要表达于活化

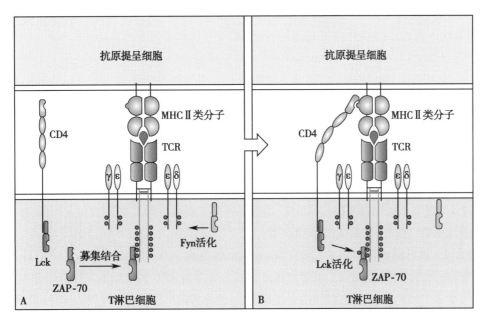

图 10-4　CD4 分子对 TCR-CD3 复合体信号转导的辅助作用示意图

A. TCR-CD3 复合体与抗原肽-MHC Ⅱ类分子复合物结合可使蛋白酪氨酸激酶(Fyn)活化,并由此导致 CD3 胞质区 ITAM 磷酸化后,招募 ZETA 相关蛋白-70(ZAP-70)并与之结合使其有限活化;B. CD4 与 MHC Ⅱ类分子 β2 结构域结合可使 Lck 活化,并由此导致与 CD3 胞质区 ITAM 结合的 ZAP-70 磷酸化,使其充分活化参与和促进 T 细胞活化第一信号的产生。Lck:淋巴细胞特异性酪氨酸蛋白激酶;ITAM:免疫受体酪氨酸活化基序;ZAP-70:ZETA 相关蛋白-70;TCR:T 细胞受体。

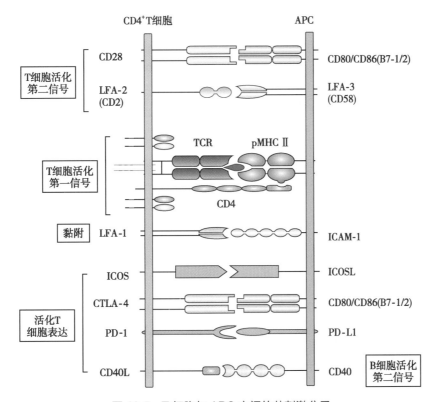

图 10-5　T 细胞与 APC 之间的共刺激分子

T 细胞表面 TCR 识别 APC 表面抗原肽-MHC Ⅱ类分子复合物,抗原刺激信号通过 CD3 分子传入细胞内,产生 T 细胞活化第一信号;T 细胞通过表面共刺激分子 CD28 与 APC 表面相应共刺激分子 CD80/CD86 结合,可诱导产生 T 细胞活化的第二信号。CD40 与 CD40L 结合可诱导产生 B 细胞活化的第二信号。PD-1:程序性死亡蛋白-1;PD-L1:程序性死亡蛋白配体-1;LFA-1:淋巴细胞功能相关抗原-1;LFA-2:淋巴细胞功能相关抗原-2;ICOS:诱导性共刺激分子;ICOSL:诱导性共刺激分子配体;CTLA-4:细胞毒性 T 细胞抗原-4;TCR:T 细胞受体;ICAM-1:细胞间黏附分子-1。

Note:

的T细胞和自然调节性T细胞(nTreg)表面,静息T细胞不表达。CTLA-4同源二聚体与CD28有一定的同源性,其配体与CD28相同,均为CD80/CD86(B7-1/2),且亲和力显著高于CD28。CTLA-4胞质区含有免疫受体酪氨酸抑制基序(immunoreceptor tyrosine-based inhibitory motif,ITIM),故传递细胞活化抑制信号,为活化抑制性膜分子。通常T细胞活化并发挥效应后才表达CTLA-4,其与APC表面CD80/CD86(B7-1/2)分子互补结合后,可抑制T细胞过度活化和增殖,对T细胞介导的免疫应答产生负向调节作用。

3. CD2 CD2又称为淋巴细胞功能相关抗原-2(lymphocyte function associated antigen-2,LFA-2),是单链糖蛋白。LFA-2(CD2)表达于95%成熟T细胞、50%~70%胸腺细胞和部分NK细胞表面,因其在体外能与绵羊红细胞结合又称绵羊红细胞受体(sheep red blood cell receptor,SRBCR)。T细胞通过表面LFA-2(CD2)与APC表面LFA-3(CD58)结合可增强T细胞与APC之间的相互作用,参与诱导和促进T细胞活化第二信号(共刺激信号)的产生。

4. LFA-1 淋巴细胞功能相关抗原-1(lymphocyte function associated antigen-1,LFA-1)主要表达于T细胞表面,为整合素家族成员。T细胞通过表面LFA-1与APC表面细胞间黏附分子-1/2(ICAM-1/2)结合可增强T细胞与APC之间的相互作用,参与诱导和促进T细胞活化第二信号(共刺激信号)的产生。

5. CD40L CD40配体(CD40 Ligand,CD40L)是表达于活化CD4$^+$T细胞和部分活化CD8$^+$T细胞表面的共刺激分子,为TNF超家族成员。活化T细胞:①通过表面CD40L与B细胞表面CD40分子结合,可诱导B细胞产生活化第二信号(共刺激信号);②通过表面CD40L与树突状细胞和巨噬细胞表面CD40分子结合相互作用,可诱导上述APC活化,使其表面B7等共刺激分子表达上调和分泌IL-12或IFN-γ等细胞因子。

6. ICOS 诱导性共刺激分子(inducible costimulator,ICOS)表达于活化T细胞表面,与APC表面相应配体ICOSL(B7RP-1)结合后,可诱导活化T细胞合成分泌细胞因子和促进T细胞增殖。

7. PD-1 程序性死亡蛋白-1(programmed death-1,PD-1)主要表达于活化T细胞表面,为CD28家族成员;PD-1胞外区结构域识别结合的配体PD-L1和PD-L2表达于多种细胞表面。活化T细胞通过表面的PD-1与相应配体结合,可产生活化抑制信号,阻止T细胞的增殖分化和细胞因子的合成分泌。

四、丝裂原受体和细胞因子受体

T细胞还表达多种丝裂原受体。丝裂原可非特异性直接诱导静息T细胞活化和增殖。植物血凝素(PHA)、刀豆蛋白A(Con A)是最常用的T细胞丝裂原,商陆丝裂原(PWM)除诱导T细胞活化外,还可诱导B细胞活化。在体外常用PHA刺激人外周血T细胞,观察其增殖分化程度用于检测机体细胞免疫功能状态,此即淋巴细胞转化试验。

T细胞还可表达多种与其活化、增殖、分化和迁移密切相关的细胞因子受体,如IL-1R、IL-2R、IL-4R、IL-6R、IL-7R、IL-12R、IFN-γR和趋化因子受体等。

第三节 T细胞亚群及其功能

T细胞是具有高度异质性的细胞群体,按照不同的分类方法,T细胞可分为若干亚群,各亚群之间相互调节,共同发挥其免疫学功能。

一、根据TCR组成分类

1. αβT细胞 αβT细胞是执行适应性免疫应答的T细胞,其表面TCR由α和β两条肽链组成,

Note:

具有高度多样性和对相应抗原识别结合的高度特异性。αβT 细胞(即通常所说的 T 细胞)主要分布于外周淋巴组织和血液中,包括 CD4⁺和 CD8⁺T 细胞。

2. **γδT 细胞** γδT 细胞是执行固有免疫应答的细胞,多为 CD4⁻CD8⁻双阴性 T 细胞(少数为 CD8⁺T 细胞);其表面 TCR 由 γ 和 δ 两条肽链组成,为有限多样性抗原识别受体。γδT 细胞主要分布于黏膜和皮下组织,可直接识别结合某些肿瘤和病毒感染细胞表面异常表达的膜分子或感染细胞表面 CD1 分子提呈的脂类抗原,并通过释放穿孔素、颗粒酶和表达 FasL 等作用方式杀伤肿瘤和病毒感染等靶细胞;还可通过合成分泌多种不同类型的细胞因子发挥免疫调节作用和介导炎症反应。αβT 细胞与 γδT 细胞主要特征及其分布和功能比较见表 10-1。

表 10-1 αβT 细胞与 γδT 细胞主要生物学特性及其分布和功能特征

项目	αβT 细胞	γδT 细胞
TCR 识别结合的抗原	由 α 和 β 链组成,具有高度多样性	由 γ 和 δ 链组成,较少多样性
	经典 MHC 分子提呈的线性多肽	肿瘤细胞表达的 MIC A/B 分子
	抗原肽-MHC Ⅱ类分子复合物	病毒感染细胞异常表达的膜分子
	抗原肽-MHC Ⅰ类分子复合物	CD1 分子提呈的脂类/磷酸化抗原
抗原识别特异性	高(单一特异性)	较低(泛特异性)
MHC 限制性	有	无
免疫记忆	有	无
主要分布	外周免疫器官 外周血比例高(占淋巴细胞的 60%~70%)	黏膜和皮下组织 外周血比例低(占淋巴细胞的 5%~15%)
主要功能	介导产生适应性细胞免疫应答,特异性杀伤肿瘤或病毒感染细胞;辅助 B 细胞产生适应性体液免疫应答;参与免疫应答的调节	对某些肿瘤细胞和病毒或胞内寄生菌感染的靶细胞具有泛特异性杀伤作用;参与免疫调节和介导炎症反应

二、根据细胞接受抗原刺激前后状态分类

1. **初始 T 细胞(naive T cell)** 初始 T 细胞是指从未接受过抗原刺激的成熟 T 细胞。该种 T 细胞表达 CD45RA 和高水平 L-选择素(CD62L)及其他黏附分子,参与淋巴细胞再循环。初始 T 细胞在外周免疫器官内接受树突状细胞提呈的抗原肽-MHC 分子复合物刺激而活化,并最终分化为效应 T 细胞和记忆 T 细胞。

2. **效应 T 细胞(effector T cell,Te)** 效应 T 细胞由初始 T 细胞或记忆 T 细胞接受抗原刺激后分化而来,不表达 CD45RA 和 L-选择素,而表达 CD45RO 和高水平 IL-2R,借此能与初始 T 细胞相区别。效应 T 细胞能向外周炎症部位或某些器官组织迁移,不参与淋巴细胞再循环。

3. **记忆 T 细胞(memory T cell,Tm)** 记忆 T 细胞是指接受相应抗原刺激后,在增殖分化过程中停止分化,成为静息状态的具有免疫记忆功能的长寿 T 细胞。记忆 T 细胞介导再次免疫应答,它们与相应抗原再次相遇后可迅速活化、增殖分化为效应 T 细胞和产生新的记忆 T 细胞。记忆 T 细胞参与淋巴细胞再循环,也能向外周炎症组织等部位迁徙。

Note:

三、根据细胞功能特点分类

1. 辅助性 T 细胞（helper T lymphocyte，Th）　Th 细胞是组成性表达 TCRαβ 和 CD4 分子的 T 细胞，即通常所说的 CD4+T 细胞。此类 T 细胞表面 TCR 识别抗原受 MHC Ⅱ 分子限制，即只能识别 APC 表面 MHC Ⅱ 分子提呈的抗原肽。Th 细胞主要包括 Th1、Th2、Th17、Tfh 细胞。CD4+ 初始 T 细胞接受抗原刺激后首先增殖分化为 Th0 细胞，Th0 细胞是 Th 细胞亚群共同的前提细胞，可表达多种不同类型的细胞因子受体；在局部微环境中相关细胞因子作用下，Th0 细胞可分化为如下 CD4+ Th 细胞亚群（图 10-6）。

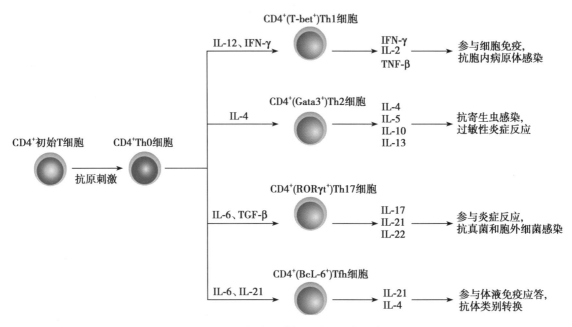

图 10-6　Th 细胞亚群的形成及功能示意图

在不同抗原刺激下，Th0 细胞接受不同类型细胞因子刺激后可增殖分化为 Th1、Th2、Th17、Tfh 细胞；上述各种 Th 细胞可通过合成分泌不同细胞因子，参与细胞免疫应答、体液免疫应答和炎症反应。

（1）Th1 细胞：Th0 细胞在 IL-12 和 IFN-γ 作用下，可分化为 Th1 细胞。Th1 细胞主要分泌 IFN-γ、IL-2 和 TNF-β 等细胞因子，参与细胞免疫应答和免疫调节，具有抗胞内病原体感染的免疫作用；也参与某些自身免疫性疾病，如类风湿关节炎的发生、发展和病理损伤过程。

（2）Th2 细胞：Th0 细胞在 IL-4 作用下，可分化为 Th2 细胞。Th2 细胞主要分泌 IL-4、IL-5、IL-10 和 IL-13 等细胞因子，参与体液免疫应答；同时可诱导 B 细胞增殖分化产生 IgE 类抗体，在抗寄生虫等胞外病原体感染中发挥重要作用；也参与过敏性哮喘等 Ⅰ 型超敏反应性疾病的发生发展和病理损伤过程。

（3）Th17 细胞：Th0 细胞在 IL-6 和 TGF-β 作用下，可分化为 Th17 细胞。Th17 细胞主要分泌 IL-17、IL-21 和 IL-22 等促炎细胞因子，具有抗真菌和抗胞外细菌感染的免疫作用；也参与某些炎症性疾病，如炎症性肠炎、银屑病的发生发展和病理损伤过程。

（4）Tfh 细胞：Tfh 细胞是位于外周免疫器官淋巴滤泡内的 Th 细胞亚群，即滤泡辅助性 T 细胞（follicular helper T cell，Tfh）。Th0 细胞在 IL-6 和 IL-21 作用下，可分化为 Tfh 细胞。Tfh 细胞高表达共刺激分子 CD40L 和 ICOS，能与 B 细胞表面 CD40 和 ICOSL 结合相互作用有效激活 B 细胞；并通过合成分泌 IL-21 和 IL-4 等细胞因子，促进 B 细胞增殖分化产生抗体和发生 Ig 类别转换。Tfh 细胞功能过高可诱导产生大量自身抗体，引发系统性红斑狼疮（SLE）等自身免疫病；功能过低则可引发以抗体缺失或低下为特征的免疫缺陷病。

Tfh 细胞

Tfh 细胞即 CD4$^+$ 滤泡辅助性 T 细胞(follicular helper T cell,Tfh),表型为 CXCR5$^+$ICOS$^+$CD40L$^+$,可分泌 IL-21、IL-4 和低水平 IFN-γ,是不同于 Th1、Th2、Th17 的一类 T 细胞亚群,因定居于淋巴滤泡而得名。Tfh 细胞近年来功能逐渐清晰,认为是辅助 B 细胞产生抗体的关键 T 细胞亚群。有关 Tfh 细胞的分化和效应机制已获得如下初步认识:①位于淋巴结副皮质区的 Th0 细胞经 DC 提呈抗原而分化为特异性效应 T 细胞(Th1/Th2/Th17 细胞),这些细胞表面 CXCR5 和诱导性共刺激分子(inducible costimulator,ICOS,即 CD278)表达上调;②活化的 Th1/Th2/Th17 细胞在淋巴滤泡所产生的 CXCL13(CXCR5 的配体)趋化下,移行至淋巴滤泡与副皮质区交界处,并与该处的 B 细胞通过 ICOSL/ICOS 途径相互作用,上调 Bcl-6 和 CD40L 表达,开始向 Tfh 细胞分化;③初步分化的 Tfh 细胞进入生发中心,其表面 ICOS 和 CD40L 可分别与生发中心内 B 细胞表面 ICOSL 和 CD40 相互作用,进而分化为成熟的 Tfh 细胞并分泌 IL-21,后者在诱导生发中心 B 细胞增殖、分化及抗体类别转换中起关键作用。Bcl-6 是调控 Tfh 细胞分化的关键转录因子。

2. **细胞毒性 T 细胞(cytotoxic T lymphocyte,CTL)**　CTL 是组成性表达 TCRαβ 和 CD8 分子的具有细胞毒作用的 T 细胞,即通常所说的 CD8$^+$T 细胞。此类 T 细胞表面 TCR 识别抗原受 MHC Ⅰ类分子限制,即只能识别结合 APC 或靶细胞表面 MHC Ⅰ类分子提呈的抗原肽。CTL 的主要作用是特异性杀伤某些肿瘤和病毒感染的靶细胞,它们通过表面 TCR-CD3 复合体和 CD8 分子与靶细胞表面相应抗原肽-MHC Ⅰ类分子复合物特异性结合后,通过与 NK 细胞相同的作用机制产生细胞毒作用(详见第十二章)。

3. **调节性 T 细胞(regulatory T cell,Treg)**　Treg 细胞是一类具有负向调节作用的 CD4$^+$T 细胞,包括自然调节性 T 细胞和诱导性调节 T 细胞。此类 T 细胞对抗原的识别具有特异性,但活化后对其他免疫细胞的抑制作用是非特异性的,且不受 MHC 限制。

(1) 自然调节性 T 细胞(natural regulatory T cell,nTreg):nTreg 是指在胸腺中分化发育而成,可组成性表达 CD4、CD25、CTLA-4 等膜分子和转录因子 FoxP3 的 CD4$^+$ CD25$^+$ FoxP3$^+$调节性 T 细胞。此类调节性 T 细胞占外周血 CD4$^+$ T 细胞总数的 5%~10%,其主要生物学功能是抑制自身反应性 T 细胞活化或过度活化,维持机体内环境稳定,发挥免疫自稳作用。

(2) 诱导性调节性 T 细胞(induced regulatory T cells,iTreg):iTreg 是指外周免疫器官和感染组织部位 CD4$^+$初始 T 细胞接受外来抗原刺激后,在某些抑制性细胞因子诱导下形成的对多种免疫细胞具有抑制作用的 CD4$^+$调节性 T 细胞。此类调节性 CD4$^+$T 细胞主要通过释放抑制性细胞因子对免疫细胞产生负向调节作用。

Treg 细胞与自身免疫病

目前,Treg 细胞过继转移疗法已进入治疗某些自身免疫病的临床试验阶段,主要实施办法是从病人体内分离出部分 Treg 细胞,经过体外活化和扩增,再回输病人体内。Marek-Trzonkowska 等近期的研究表明,给刚出现 1 型糖尿病的患儿过继自身来源的 Treg 细胞能够有效保护胰岛 β 细胞的功能,缓解 1 型糖尿病的发生。另外,对系统性红斑狼疮的研究指出,缺少 Treg 细胞的小鼠会出现以产生大量抗双链 DNA 抗体为特点的症状;系统性红斑狼疮病人体内的 Treg 细胞数量较健康人明显减少，缺乏正常免疫调节活性，并且更容易发生由凋亡相关分子(Fas)介导的凋亡；当体外扩增 SLE 病人的 Treg 细胞时，其免疫调节活性有所恢复，向病人回输后可以改善病情。

尽管 Treg 细胞免疫治疗在 1 型糖尿病、系统性红斑狼疮、重症肌无力等自身免疫病中取得了良好的免疫效果，但已有的研究表明 Treg 细胞免疫治疗在其他自身免疫病模型中的治疗效果尚不尽如人意。这种结果的差异可能与自身免疫病病人体内微环境不同密切相关。Treg 细胞与自身免疫病的关系有待进一步研究。

小　结

T 细胞在胸腺内发育成熟，分布于外周免疫器官或组织。T 细胞表面TCR-CD3 复合体是其特征性标志，也是与抗原提呈细胞的表面抗原肽-MHC 分子复合物特异性结合的受体；CD28、LFA-1/2、CD40L、ICOS 和 CTLA-4 是其表面重要的共刺激分子。根据 TCR 组成，可将 T 细胞分为 $\alpha\beta$T 细胞和 $\gamma\delta$T 细胞；根据抗原刺激前后状态，可将 T 细胞分为初始 T 细胞、效应 T 细胞和记忆 T 细胞；根据细胞功能特点可将 T 细胞分为 CD4$^+$Th 细胞、CD8$^+$CTL 和 CD4$^+$Treg 细胞。

（官　杰）

思　考　题

1. 试述 T 细胞在胸腺中的分化发育过程及意义。
2. 简述 T 细胞的重要表面分子及主要功能。
3. 列表比较 $\alpha\beta$T 细胞与 $\gamma\delta$T 细胞的主要生物学特性、分布和功能特征。
4. 画图演示 CD4$^+$Th 细胞亚群的形成及其分泌的细胞因子和主要生物学作用。

URSING

第十一章

B淋巴细胞

11章 数字内容

学习目标

1. 掌握 B 细胞的重要表面分子及其作用。

2. 熟悉 B 细胞亚群及其功能。

3. 了解 B 细胞在骨髓中的分化发育。

关键词

B 淋巴细胞　未成熟 B 细胞　成熟 B 细胞　记忆性 B 细胞　B 细胞受体

导言

B 淋巴细胞也是一类重要抗原特异性淋巴细胞,在适应性免疫应答中发挥作用。B 细胞能特异性识别抗原,最终分化为浆细胞而产生抗体,介导特异性体液免疫应答。本章主要介绍 B 淋巴细胞的发育分化、表面标志、亚群及其功能,这对进一步学习和掌握适应性免疫应答的发生规律和作用机制至关重要。

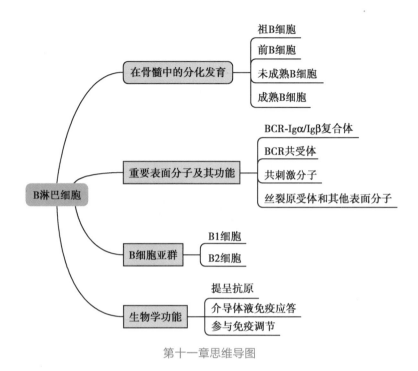

第十一章思维导图

　　B 淋巴细胞（B lymphocyte）是由人和哺乳动物骨髓中祖 B 细胞分化成熟而来,故称骨髓依赖性淋巴细胞（bone marrow dependent lymphocyte）,简称 B 细胞。根据分布、表面标志和功能特征可将 B 细胞分为 B1 和 B2 两个亚群：B1 细胞是执行固有免疫应答的细胞；B2 细胞主要执行适应性体液免疫应答,也是启动适应性体液免疫应答的专职抗原提呈细胞。

第一节　B 细胞在骨髓中的分化发育

　　人和哺乳动物的 B 细胞在骨髓中以抗原非依赖的方式发育成熟,经历了祖 B 细胞、前 B 细胞、未成熟 B 细胞和成熟 B 细胞四个阶段,在上述 B 细胞四个发育阶段 CD19 和 CD45R 表达贯穿始终（图 11-1）。

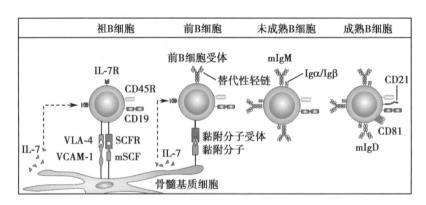

图 11-1　B 细胞在骨髓中的发育成熟示意图

B 细胞在骨髓中的发育不依赖抗原,经历了祖 B 细胞、前 B 细胞、未成熟 B 细胞和成熟 B 细胞四个阶段；成熟 B 细胞迁移至外周,接受抗原刺激后可介导产生体液免疫应答。

　　1. 祖 B 细胞（pro-B cell）　祖 B 细胞由骨髓淋巴干细胞衍生而来,其表面具有多种黏附分子、干细胞生长因子受体（SCF-R/CD117）和白细胞介素-7 受体（IL-7R）；开始表达 Igα/Igβ 异源二聚体、MHC Ⅱ类分子,而不表达 B 细胞抗原受体（BCR/mIgM）。在骨髓微环境中,祖 B 细胞通过表面迟现抗原-4（very late antigen-4,VLA-4）等黏附分子与骨髓基质细胞表面血管细胞黏附分子（vascular cell

adhesion molecule-1,VCAM-1)等相关黏附分子结合相互作用,并通过表面 SCF-R 和 IL-7R 接受骨髓基质细胞表面膜型 SCF(mSCF)及其分泌的 IL-7 刺激后,可分化发育为前 B 细胞。

2. **前 B 细胞（pre-B cell）** 前 B 细胞的胞质中出现 IgM 的重链分子即 μ 链,前 B 细胞的表面出现少数由 μ 链与替代性轻链组成的前 B 细胞受体,同时表达 MHC Ⅱ类分子。上述前 B 细胞受体没有抗原识别结合能力,而与前 B 细胞的进一步分化发育有关。

3. **未成熟 B 细胞（immature B cell）** 未成熟 B 细胞可表达功能性 B 细胞抗原受体(BCR),即由膜表面单体 IgM 与 Igα/Igβ 异二聚体非共价结合组成的 BCR-Igα/Igβ 复合受体。在此阶段未成熟 B 细胞接受相应抗原刺激后可发生凋亡,从而导致克隆清除(clone deletion),形成中枢免疫耐受。

4. **成熟 B 细胞（mature B cell）** 成熟 B 细胞同时表达 mIgM 和 mIgD(两者可变区完全相同),它们分别与 Igα/Igβ 异二聚体结合组成 BCR-Igα/Igβ 复合受体。成熟 B 细胞除表达 MHC Ⅱ类分子和 CD19 外,还表达 CD21(C3dR)、CD81 及某些丝裂原受体和细胞因子受体。

B 细胞在骨髓微环境诱导下,在尚未接受外来抗原刺激时发育为初始 B 细胞(naive B cell);离开骨髓进入外周免疫器官,接受外来相应的抗原刺激后,可活化、增殖、分化为浆细胞和记忆 B 细胞,产生适应性体液免疫应答。

第二节　B 细胞的重要表面分子及其功能

1. **BCR-Igα/Igβ 复合体** BCR-Igα/Igβ 复合体又称为 B 细胞受体(B cell receptor,BCR)复合物。BCR 复合物由识别和结合抗原的 mIg 和传递抗原刺激信号的 Igα/Igβ(CD79a/CD79b)异二聚体组成(图 11-2)。

（1）膜免疫球蛋白（membrane Ig,mIg）:mIg 是 B 细胞的特征性表面标志,是由两条相同的重链和两条相同的轻链通过链间二硫键相连组成的一个四肽链膜分子,以单体形式存在。其胞内区短小,没有传递细胞活化信号的作用。

（2）Igα/Igβ（CD79a 和 CD79b）:Igα/Igβ 是两条肽链通过链间二硫键连接组成的跨膜糖蛋白,其胞内区所含 ITAM 结构域具有传递细胞活化信号的功能。mIg 与 Igα/Igβ 异二聚体以非共价键结合组成的 BCR-Igα/Igβ 复合体表达于 B 细胞表面,可直接识别结合暴露于抗原分子表面的 B 细胞表位。当 B 细胞通过表面 BCR-Igα/Igβ 复合体识别相应抗原后可使 Igα/Igβ 异二聚体胞内区 ITAM 磷酸化,引发一系列激酶级联反应产生 B 细胞活化第一信号。

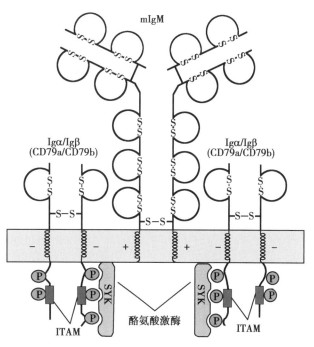

图 11-2　BCR-Igα/Igβ 符合受体分子示意图
B 细胞膜表面单体 IgM(mIgM)与 Igα/Igβ 异二聚体以非共价键结合组成 BCR-Igα/Igβ 复合体;BCR 识别结合抗原后介导产生的活化第一信号通过 Igα/Igβ 异二聚体胞质区 ITAM 传递。

2. **BCR 共受体** B 细胞表面的 CD19-CD21-CD81 复合物是 BCR 的共受体,能促进 BCR 对抗原的识别及 B 细胞的活化。其中 CD19 分子在 B 细胞谱系发育的各个阶段和活化 B 细胞表面均可表达,是 B 细胞特有的表面标志。BCR 共受体中的 CD21 分子是补体 C3 裂解产物 C3d 的受体(C3dR),又是 EB 病毒受体,与 EB 病毒选择性感染 B 细胞有关。病原体等抗原进入机体后可激活补体系统,并使补体裂解产物 C3d 与抗原结合形成抗原-C3d 复合物。BCR-Igα/Igβ 复合体及其共受体作用(图 11-3):

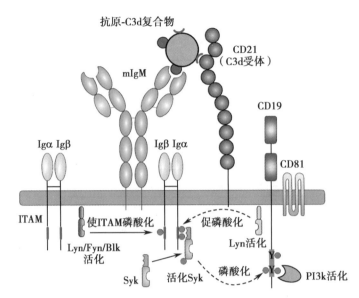

图 11-3 BCR 辅助受体及其作用示意图

B 细胞通过表面 BCR-Igα/Igβ 和 BCR 共受体与抗原-C3d 复合物交联结合后，产生的第一信号由 Igα/Igβ 胞质区的 ITAM 向细胞内传递。

（1）B 细胞通过表面 BCR-Igα/Igβ 复合体及其 BCR 共受体与抗原-C3d 复合物交联结合，可使其胞质区与 BCR 相关的蛋白酪氨酸激酶（Fyn/Lyn）活化，并由此导致 Igα/Igβ 异二聚体胞质区 ITAM 磷酸化。

（2）磷酸化 ITAM 可募集活化 Syk 蛋白激酶，后者可使 CD19 胞质功能区中的酪氨酸残基磷酸化，从而产生以下作用：①激活 Lyn 蛋白激酶，促进 Igα/Igβ 异二聚体胞质区 ITAM 磷酸化和 Syk 活化，进而使磷脂酰肌醇激酶 3（PI3k）活化；②活化 Syk 和 PI3k 协同作用对 B 细胞活化第一信号的产生起到促进和增强作用。在 BCR 共受体参与下，B 细胞对抗原刺激的敏感性可提高 1 000 倍。

3. 共刺激分子　B 细胞表面具有 CD40、CD80/CD86（B7-1/2）、CD54（ICAM-1）等多种共刺激分子，参与诱导 B 细胞或 T 细胞活化第二信号（共刺激信号）的产生。

（1）CD40：CD40 是成熟 B 细胞表面最重要的共刺激分子，属肿瘤坏死因子受体超家族成员。在第一信号活化基础上，通过表面 CD40 与活化 Th 细胞表面相应配体 CD40L 结合相互作用，可诱导产生 B 细胞活化第二信号（共刺激信号），导致 B 细胞活化。

（2）CD80/CD86：CD80/CD86 又称 B7-1/B7-2，在静息 B 细胞不表达或低表达。B 细胞作为专职 APC，在其通过表面抗原肽-MHC Ⅱ类分子复合物与 Th 细胞表面 TCR-CD3 复合体结合产生 T 细胞活化第一信号基础上，再通过表面 CD80/CD86（B7-1/2）分子和 ICAM-1 等共刺激分子与 Th 细胞表面 CD28 和淋巴细胞功能相关抗原-1（LFA-1）等共刺激分子结合相互作用，可诱导产生 T 细胞活化第二信号（共刺激信号）导致 T 细胞活化。

（3）ICAM-1：细胞间黏附分子-1（intercellular adhesion molecule-1，ICAM-1）是表达于 B 细胞表面的共刺激分子。它们与活化 Th 细胞表面相应配体 LFA-1 结合，参与诱导和促进 B 细胞活化第二信号（共刺激信号）的产生。

4. 丝裂原受体和其他表面分子　B 细胞可表达一系列丝裂原受体，还组成性表达与其加工提呈抗原相关的 MHC 分子，及与其活化、增殖、迁移相关的细胞因子受体。

（1）丝裂原受体：B 细胞表面具有脂多糖受体（LPS-R）、葡萄球菌 A 蛋白受体（SPA-R）和商陆丝裂原受体（PWM-R）。它们接受相应丝裂原刺激后发生非特异性有丝分裂使多克隆 B 细胞转化为淋巴母细胞。

（2）MHC 分子：B 细胞作为抗原提呈细胞，可将抗原加工降解产物以抗原肽-MHC Ⅱ类分子复合物的形式表达于细胞表面,供 Th 细胞识别结合。Th 细胞通过表面 TCR-CD3 复合体和 CD4 分子与 B 细胞表面相应抗原肽-MHC Ⅱ类分子复合物结合相互作用,可诱导产生 T 细胞活化第一信号。

(3)细胞因子受体:B 细胞可表达多种与其活化、增殖、迁移相关的细胞因子受体,如 IL-1R、IL-2R、IL-4R、IL-5R、IL-6R 和 IFN-R 等。不同分化阶段的 B 细胞通过上述相关细胞因子受体接受相应细胞因子刺激后可增殖分化为浆细胞,并通过合成分泌不同类型的抗体发挥免疫效应。

第三节 B 细胞亚群

根据 B 细胞发生、分布、表面标志和功能特征,可将其分为执行固有免疫应答的 B1 细胞和执行适应性体液免疫应答的 B2 细胞,即通常所说的 B 细胞。

1. B1 细胞 B1 细胞是具有自我更新能力的 B 细胞,主要分布于腹膜腔、胸膜腔和肠道固有层中,其表面 BCR 多样性较少,主要识别细菌多糖类 TI 抗原和某些变性自身抗原。B1 细胞产生抗体无需 Th 细胞协助;接受抗原刺激后 48h 即可产生相应低亲和力 IgM 类抗体;此类抗体可识别结合病原体表面共有多糖抗原表位,对多种病原体产生非特异性免疫作用。

2. B2 细胞 B2 细胞是执行适应性体液免疫应答的 B 细胞,由骨髓多能造血干细胞分化而成,没有自我更新能力。B2 细胞主要分布于外周免疫器官,在抗原刺激下和 Th 细胞的辅助下,B2 细胞最终分化为浆细胞,产生抗体,行使体液免疫功能。其 BCR 具有高度多样性,对相应抗原表位的识别具有高度特异性。B1 细胞和 B2 细胞发生、分布和功能特征比较见表 11-1。

表 11-1 B1 细胞和 B2 细胞的主要生物学特性和功能特征

项目	B1 细胞	B2 细胞
主要产生部位	胚肝	骨髓
更新方式	自我更新	骨髓产生
主要分布	胸膜腔、腹膜腔、肠道固有层	脾、淋巴结、黏膜相关淋巴组织
特异性	低(泛特异性)	高(单一特异性)
识别的抗原	多糖抗原为主	可溶性蛋白质抗原为主
抗体产生潜伏期	较短,抗原刺激后 48h 产生	较长,抗原刺激后 1~2 周产生
抗体类型	以 IgM 为主	以 IgG 为主
抗体亲和力	低亲和力抗体	高亲和力抗体
Ig 类别转换	无	有
免疫记忆	无	有

第四节 B 细胞的生物学功能

B 细胞的主要功能是抗原提呈,介导体液免疫应答,参与免疫调节。

1. 摄取加工提呈抗原引发适应性体液免疫应答 B 细胞作为专职 APC,可通过表面 BCR-Igα/Igβ 复合体直接识别结合进而摄取抗原,并将抗原加工产物以抗原肽-MHC Ⅱ类分子复合物形式转运到细胞表面,供抗原特异性 Th2/Tfh 细胞识别引发适应性体液免疫应答。

2. 合成分泌抗体介导产生体液免疫效应 B 细胞作为免疫应答细胞,接受相应抗原刺激后,在活化 Th2/Tfh 细胞协助下可增殖分化为浆细胞。在不同细胞因子作用下,浆细胞可产生不同类型的抗体发挥抗体的中和作用、激活补体、调理作用、抗体依赖细胞介导的细胞毒作用(ADCC)、参与Ⅰ型

Note:

超敏反应等生物学功能。

3. 免疫调节功能 B细胞可以通过分泌各种细胞因子(如IL-6、IL-10和TNF-α等),参与巨噬细胞、树突状细胞、NK细胞、T细胞的免疫功能调节。调节性B细胞(Breg)是一类新发现的具有免疫调节功能的B淋巴细胞,在维持免疫耐受和抑制有害免疫反应方面发挥着重要作用。

小 结

　　B细胞在骨髓内发育成熟,并分布于外周免疫器官或组织。B细胞表面BCR-Igα/Igβ复合体是其特征性标志,也是与抗原表面B细胞表位特异性结合的受体;CD40、CD80/CD86(B7-1/2)、ICAM-1是其表面重要的共刺激分子。B细胞分为B1细胞和B2细胞两个亚群,B2细胞即通常所指的B细胞,其主要功能是介导特异性的体液免疫、提呈抗原和免疫调节。

(王 利)

思 考 题

1. 简述B细胞的重要表面分子及其与功能的关系。
2. 列表比较B1细胞与B2细胞的主要生物学特性和功能特征。

URSING

第十二章

固有免疫应答

12章 数字内容

学习目标

1. 掌握固有免疫应答的概念和特点;固有免疫系统的组成。

2. 熟悉模式识别受体的概念及其识别的分子模式;固有免疫应答的生物学意义。

3. 了解固有免疫应答的作用时相。

关键词

固有免疫　固有免疫应答　组织屏障　模式识别受体　病原体相关分子模式

导言

固有免疫是生物体在长期种系进化过程中逐渐形成的一种天然免疫防御功能。固有免疫系统是机体执行固有免疫应答的物质基础,主要由组织屏障、固有免疫细胞和固有免疫分子组成。固有免疫应答是指固有免疫细胞和某些固有免疫分子在外来入侵病原体及体内衰老/损伤或畸变细胞等抗原性物质刺激下迅速活化,有效吞噬、杀伤、清除病原体或体内畸变肿瘤等靶细胞,产生非特异性免疫保护作用的过程。固有免疫细胞和分子在适应性免疫应答启动发生发展和效应阶段也发挥重要作用。

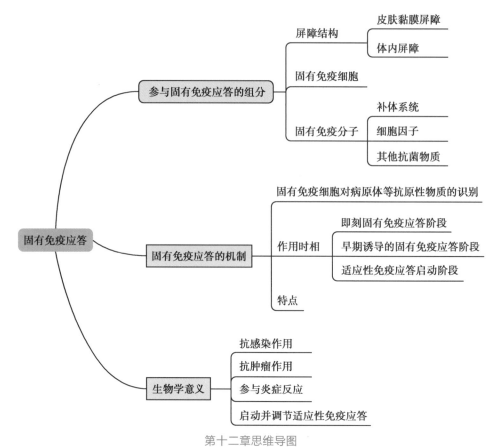

第十二章思维导图

固有免疫(innate immunity)是生物体在长期种系进化过程中逐渐形成的一种天然免疫防御功能，具有如下主要特征：①天生具有，可稳定遗传；②对各种病原体等非己抗原性物质均可产生防御作用，而不是针对某种特定病原体或抗原，故又称为非特异性免疫(non-specific immunity)。固有免疫是机体抵御病原体感染的重要防线，固有免疫细胞和分子在适应性免疫应答启动、发生发展和效应阶段也发挥重要作用。

第一节　参与固有免疫应答的组分

固有免疫系统(innate immune system)主要由屏障结构、固有免疫细胞和固有免疫分子组成。

一、屏障结构

（一）皮肤黏膜屏障

皮肤黏膜及其附属成分组成的物理、化学和微生物屏障是机体阻挡和抗御外来病原体入侵的第一道防线。

1. **物理屏障**　由上皮细胞组成的皮肤和黏膜组织具有机械屏障作用，可有效阻挡病原体侵入体内。呼吸道黏膜上皮细胞纤毛定向摆动及黏膜表面分泌液的冲洗作用，均有助于清除黏膜表面的病原体。

2. **化学屏障**　皮肤和黏膜分泌物中含多种杀菌或抑菌物质，如皮脂腺分泌物中的不饱和脂肪酸，汗液中的乳酸，胃液中的胃酸，及存在于多种分泌物中的溶菌酶和抗菌肽，共同形成抗御病原体感染的化学屏障。

3. **微生物屏障**　寄居在皮肤和黏膜表面的正常菌群，可通过竞争结合上皮细胞、竞争吸收营养物质和分泌杀菌或抑菌物质等方式抗御病原体感染。例如：唾液链球菌产生的过氧化氢可杀伤白喉杆菌和脑膜炎奈瑟菌;大肠埃希氏菌产生的细菌素对某些厌氧菌和 G^+ 菌具有抑制和杀伤作用。临床长期大量应用广谱抗生素可对正常菌群产生抑制和杀伤作用,从而导致耐药性葡萄球菌性肠炎、口腔或肺部白念珠菌感染。

（二）体内屏障

体内屏障是指体内器官、血液与组织细胞间进行物质交换所跨越的解剖结构,它们在抵御病原体入侵时发挥重要作用。

1. **血-脑屏障** 血-脑屏障是位于血液和脑组织之间的屏障,由软脑膜、脉络丛毛细血管壁和包裹于血管壁外的星形胶质细胞所形成的胶质膜共同组成。血-脑屏障结构致密,对血液中所含物质的通过具有选择性,即允许血液中的氧气、二氧化碳和血糖等小分子营养物质通过,而不允许血液中病原体和其他大分子物质进入脑组织或脑室。婴幼儿血-脑屏障发育不完全,易发生中枢神经系统感染。

2. **血-胎屏障** 血-胎屏障由母体子宫内膜的基蜕膜和胎儿绒毛膜滋养层细胞共同组成。血-胎屏障不影响母子间营养物质交换,但可防止母体内病原体等有害物质进入胎儿体内。妊娠早期（3个月内）血-胎屏障发育尚未完善,此时孕妇若感染风疹病毒或巨细胞病毒,可导致胎儿发育畸形、流产或死胎。

二、固有免疫细胞

固有免疫细胞（innate immune cell）是固有免疫系统的重要组成部分,主要包括单核-巨噬细胞、树突状细胞、固有淋巴样细胞（自然杀伤细胞、ILC1、ILC2、ILC3）、固有淋巴细胞（NKT 细胞、γδT 细胞、B1 细胞）、粒细胞（中性粒细胞、嗜碱性粒细胞、嗜酸性粒细胞）和肥大细胞等。它们在非特异性抗感染/抗肿瘤免疫中发挥重要作用,同时参与适应性免疫应答的全过程（详见第九章）。

三、固有免疫分子

（一）补体系统

补体系统是参与固有免疫应答的主要免疫效应分子,感染早期补体即可通过凝集素途径或旁路途径发挥溶菌作用。补体激活后产生的攻膜复合物,可使病原体或肿瘤等靶细胞溶解破坏;补体激活后可产生多种功能性裂解片段,其中 C3b/C4b 具有调理和免疫黏附作用,可促进吞噬细胞对病原体和抗原-抗体复合物的清除;C5a 具有趋化作用,可吸引中性粒细胞到达感染部位并使之活化,有效发挥抗感染免疫作用。

（二）细胞因子

细胞因子是参与固有免疫应答的重要效应和调节分子,例如:IFN-α/β 可诱导细胞产生抗病毒蛋白,抑制病毒复制或扩散;IFN-γ、IL-12 和 GM-CSF 可激活巨噬细胞和 NK 细胞,有效杀伤肿瘤和病毒感染的靶细胞;IL-1、IL-6 和 TNF-α/β 等促炎细胞因子和 IL-10、TGF-β 等抑制性细胞因子可调节炎症反应;IL-8、MCP-1 和 MIP-1α 等趋化因子可募集/活化吞噬细胞,增强机体的抗感染免疫应答能力;IFN-γ 或 IL-4 可分别诱导初始 T 细胞向 Th1 或 Th2 细胞分化,参与细胞或体液免疫应答。

（三）其他抗菌物质

1. **α-防御素（α-defensin）** α-防御素是存在于人和哺乳动物体内的一种阳离子抗菌肽（antibacterial peptide）,主要由中性粒细胞和小肠帕内特细胞产生。α-防御素作用机制简述如下:①能与病原体表面带负电荷成分如脂多糖、脂磷壁酸或病毒囊膜脂质结合形成跨膜离子通道使病原体裂解破坏;②可诱导病原体产生自溶酶或通过干扰病毒 DNA 或蛋白质合成产生抗病毒作用;③具有趋化和致炎作用,可促进和增强吞噬细胞对病原体的吞噬杀伤作用。

2. **溶菌酶（lysozyme）** 溶菌酶是体液、外分泌液和吞噬细胞溶酶体中的一种不耐热碱性蛋白质,能使 G^+ 菌细胞壁肽聚糖破坏导致细菌裂解死亡。

第二节　固有免疫应答的机制

固有免疫细胞与适应性免疫细胞不同,它们不表达特异性抗原识别受体,而是通过模式识别受体或有限多样性抗原识别受体对病原体及其感染细胞、衰老损伤细胞以及畸变细胞表面病原体相关分子模式或某些特定分子模式的识别,介导产生非特异性抗感染/抗肿瘤等免疫保护作用,同时参与适应性免疫应答的启动及其发生发展和效应过程。

一、固有免疫细胞对病原体等抗原性物质的识别

1. **模式识别受体(pattern recognition receptor,PRR)**　模式识别受体是指广泛存在于固有免疫细胞表面、胞内器室膜上和血液中的一类能够直接识别外来病原体及其产物,或体内衰老损伤和凋亡/坏死组织细胞及其产物中某些共有特定分子模式的受体。PRR 具有如下特征:①PRR 由胚系基因直接编码产生,故其多样性与适应性免疫细胞表面特异性抗原识别受体(TCR/BCR)相比显著减少;②PRR 非克隆表达,即同一类型细胞所表达的 PRR 具有相同的功能特性;③PRR 可直接识别结合病原体相关分子模式和损伤相关分子模式,介导固有免疫细胞迅速应答产生效应。

2. **模式识别受体的分类**　模式识别受体(PRR)可分为膜型 PRR 和分泌型 PRR 两种类型(表 12-1):膜型 PRR 主要包括甘露糖受体、清道夫受体和 Toll 样受体;分泌型 PRR 主要包括甘露糖结合凝集素(mannose-binding lectin,MBL)和 C 反应蛋白(C reactive protein,CRP)。

表 12-1　模式识别受体及其识别的病原体相关分子模式

模式识别受体(PRR)	病原体相关分子模式(PAMP)
膜型 PRR	
甘露糖受体(MR)	病原体表面甘露糖、岩藻糖残基
清道夫受体(SR)	G^+菌脂磷壁酸(LTA)、G^-菌脂多糖(LPS)
TLR2:TLR6 异二聚体	G^+菌肽聚糖(PGN)、LTA、真菌酵母多糖
TLR2:TLR1 异二聚体	分枝杆菌和支原体的脂蛋白/脂肽
TLR4 同源二聚体与 CD14	G^-菌 LPS
TLR5 同源二聚体	G^-菌鞭毛蛋白
TLR3 同源二聚体(胞内器室膜上)	病毒双链 RNA(dsRNA)
TLR7 和 TLR8 同源二聚体(胞内器室膜上)	病毒或非病毒性单链 RNA(ssRNA)
TLR9 同源二聚体(胞内器室膜上)	细菌或病毒非甲基化 CpG DNA 基序
分泌型 PRR	
甘露糖结合凝集素(MBL)	病原体表面的甘露糖、岩藻糖和 N-乙酰葡萄糖胺残基
C 反应蛋白(CRP)	细菌胞壁磷酰胆碱

(1)膜型 PRR 及其主要生物学功能:①甘露糖受体(mannose receptor,MR),主要表达于 DC 和巨噬细胞膜表面,可直接识别结合细菌/真菌细胞壁表面糖蛋白和糖脂分子末端的甘露糖或岩藻糖残基,并通过受体介导的内吞作用将病原体摄入胞内,有效杀伤清除和/或将病原体加工产物表达于细胞表面,供 T 细胞识别引发适应性免疫应答;②清道夫受体(scavenger receptor,SR),主要表达于巨噬细胞表面,可识别并与 G^-菌细胞壁成分脂多糖(LPS)、G^+菌细胞壁成分脂磷壁酸(LTA)及衰老/凋亡细胞表面成分磷脂酰丝氨酸结合,从而介导巨噬细胞有效吞噬、杀伤、清除侵入体内的病原菌及体内衰老/凋亡细胞;③Toll 样受体(Toll like receptor,TLR),主要包括表达于固有免疫细胞膜表面的

TLR1、2、4、5、6 和表达于内体或溶酶体膜上的 TLR3、7、8、9。上述 TLR 与相应配体即病原相关分子模式结合后可激活胞内 NF-κB 等信号通路,诱导产生黏附分子和炎性细胞因子。

(2) 分泌型 PRR 及其主要生物学功能:甘露糖结合凝集素(MBL)可识别并与病原体表面甘露糖或岩藻糖残基结合,从而激活补体凝集素途径介导产生溶菌和调理吞噬等作用。C 反应蛋白(CRP)可识别并与细菌胞壁磷酰胆碱结合,从而激活补体经典途径介导产生溶菌和调理吞噬等作用。

3. 模式识别受体识别的分子模式 病原体相关分子模式(pathogen associated molecular pattern, PAMP)和损伤相关分子模式(damage associated molecular pattern,DAMP)是 PRR 识别结合的配体分子。

(1) PAMP:是指某些病原体或其产物所共有的高度保守且对病原体生存和致病性不可或缺的某些特定分子结构,如 G⁻菌的 LPS 和鞭毛蛋白,G⁺菌的 LTA 和肽聚糖(PGN),病原体表面的甘露糖、岩藻糖或酵母多糖,病毒双链 RNA(dsRNA)和单链 RNA(ssRNA),细菌和病毒非甲基化 CpG DNA 基序等(表 12-1)。PAMP 广泛分布于病原体或其产物中而不存在于人体内,故可被体内免疫细胞视为非己外源性危险分子而将其从体内清除。

(2) DAMP:是体内受损或坏死组织细胞及某些活化免疫细胞产生的,可被 PRR 识别引起免疫应答的内源性危险分子。DAMP 主要包括 IL-1β、热休克蛋白、高迁移率组蛋白 B1、硫酸肝素和尿酸等。

二、固有免疫应答的作用时相

固有免疫应答(innate immune response)是指机体固有免疫细胞和分子在外来入侵病原体和体内衰老/损伤或畸变细胞等抗原性物质刺激下迅速活化,有效吞噬杀伤、清除病原体和体内抗原性物质产生非特异性免疫等保护作用的过程。固有免疫系统是机体执行固有免疫应答的物质基础。

1. 即刻固有免疫应答阶段 发生于感染后 4h 内,主要作用包括:①皮肤黏膜及其附属成分的屏障作用;②补体旁路和凝集素途径激活介导的抗感染免疫作用;③中性粒细胞募集活化及其对病原体的吞噬杀伤作用。中性粒细胞是机体抗胞外病原体感染的主要效应细胞,通常绝大多数病原体感染终止于此时相。即刻固有免疫应答阶段也是朗格汉斯细胞摄取病原体等抗原性物质,启动抗原加工和开始迁徙的阶段。

2. 早期固有免疫应答阶段 发生于感染后 4~96h,主要作用包括:①细菌 LPS 和感染部位组织细胞产生的 MIP-1α/β、IL-8 等趋化因子,可将周围组织中的 Mφ 和肥大细胞募集至炎症部位;②白三

烯和前列腺素 D_2 等炎性介质可使局部血管扩张通透性增强,有助于吞噬细胞进入感染部位;③IFN-γ 和 GM-CSF 可活化 Mφ,使之产生大量促炎细胞因子和其他炎性介质,进一步增强和扩大机体固有免疫应答;④IL-1、IL-6 和 TNF-α 可促进骨髓造血细胞分化并释放大量中性粒细胞入血,还能刺激肝细胞合成分泌一系列急性期蛋白,其中甘露糖结合凝集素能与某些病原体结合激活 MBL 途径产生抗感染免疫作用;⑤在趋化因子的作用下,NK 细胞、NKT 细胞和 γδT 细胞被募集到感染组织和肿瘤组织中,有效杀伤病原体及其感染的组织细胞或肿瘤细胞;⑥B1 细胞接受细菌多糖抗原刺激后,可在 48h 内产生以 IgM 为主的抗菌抗体,及时杀伤清除进入血液和组织中的病原体。

3. 适应性免疫应答启动阶段 发生于感染 96h 后,此时接受病原体等抗原性物质刺激的未成熟 DC,通过血液和淋巴液迁移至外周免疫器官发育成熟;此种成熟 DC 高表达病原体等非己抗原肽-MHC 分子复合物和 B7 等共刺激分子,可有效激活抗原特异性初始 T 细胞启动适应性细胞免疫应答。外周免疫器官中滤泡 DC 捕获病原体等抗原性物质后可将其滞留在细胞表面,供抗原特异性初始 B 细胞识别摄取,并将抗原加工产物提呈给 Tfh 细胞或 Th2 细胞启动适应性体液免疫应答。

三、固有免疫应答的特点

固有免疫应答与适应性免疫应答相比,具有以下主要特点:①固有免疫细胞不表达特异性抗原识别受体,可通过模式识别受体或有限多样性抗原识别受体,直接识别结合病原体及某些病原体相关分子模式或衰老损伤和畸变肿瘤细胞表面的某些特定分子模式,而被激活迅速产生免疫效应;②固有免疫细胞可通过趋化募集而不是通过克隆扩增方式发挥免疫效应;③固有免疫细胞可通过产生不同种类的细胞因子影响适应性免疫应答的类型和强度;④固有免疫细胞和分子参与适应性免疫应答的全过程;⑤固有免疫细胞通常不能产生免疫记忆,因此也不会发生再次应答(表 12-2)。

表 12-2 参与固有免疫应答和适应性免疫应答的成分及其介导的免疫应答特点

项目	固有免疫应答	适应性免疫应答
参与细胞	皮肤黏膜上皮细胞、单核-巨噬细胞、树突状细胞、NK 细胞、ILCs、NKT 细胞、γδT 细胞、B1 细胞、粒细胞、肥大细胞	αβT 细胞、B2 细胞
效应分子	补体、细胞因子、抗菌蛋白、酶类物质、穿孔素、颗粒酶、FasL	特异性抗体、细胞因子、穿孔素、颗粒酶、FasL
作用时相	即刻至 96h	96h 后
识别受体	模式识别受体(胚系基因直接编码)和有限多样性抗原识别受体,较少多样性	特异性抗原识别受体,胚系基因重排后产生,具有高度多样性
识别特点	直接识别 PAMP/DAMP 及靶细胞表面某些特定表位分子或 CD1 提呈的脂类/糖脂类抗原,具有泛特异性	识别 APC 表面 MHC 分子提呈的抗原肽或 FDC 表面捕获的抗原分子,具有高度特异性
作用特点	募集活化后迅速产生免疫效应,没有免疫记忆功能,不能发生再次应答	经克隆选择和扩增分化为效应细胞后发挥免疫作用,具有免疫记忆功能,可发生再次应答
维持时间	较短	较长

第三节 固有免疫应答的生物学意义

固有免疫细胞和分子参与引发的免疫应答,在维持机体免疫防御、免疫监视和免疫自稳过程中发挥重要作用。它们不仅能够识别侵入体内的病原体和体内衰老、损伤或畸变肿瘤细胞,并及时将上述病原体等抗原性物质从体内清除,还参与炎症反应即适应性免疫应答的启动和调节。

一、抗感染作用

固有免疫细胞和分子在机体抗感染免疫过程中发挥重要作用,其中中性粒细胞、巨噬细胞、NK 细胞、ILCs 等固有免疫细胞和补体、细胞因子、抗菌物质等固有免疫分子,在机体针对细菌、病毒和寄生虫早期感染引发的固有免疫应答过程中发挥重要作用。固有免疫细胞和分子在适应性免疫应答效应阶段具有重要抗感染作用,例如在吞噬细胞、NK 细胞和补体的参与下,可通过抗体介导的调理吞噬作用、抗体依赖细胞介导的细胞毒作用(ADCC)和补体经典激活途径,有效促进和增强机体对入侵病原体及其感染细胞的吞噬、杀伤破坏和清除作用。

二、抗肿瘤作用

固有免疫细胞和分子在机体抗肿瘤免疫监视过程中也发挥重要作用。例如:①NK 细胞可通过表面杀伤/活化受体对机体"自身"与"非己"成分的识别,及时发现并将畸变肿瘤细胞杀伤破坏从体内清除;②NKT 和 $\gamma\delta$T 细胞可通过表面有限多样性抗原识别受体对肿瘤细胞表面相关特定分子模式的识别而被激活,并通过释放穿孔素、颗粒酶或分泌 TNF-α、表达 FasL 等作用方式将肿瘤细胞杀伤破坏;③肿瘤微环境中巨噬细胞被 IFN-γ、GM-CSF 等细胞因子激活后,也可通过释放溶酶体酶、蛋白水解酶和分泌 TNF-α 等细胞毒性物质杀伤破坏肿瘤细胞。此外,肿瘤发生部位固有免疫细胞和补体活化产生的趋化因子、促炎细胞因子等炎性介质,可使局部血管内皮细胞活化表达多种黏附分子及膜型或分泌型趋化因子,从而协助效应 T 细胞进入肿瘤发生部位,发挥抗肿瘤免疫作用。

三、参与炎症反应

炎症反应是机体抗感染和组织损伤修复的主要方式。以病原微生物感染为例,感染部位活化巨噬细胞产生的 IL-1 和 TNF-α 等促炎细胞因子可诱导相邻毛细血管内皮细胞活化,表达一系列与中性粒细胞等炎性细胞黏附、趋化及血管扩张相关的膜分子和细胞因子,并由此导致血管内中性粒细胞、单核细胞、嗜酸性粒细胞等炎性细胞穿过血管内皮细胞,进入感染部位引发和参与炎症反应。活化内皮细胞还可通过触发激肽和凝血级联反应,防止感染部位病原体通过血液全身扩散。炎症反应适度可产生对机体有益的抗感染和促进损伤组织修复等免疫保护作用,炎症反应过强则可产生对机体有害的病理损伤作用。

四、启动并调节适应性免疫应答

固有免疫细胞和分子参与适应性免疫应答的全过程,并能影响初始 T 细胞的分化和适应性免疫应答的类型。在生理条件下,固有免疫应答与适应性免疫应答密切配合共同完成宿主免疫防御、免疫监视和免疫自稳三大功能,产生对机体有益的免疫保护作用。

1. 启动适应性免疫应答　经典树突状细胞是体内诱导初始 T 细胞活化能力最强的专职抗原提呈细胞(APC),也是机体适应性免疫应答的始动者。它们可有效激活初始 T 细胞,使之增殖、分化,启动和参与 T 细胞介导的适应性免疫应答。Mϕ 则可有效激活记忆 T 细胞,引发适应性细胞免疫应答。

2. 调节适应性免疫应答　固有免疫细胞可通过对不同病原体的识别产生不同类型的细胞因子,影响初始 T 细胞的分化和适应性免疫应答的类型与强度,例如:①经典树突状细胞和巨噬细胞在胞内病原体感染或肿瘤微环境中,可通过分泌 IL-12 等细胞因子诱导初始 T 细胞向 CD4$^+$Th1 细胞或 CD8$^+$ CTL 分化,启动和参与适应性细胞免疫应答;②经典树突状细胞、NKT 细胞和肥大细胞在某些病原体(蠕虫)感染或蛋白质抗原刺激下,可通过分泌 IL-4 等细胞因子诱导初始 T 细胞向 Th2 细胞分化,启动和参与适应性体液免疫应答;③活化 NK/NKT/$\gamma\delta$T 细胞可通过合成分泌 IFN-γ 等细胞因子,促进 APC 表达 MHC 分子和抗原提呈而使机体适应性免疫应答能力增强。

Note:

小 结

　　固有免疫系统由组织屏障、固有免疫细胞和固有免疫分子组成。固有免疫屏障系统主要由皮肤黏膜和体内组织屏障构成。固有免疫细胞不表达特异性抗原识别受体,可通过模式识别受体或有限多样性抗原识别受体对病原体及其感染细胞表面共有病原体相关分子模式或体内衰老损伤和畸变肿瘤细胞表面某些特定分子模式的识别结合而被激活,并在未经克隆扩增情况下,迅速产生免疫效应。固有免疫分子主要包括补体系统、细胞因子和抗菌肽,它们在抗感染固有免疫应答和适应性免疫应答中发挥重要作用。固有免疫应答可分为即刻固有免疫应答、早期固有免疫应答和适应性免疫应答启动三个作用时相。固有免疫应答在机体抗感染、抗肿瘤免疫过程中发挥重要作用,同时参与炎症反应及适应性免疫应答的启动和调节。

（王　炜）

思 考 题

1. 简述固有免疫细胞对抗原的识别机制。
2. 简述固有免疫应答的主要特点。
3. 简述固有免疫应答的生物学意义。

第十三章

抗原的加工和提呈

13章 数字内容

学习目标

1. 掌握抗原提呈细胞加工和提呈抗原的途径。

2. 熟悉抗原提呈细胞所加工和提呈的抗原分类;三种专职性抗原提呈细胞。

3. 了解抗原加工和提呈的概念和特点;抗原提呈细胞的概念和种类。

关键词

抗原提呈细胞　抗原加工　抗原提呈　MHC Ⅰ类分子途径　MHC Ⅱ类分子途径

导言

抗原提呈细胞在机体的免疫识别、免疫应答与免疫调节中起重要作用。抗原提呈细胞将摄取进入胞内的外源性抗原或者胞质内自身产生的内源性抗原降解并加工为抗原肽,再以抗原肽-MHC分子复合物的形式提呈给特异性 T 细胞,进而启动 T 细胞、B 细胞的活化、增殖和分化程序,产生效应 T 细胞或抗体,从而发挥免疫效应,清除抗原。

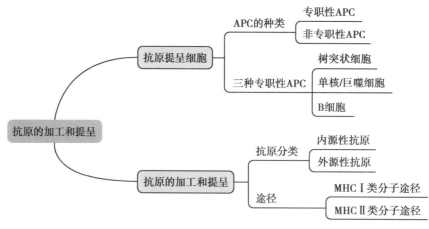

第十三章思维导图

抗原的加工和提呈是启动适应性免疫应答的基础,抗原加工和抗原提呈是由抗原提呈细胞完成的。抗原加工(antigen processing)或称抗原处理,是指抗原提呈细胞(antigen-presenting cell,APC)将摄入胞内的外源性抗原或胞内自身产生的内源性抗原在细胞内经降解成为小分子抗原肽,并与 MHC 分子结合形成抗原肽-MHC Ⅰ类或Ⅱ类分子复合物的过程。抗原提呈(antigen presentation)是指 APC 将抗原肽-MHC Ⅰ类或Ⅱ类分子复合物表达于细胞表面,供 T 细胞识别,进而将抗原信息提呈给 T 细胞,诱导 T 细胞活化的过程。由于提呈抗原的细胞种类及抗原来源的不同,抗原加工与提呈的途径及机制也不尽相同。

第一节 抗原提呈细胞

抗原提呈细胞泛指能够摄取、加工处理抗原,并将抗原信息以抗原肽-MHC 分子复合物(pMHC)的形式提呈给 T 淋巴细胞,以启动适应性免疫应答和参与免疫调节的一类免疫细胞。

一、抗原提呈细胞的种类

抗原提呈细胞可分为两类:

1. **专职性 APC(professional APC)** 专职性 APC 包括树突状细胞(dendritic cell,DC)、巨噬细胞(macrophage,Mφ)和 B 细胞,它们可以表达 MHC Ⅱ类分子、共刺激分子和黏附分子,具有直接摄取、加工和提呈抗原的功能。

2. **非专职性 APC(non-professional APC)** 非专职性 APC 包括内皮细胞、上皮细胞、成纤维细胞等多种细胞,它们通常不表达或低表达 MHC Ⅱ类分子,不具备抗原提呈功能。但在炎症或某些细胞因子作用下,可被诱导表达 MHC Ⅱ类分子、共刺激分子和黏附分子,故加工和提呈抗原的能力较弱。

二、三种专职性抗原提呈细胞

1. **树突状细胞** DC 是一类成熟时具有许多树突样突起的,能够识别、摄取和加工外源性抗原并将抗原肽提呈给初始 T 细胞,使之活化、增殖、分化为不同类型的 T 细胞亚群,启动适应性免疫应答的专职性 APC。DC 不但参与固有免疫应答,还是连接固有免疫和适应性免疫的"桥梁",是机体适应性免疫应答的始动者。

2. **单核-巨噬细胞** 正常情况下,大多数单核-巨噬细胞低水平表达 MHC Ⅰ、Ⅱ类分子和共刺激分子,虽然其摄取和加工抗原的能力很强,但提呈抗原的能力较弱。在 IFN-γ 等细胞因子作用下,单核-巨噬细胞可高表达 MHC Ⅰ、Ⅱ类分子和共刺激分子,可将抗原肽-MHC Ⅱ类分子复合物提呈给 CD4$^+$T 细胞,发挥专职性 APC 的功能。单核-巨噬细胞和 DC 不同,它们不能激活初始 T 细胞,只能激活不同类型的 T 细胞亚群或相关记忆 T 细胞,同时本身被 T 细胞激活,发挥更强的作用。

3. B 细胞　B 细胞既是参与体液免疫应答的效应细胞,又是专职性 APC。B 细胞作为专职性 APC 可通过 BCR 识别、浓集和内化抗原,亦可通过胞饮作用摄取抗原,加工处理后,以抗原肽-MHC Ⅱ 类分子复合物形式提呈给 Th 细胞。在激活 Th 细胞的同时,B 细胞本身也受到 Th 细胞的辅助而活化,并介导体液免疫应答。三种专职性 APC 抗原提呈及免疫效应的比较见图 13-1。

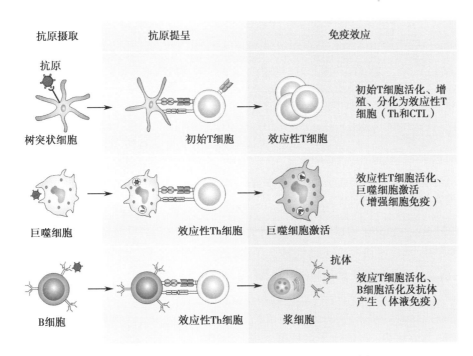

图 13-1　三种专职性 APC 抗原提呈及免疫效应的比较

DC 识别病原体等异物后,诱导初始 T 细胞活化,启动细胞免疫应答;巨噬细胞主要作用于不同类型 T 细胞亚群,以抗原肽-MHC 复合物的形式提呈给 T 细胞;B 细胞捕获、内吞、加工抗原,提呈给特异性 Th2/Tfh 识别。

第二节　抗原的加工和提呈

一、APC 所加工和提呈的抗原分类

APC 所加工和提呈的抗原按照其来源不同可分为两大类(图 13-2):

1. 内源性抗原(endogenous antigen)　内源性抗原是指细胞内合成的抗原,例如病毒感染的细胞合成的病毒蛋白、肿瘤细胞内合成的肿瘤抗原和某些细胞内的自身抗原等。

2. 外源性抗原(exogenous antigen)　外源性抗原是指来自细胞外的抗原,例如被 APC 以各种方式所摄取的细胞、细菌和蛋白抗原。

二、APC 加工和提呈抗原的途径

根据抗原的来源和性质的不同,APC 对抗原的加工和提呈可分为多条途径,本章主要介绍 MHC Ⅰ/Ⅱ类分子途径:

1. MHC Ⅰ类分子途径　MHC Ⅰ类分子途径又称为内源性抗原提呈途径或胞质溶胶抗原提呈途径,内源性抗原主要通过 MHC Ⅰ类分子途径加工与提呈。所有有核细胞(无论专职性 APC、非专

Note:

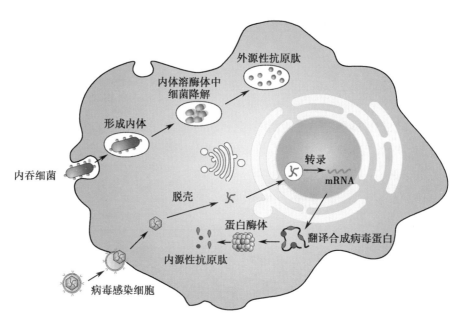

图 13-2 内源性抗原和外源性抗原的产生示意图

细菌等病原体被 APC 摄取,并在胞质内消化降解为抗原肽,属于外源性抗原;病毒感染细胞后,其相关病毒蛋白抗原在 APC 内合成,属于内源性抗原。

职性 APC 或靶细胞)均表达 MHC Ⅰ类分子,因此所有有核细胞均具有通过 MHC Ⅰ类分子途径将自身合成的内源性抗原提呈给 CD8$^+$T 细胞的能力。

APC 对内源性抗原的加工处理和提呈过程(图 13-3):

(1) 细胞内合成的内源性蛋白质抗原首先与泛素(ubiquitin)结合,解除折叠,在泛素引导下由胞质进入蛋白酶体(proteasome)。

(2) 在蛋白酶体中,内源性蛋白抗原被降解为 6 ~ 30 个氨基酸残基大小的抗原肽。蛋白酶体(20S)是胞内一种大分子蛋白水解酶复合体,为中空(孔径为 1 ~ 2mm)的圆柱体结构,具有酶活性的主要是两种蛋白酶体 β 亚单位(proteasome subunit beta type, PSMB):PSMB8 和 PSMB9。

(3) 降解的抗原肽进入胞质,经内质网膜上的抗原加工相关转运体(TAP)转移至内质网腔内,与新组装的 MHC Ⅰ类分子结合。MHC Ⅰ类分子 α 链和 β$_2$m 在内质网合成,其中 α 链立即与伴侣蛋白结合。伴侣蛋白参与 α 链折叠及 α 链与 β$_2$m 的组装,保护 α 链不被降解,介导新合成的 MHC Ⅰ类分子与 TAP 结合,有利于转入的抗原肽与 MHC Ⅰ类分子就近结合。

(4) 在伴侣蛋白参与下,MHC Ⅰ类分子 α 链的 α1 和 α2 功能区与含有 8 ~ 12 个氨基酸残基的抗原肽结合,形成稳定的抗原肽-MHC Ⅰ类分子复合物,随即离开内质网,经高尔基体转运至细胞表面,供 CD8$^+$ T 细胞识别。

2. MHC Ⅱ类分子途径 MHC Ⅱ类分子途径又称为外源性抗原提呈途径或溶酶体抗原提呈途径。外源性抗原主要通过 MHC Ⅱ类分子途径加工与提呈。专职性 APC 高表达 MHC Ⅱ类分子,通过 MHC Ⅱ类分子途径将摄取的外源性抗原提呈给 CD4$^+$T 细胞。

APC 对外源性抗原的加工处理和提呈过程(图 13-4):

(1) 进入体内的外源性抗原被专职性 APC(DC、Mφ、B 细胞)所识别和摄取,在胞质内形成内体(endosome)。

(2) 内体与溶酶体融合为内体/溶酶体。在晚期内体/溶酶体中,外源性抗原在酸性环境中被蛋白水解酶降解为适合与 MHC Ⅱ类分子抗原结合槽结合的含有 10 ~ 30 个氨基酸残基的小分子抗原肽。

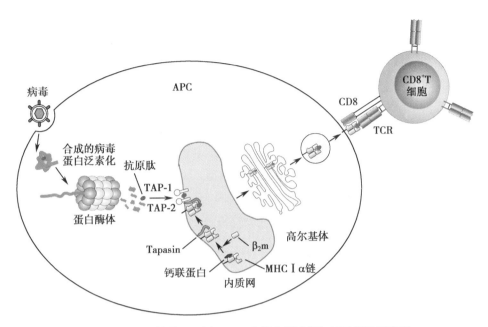

图 13-3　内源性抗原通过 MHC Ⅰ类分子途径加工及提呈示意图

细胞内合成的完整抗原(肿瘤抗原或病毒蛋白)首先在胞质中降解为抗原肽,经 TAP 转运至内质网腔,与新组装的 MHC Ⅰ类分子结合形成抗原肽-MHC Ⅰ类分子复合物,经高尔基体转运至细胞膜上,提呈给 CD8⁺ T 细胞。

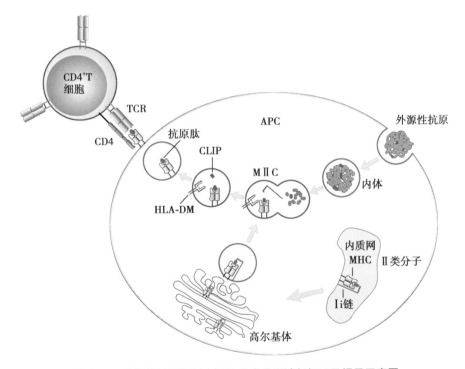

图 13-4　外源性抗原通过 MHC Ⅱ类分子途径加工及提呈示意图

外源性抗原被 APC 识别摄取,在胞内形成内体,MHC Ⅱ类分子合成后被高尔基体转运至内体,形成 M Ⅱ C,在 M Ⅱ C 中 Ii 链被降解,继而在 HLA-DM 的作用下抗原多肽结合槽的 CLIP 被待提呈的抗原肽所置换,形成稳定的 pMHC Ⅱ,然后转运至 APC 膜表面,提呈给 CD4⁺T 细胞。

Note:

（3）MHC Ⅱ类分子 α 链和 β 链在内质网中合成，其抗原肽结合槽与分子伴侣恒定链（Ia-associated invariant chain,Ii）非共价结合，形成恒定链-MHC Ⅱ类分子复合体，可阻止其与内质网中的肽结合。

（4）恒定链-MHC Ⅱ类分子复合体经过高尔基体转运，与早期内体/溶酶体融合，形成富含 MHC Ⅱ类分子的溶酶体样细胞器，即 MHC Ⅱ类小室（MHC class Ⅱ compartment,MⅡC）。在 MⅡC 中，恒定链（Ii）被蛋白酶降解，仅在 MHC Ⅱ类分子的抗原肽结合槽内残留一片段，称为 MHC Ⅱ类分子相关的恒定链多肽（class Ⅱ associated invariant chain peptide,CLIP）。

（5）在 MⅡC 中，HLA-DM 分子使 CLIP 与 MHC Ⅱ类分子抗原肽结合槽解离，从而使抗原肽与 MHC Ⅱ类分子结合，形成抗原肽-MHC Ⅱ类分子复合物；然后经高尔基体转运至细胞表面，供 CD4$^+$Th 细胞识别。

知 识 拓 展

抗原提呈的特殊途径

1. 抗原的交叉提呈途径　交叉提呈（cross-presentation）是指在某些情况下出现的外源性抗原由 MHC Ⅰ类分子提呈，而内源性抗原由 MHC Ⅱ类分子提呈的现象。交叉提呈不是抗原提呈的主要形式，其有两种表现方式：

（1）进入内质网腔中的内源性抗原肽，可因内质网中 MHC Ⅱ类分子抗原肽结合槽未能与 Ii 链有效结合，而与 MHC Ⅱ类分子结合形成内源性抗原肽-MHC Ⅱ类分子复合物，表达于细胞表面并提呈给 CD4$^+$T 细胞。

（2）某些外源性抗原可从内体/溶酶体中逸出进入胞质，从而使外源性抗原以内源性抗原加工处理的方式，在内质网中与 MHC Ⅰ类分子结合形成外源性抗原肽-MHC Ⅰ类分子复合物，表达于细胞表面并提呈给 CD8$^+$T 细胞识别。

2. 脂类抗原的 CD1 分子提呈途径　糖脂或脂类抗原不是多肽，不能结合 MHC 分子，它们通过结合 APC 表面的 CD1 分子而被提呈。CD1 分子在 APC 内质网中产生，为 MHC Ⅰ类分子，由 α 链与 β$_2$m 通过非共价键连接组成，可与脂类抗原的乙酰基团结合。CD1 分子既可以提呈外源性脂类抗原，也可以提呈自身脂类抗原。CD1 分子包括 CD1a~e 五个成员，其中 CD1a、CD1b 和 CD1c 主要结合微生物来源的脂类抗原（尤其是分枝杆菌的某些菌体成分），将脂类抗原提呈给特异性 T 细胞，介导对病原微生物的适应性免疫应答。尤其在针对分枝杆菌的免疫应答中，CD1 参与的抗原提呈发挥关键作用。CD1d 主要结合自身脂类抗原（如鞘脂、二酰甘油），将后者提呈给 NKT 细胞，参与固有免疫应答。

小 结

抗原提呈细胞是能够加工抗原并以抗原肽-MHC 分子复合物的形式将抗原肽提呈给 T 细胞的一类细胞。抗原提呈细胞将摄入胞内的外源性抗原或胞内自身产生的内源性抗原降解成抗原肽，形成抗原肽-MHC Ⅰ类或Ⅱ类分子复合物。抗原提呈细胞将抗原肽-MHC Ⅰ类或Ⅱ类分子复合物表达于细胞表面，进而将抗原信息提呈给 T 细胞。抗原提呈是适应性免疫应答的始动阶段，内源性抗原主要通过 MHC Ⅰ类分子途径加工和提呈给 CD8$^+$T 细胞，外源性抗原被摄取后主要通过 MHC Ⅱ类分子途径加工和提呈给 CD4$^+$T 细胞，同时也存在抗原的交叉提呈途径。糖脂或脂类抗原可以通过 CD1 分子途径提呈。

（李 扬）

Note:

思 考 题

1. 简述抗原提呈细胞的定义、种类及主要特点。
2. 试述外源性抗原及内源性抗原的加工提呈过程。

Note：

14章 数字内容

NURSING

第十四章

T细胞介导的细胞免疫应答

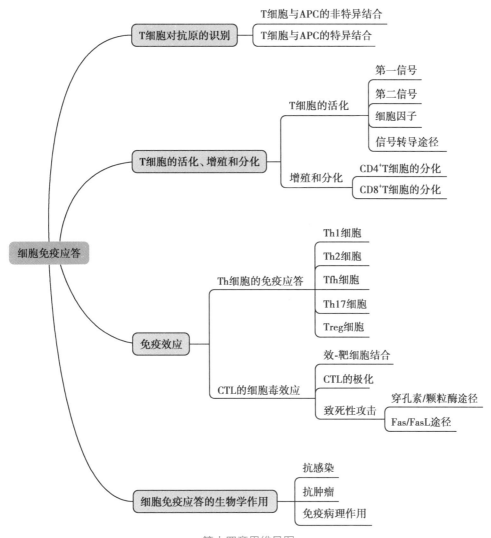

第十四章思维导图

　　T 细胞介导的细胞免疫应答由胸腺依赖性抗原(TD-Ag)引起。参与细胞免疫应答的细胞主要包括专职性 APC、非专职性 APC、CD4$^+$T 细胞和 CD8$^+$CTL。细胞免疫应答是一个连续的过程,可分为三个阶段:①T 细胞特异性识别抗原阶段;②T 细胞活化、增殖和分化阶段;③效应 T 细胞的产生及发挥效应阶段。

一、T 细胞对抗原的识别

　　T 细胞只能识别由 APC 提呈的抗原。初始 T 细胞通过其 TCR 与 APC 提呈的抗原肽-MHC 分子复合物特异结合的过程称为抗原识别(antigen recognition),这是 T 细胞活化的第一步。CD4$^+$T 细胞识别 APC 通过 MHC Ⅱ类分子途径提呈的外源性抗原肽,CD8$^+$T 细胞则识别 APC 通过 MHC Ⅰ类分子提呈的内源性抗原肽。TCR 在特异性识别 APC 所提呈的抗原肽的同时,必须识别抗原肽-MHC 复合物中的自身 MHC 分子,这种特性称为 MHC 限制性(MHC restriction)。MHC 限制性决定了任何 T 细胞仅识别由同一个体 APC 提呈的抗原肽。

　　T 细胞对抗原的识别也是 T 细胞与 APC 相互作用的过程(图 14-1),包括以下两个环节:

　　1. T 细胞与 APC 的非特异性结合　在器官组织中摄取了外源性抗原的 APC(如 DC),开始向外周免疫器官移行并不断成熟,且对摄取的抗原进行加工,以 pMHC Ⅱ形式表达于细胞表面。DC 在外周免疫器官胸腺依赖区与定居于此的初始 T 细胞相遇,两者通过其表面表达的多种黏附分子间的相互作用(如 T 细胞的 LFA-1、CD2 分别与 APC 的 ICAM-1、LFA-3 相互作用),发生短暂、可逆的非特异

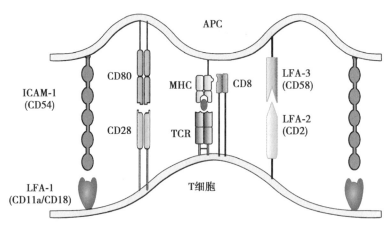

图 14-1 T 细胞与 APC 相互作用的免疫突触示意图

T 细胞与 APC 相互接触部位形成以多个 TCR-pMHC Ⅱ 为中心,周围是各种黏附分子
对的同心圆结构,即免疫突触。

性结合。这种非特异性结合有助于 T 细胞表面 TCR 在 APC 表面分辨特异性 pMHC Ⅱ。如果 APC 表面不存在能被 TCR 所识别的特异性 pMHC Ⅱ,T 细胞即与 APC 分离,且仍定居于胸腺依赖区或重新进入淋巴细胞再循环。

2. T 细胞与 APC 的特异性结合 T 细胞通过其 TCR 特异性识别由 APC 所提呈的 pMHC 是 T 细胞活化的先决条件。当 TCR 与 APC(DC)表达的相应 pMHC Ⅱ 特异性结合后,TCR 的特异性识别信号通过 CD3 分子向胞内传递,可引起 T 细胞表面黏附分子 LFA-1 表达增加及构型改变,与 APC 表面的 ICAM-1 的亲和力增高,导致 T 细胞与 APC 相互接触部位的 TCR-pMHC Ⅱ 及各种黏附分子流动并重新分布,最终形成一种以有序的同心圆方式排列而成的特殊环形结构,称为免疫突触(immunological synapse)。免疫突触的形成提高了 TCR-pMHC 之间的亲和力,有助于维持和加强 T 细胞与 APC 的直接接触,并为 T 细胞的活化及增殖提供共刺激信号,是 T 细胞活化、增殖的必备条件。

二、T 细胞的活化、增殖和分化

(一)T 细胞的活化

T 细胞活化是 T 细胞增殖和分化的基础。T 细胞的完全活化有赖于双信号和细胞因子的作用。APC 向 T 细胞提呈抗原的同时,也提供了 T 细胞活化的第一信号(抗原刺激信号)和第二信号(共刺激信号)。

1. 第一信号 T 细胞 TCR 与 APC 提呈的 pMHC 的特异性结合是 T 细胞获得活化所需的第一信号,涉及 pMHC 与 TCR-CD3 的相互作用。T 细胞通过其 TCR 特异性识别 APC 表面 MHC 分子提呈的抗原肽,导致 T 细胞 CD3 分子与共受体(CD4 或 CD8)的胞质段相互作用,激活与胞质段尾部相连的蛋白酪氨酸激酶,使 CD3 胞质段 ITAM 中的酪氨酸磷酸化,启动激酶活化的信号转导分子级联反应,最终通过激活转录因子,引起多种膜分子和细胞活化相关基因的激活和转录,使得 T 细胞初步活化,这是 T 细胞活化的第一信号。同时,与 T 细胞接触的 APC 也被活化,其表面共刺激分子表达增加。

2. 第二信号 T 细胞与 APC 细胞表面多对共刺激分子的相互作用产生 T 细胞活化的第二信号,包括 CD28 与 B7(CD80、CD86)、ICOS 与 ICOSL、CD40L 与 CD40。第二信号通过启动 T 细胞中一系列信号途径,诱导其表达多种细胞因子和细胞因子受体,最终导致 T 细胞完全活化。

T 细胞活化过程中,若缺乏第二信号,仅有第一信号非但不能有效激活 T 细胞,反而会使 T 细胞失能(anergy),这是机体维持自身耐受的重要机制。据此,诱导或阻断 T 细胞失能可能成为干预某些免疫病理过程(移植排斥反应、自身免疫病、肿瘤等)的有效策略(图 14-2)。

Note:

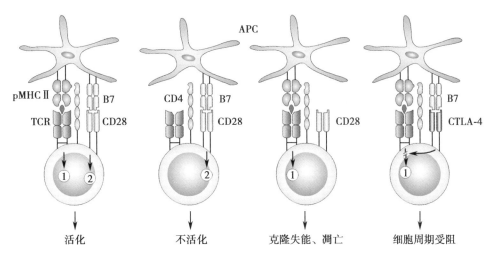

图 14-2　T 细胞活化的双信号示意图

T 细胞活化需要抗原信号(第一信号)和共刺激信号(第二信号)。抗原信号由 APC 提呈的 pMHC 与 T 细胞 TCR 相互作用产生;共刺激信号由 APC 与 T 细胞间的共刺激分子以配体-受体方式的配对结合而产生,两者缺一不可。在共刺激分子中,CD28 与 B7 是最关键的一对。CTLA 可与 CD28 竞争性与 B7 结合,而启动抑制信号,抑制 T 细胞活化。

3. 细胞因子促进 T 细胞增殖和分化　T 细胞的完全活化还有赖于多种细胞因子(IL-2、IL-4、IL-6、IL-10、IL-12、IL-15 和 IFN-γ 等)的参与才能进一步增殖和分化。其中活化的 T 细胞产生的大量 IL-2 对 T 细胞增殖至关重要。

4. T 细胞活化的信号转导途径　T 细胞活化信号的胞内转导途径主要有蛋白激酶 C(PLC-γ)活化途径和 Ras-MAP 激酶活化途径。TCR 识别抗原肽后,经过一系列信号转导分子的级联反应,最终导致转录因子(NFAT、NF-κB、AP-1 等)被激活并转入细胞核内,启动并增强 IL-2 等细胞因子基因转录,最终活化 T 细胞并使其增殖(图 14-3)。

（二）T 细胞的增殖和分化

活化 T 细胞在双信号和细胞因子作用下发生大量增殖。活化 T 细胞通过自分泌和旁分泌 IL-2,作用于高亲和力 IL-2R,T 细胞迅速发生有丝分裂、克隆扩增,进一步在不同细胞因子作用下分化为不同的效应 T 细胞,进而发挥不同的免疫效应。

1. CD4$^+$T 细胞的分化　CD4$^+$初始 T 细胞接受抗原刺激后首先增殖分化为 Th0 细胞,Th0 细胞是 Th 细胞亚群的共同前体细胞,可表达多种不同类型的细胞因子受体;在局部微环境相关细胞因子作用下,Th0 细胞可分化为不同的 T 细胞亚群:Th1、Th2、Th17、Tfh 及 Treg,不同 T 细胞亚群的分化方向决定了免疫应答的类型(详见第十章)。

2. CD8$^+$T 细胞的分化　初始 CD8$^+$T 细胞增殖和分化为效应性 CTL 不仅需要识别由 APC 提呈的 pMHC Ⅰ,还需要共刺激信号和/或 Th 细胞的辅助。初始 CD8$^+$细胞的活化分为 Th 细胞非依赖性活化(直接活化)和 Th 细胞依赖性活化(间接活化)两种方式。

（1）CD8$^+$T 细胞的直接活化:主要是指高表达 B7 等共刺激分子的病毒感染 DC,可直接向初始 CD8$^+$T 细胞提呈 pMHC Ⅰ(第一信号)和足够强度的共刺激信号(第二信号),从而激活 CD8$^+$T 细胞。活化的 CD8$^+$T 细胞高表达 IL-2R 和自分泌 IL-2,从而诱导 CD8$^+$T 细胞增殖、分化为效应性 CTL,此过程无需 Th 细胞的辅助(图 14-4)。

（2）CD8$^+$T 细胞的间接活化:主要是指当 APC 低表达或不表达共刺激分子时,初始 CD8$^+$T 细胞的活化、增殖及分化依赖于 CD4$^+$ Th1 细胞的辅助。根据 APC 种类及共刺激分子的表达情况,CD8$^+$T 细胞的间接活化存在两种方式。

1）低表达共刺激分子的 APC 对 CD8$^+$T 细胞的活化:如果病毒感染的 APC 低表达共刺激分子

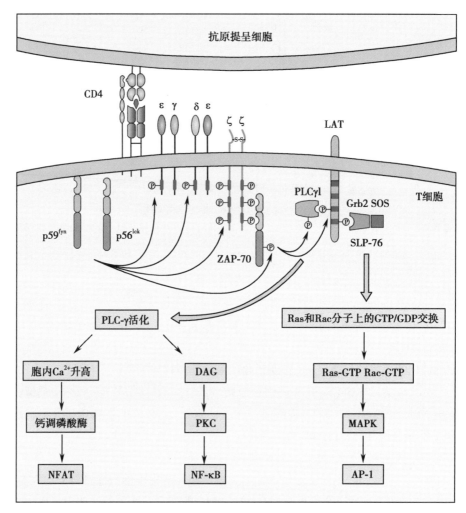

图 14-3　T 细胞活化信号转导途径示意图

T 细胞抗原识别信号经 CD3 分子转导,募集并活化细胞膜内侧的 ZETA 相关蛋白-70(ZAP-70)和 P56[LCK] 等 PTK,在接头蛋白 LAT 的参与下,活化 PLC-γ 和多种 MAP 激酶,经过复杂的级联反应导致 NF-κB、NFAT、AP-1 等转录因子被激活并进入细胞核,启动并增强 IL-2 等细胞因子基因转录,最终 T 细胞活化并增殖。

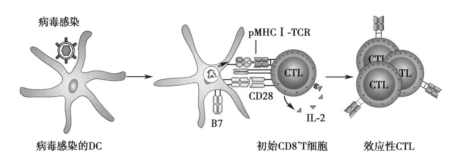

图 14-4　CD8[+]T 细胞的直接活化示意图

初始 CD8[+]T 细胞通过其 TCR 与 DC 提呈的 pMHC Ⅰ结合获得特异性抗原识别信号,通过 CD28 与 DC 表面的 B7 结合获得共刺激信号;活化的 CD8[+]T 细胞高表达 IL-2R 和自分泌 IL-2,并进一步活化、增殖、分化为效应性 CTL。

Note:

（B7），初始 CD8⁺T 细胞识别 APC 提呈的 pMHC Ⅰ获得第一信号并表达 IL-2R，但因不能获得足够强度共刺激信号而无法活化。CD4⁺Th1 细胞不仅可识别同一 APC 提呈的 pMHC Ⅱ，而且其表面 CD28 可与 APC 表面低表达的 B7 结合而活化。在活化 Th1 细胞产生的 IL-2 诱导下，CD8⁺T 细胞活化、增殖、分化为 CTL（图 14-5A）。

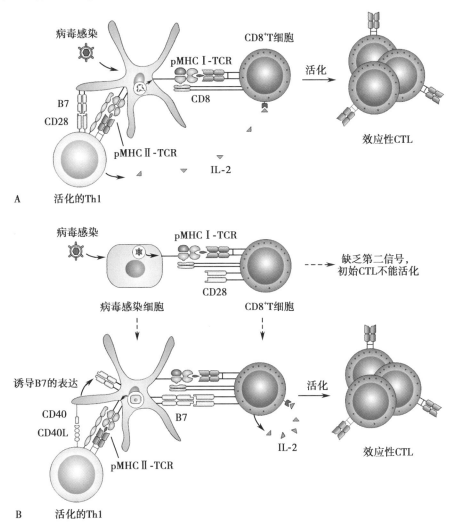

图 14-5　CD8⁺T 细胞的间接活化示意图

A. CD8⁺T 细胞识别低表达 B7 分子的 APC 提呈的 pMHC Ⅰ获得第一信号；Th1 细胞识别 pMHC Ⅱ和低表达的 B7 而活化，分泌 IL-2 等细胞因子，辅助 CD8⁺T 细胞活化、增殖、分化为效应性 CTL。B. 病毒感染细胞被专职性 APC 摄取加工，将形成的 pMHC Ⅰ和 pMHC Ⅱ分别提呈给 CD8⁺T 细胞和 CD4⁺Th 细胞。活化的 CD4⁺Th 细胞表达 CD40L 与 APC 的 CD40 相互作用，促进 APC 高表达 B7，并向 CD8⁺T 细胞提呈 pMHC Ⅰ和共刺激信号。活化的 CD8⁺T 细胞高表达 IL-2R 和自分泌 IL-2，进而增殖、分化为效应性 CTL。

2）不表达共刺激分子的非专职性 APC 对 CD8⁺T 细胞的活化：病毒感染细胞和肿瘤细胞属于非专职性 APC，它们不表达共刺激分子，不能活化初始 CD8⁺T 细胞。但这些靶细胞和病毒抗原（外来抗原）可被 DC 摄取，经抗原加工后形成 pMHC Ⅰ（交叉提呈）和 pMHC Ⅱ，其中，pMHC Ⅰ被提呈给 CD8⁺T 细胞。

在同一 DC 中所形成的 pMHC Ⅱ被提呈给 CD4⁺Th1 细胞。活化的 Th1 细胞表达 CD40L，后者与 DC 表面 CD40 相互作用，促进 DC 高表达 B7，并向 CD8⁺T 细胞提呈 pMHC Ⅰ和共刺激信号。活化的 CD8⁺T 细胞高表达 IL-2R 和自分泌 IL-2，进而增殖、分化为效应性 CTL（图 14-5B）。

值得注意的是，初始 CD8⁺T 细胞活化及分化为效应性 CTL 的过程不仅需要抗原识别信号（pMHC Ⅰ），而且需要共刺激信号和/或 Th 细胞的辅助；但 CD8⁺T 细胞一旦分化为效应性 CTL，只需识别靶细

Note:

胞表面的特异性抗原肽-MHC Ⅰ类分子复合物,即可杀伤靶细胞,而无需共刺激信号及 Th 细胞辅助。

三、T 细胞的免疫效应

T 细胞在外周免疫器官活化、增殖,最终分化为效应 T 细胞。不同的效应 T 细胞亚群其免疫效应及机制也各异。

（一）Th 细胞的免疫效应

1. Th1 细胞的效应　活化的 Th1 细胞可分泌多种细胞因子（如 IL-2、IFN-γ、IL-3、GM-CSF 和 TNF-α）,参与 T 细胞、B 细胞、NK 细胞、Mφ 的活化、增殖及分化;Th1 细胞可参与免疫病理的发生、发展,通过释放的细胞因子募集和活化单核-巨噬细胞和淋巴细胞,在抗原所在部位形成以单个核细胞浸润为主的炎症反应或迟发型超敏反应（DTH）（图 14-6）。

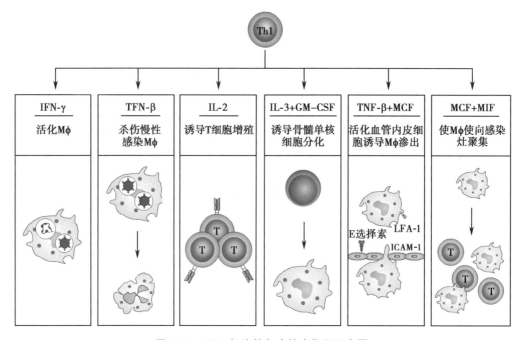

图 14-6　Th1 细胞的免疫效应作用示意图
Th1 细胞分泌 IL-2、IFN-γ、TNF-β、GM-CSF 等细胞因子,活化 T 淋巴细胞和巨噬细胞,间接清除抗原靶细胞,同时可介导迟发型超敏反应。

（1）Th1 细胞对巨噬细胞的作用:效应性 Th1 可通过活化 Mφ 及释放多种活性因子清除胞内寄生病原体。Th1 细胞通过多途径作用于 Mφ:

1）诱生和募集 Mφ:Th1 产生 IL-3 和 GM-CSF,促进骨髓造血干细胞分化为单核细胞;Th1 产生 TNF-α、LTα 和单核细胞趋化蛋白-1（MCP-1）,可分别诱导血管内皮细胞高表达黏附分子,促进单核细胞和淋巴细胞黏附于血管内皮细胞,继而穿越血管壁趋化到局部组织。

2）激活 Mφ:Th1 通过表达 CD40L 与 Mφ 表面 CD40 结合,并产生 IFN-γ 等细胞因子,激活 Mφ,增强其吞噬和对胞内寄生菌的杀伤功能。

3）促进炎症反应:激活单核-巨噬细胞,使之分泌 IL-1、IL-6、血小板活化因子和前列腺素等炎性介质,诱发急性炎症反应。

（2）Th1 细胞对淋巴细胞的作用:Th1 产生 IL-2 等细胞因子,可促进 Th1、Th2、CTL 和 NK 细胞等的活化和增殖,从而放大免疫效应;Th1 分泌的 IFN-γ 可促进 B 细胞产生具有调理作用的抗体,从而进一步增强巨噬细胞对病原体的吞噬。

（3）Th1 细胞对中性粒细胞的作用:Th1 细胞产生的淋巴毒素和 TNF-α,可活化中性粒细胞,增强其吞噬和杀伤病原体的能力。

2. Th2 细胞的效应　Th2 细胞通过产生 IL-4、IL-5、IL-13 等细胞因子,以及与 B 细胞建立 CD40-CD40L 连接,促进 B 细胞增殖、分化为浆细胞,产生抗体,辅助体液免疫应答。Th2 细胞分泌的 IL-4、IL-5 等可诱导 IgE 的产生,活化肥大细胞、嗜碱性粒细胞和嗜酸性粒细胞,参与超敏反应及抗寄生虫感染。

3. Tfh 细胞的效应　Tfh 细胞定居于淋巴滤泡生发中心,分泌 IL-21,并通过表达的 CD40L 和 ICOS 与 B 细胞 CD40 和 ICOSL 相互作用,辅助 B 细胞在生发中心的存活、增殖,促进 B 细胞向浆细胞分化、抗体类别转换和抗体亲和力成熟。

4. Th17 细胞的效应　Th17 细胞分泌 IL-17、IL-22、IL-21 等,刺激上皮细胞、内皮细胞、成纤维细胞和 Mφ 等分泌多种细胞因子:①IL-8、MCP-1 等趋化因子,可募集和活化中性粒细胞和单核细胞;②G-CSF、GM-CSF 等集落刺激因子,可活化中性粒细胞和单核细胞,并可刺激骨髓造血干细胞产生更多髓样细胞;③IL-1β、IL-6、TNF-α 和 PGE2 等可诱导局部炎症反应。因此,Th17 促进了固有免疫的效应过程。另一方面,Th17 参与了炎症反应、感染性疾病以及自身免疫性疾病的发生。

5. Treg 细胞的效应　调节性 T 细胞(regulatory T cell,Treg)分为自然 Treg 细胞(nTreg)和诱导性 Treg 细胞(iTreg),通过直接或间接方式抑制免疫细胞活化和增殖,从而维持机体内环境稳定。Treg 细胞的免疫抑制机制:①通过与效应 T 细胞或 APC 直接接触,发挥免疫抑制效应,如以颗粒酶 B 或穿孔素依赖的方式介导效应 T 细胞或 APC 裂解或凋亡;②Treg 细胞通过释放抑制性细胞因子(IL-10、IL-35、TGF-β),抑制效应 T 细胞表达 IL-2 及其他细胞因子,从而发挥免疫抑制效应;③Treg 细胞组成性表达 CTLA-4 和膜型 TGF-β,下调效应 T 细胞或 APC 表面 IL-2Rα 链,抑制其细胞增殖;④下调 APC 表达 CD80 和 CD86 等共刺激分子,干扰 T 细胞活化。Treg 细胞在维持机体自身稳定、防治自身反应性疾病和抑制排斥反应中发挥重要作用,并参与肿瘤的免疫逃逸。

（二）CTL 的细胞毒效应

效应性 CTL 的主要功能是杀伤靶细胞(肿瘤细胞、胞内病原体感染细胞)。CTL 的杀伤作用具有抗原特异性,即只杀伤携带特异性抗原的靶细胞,不会损伤正常组织细胞。此外,CTL 杀伤作用具有高效性,即一个 CTL 在几小时内可连续杀伤数十个靶细胞。

1. 效-靶细胞结合　效应性 CTL 通过表面高表达黏附分子淋巴细胞功能相关抗原-1(LFA-1)与靶细胞表面的黏附分子 ICAM-1 结合,使效-靶细胞接近。TCR 识别靶细胞表面的 pMHC Ⅰ,其抗原识别信号可增强 T 细胞与 APC 表面黏附分子的亲和力,形成免疫突触,使效-靶细胞更紧密结合。

2. CTL 的极化　CTL 识别靶细胞表面 pMHC Ⅰ后,TCR 及共受体向效-靶细胞接触部位聚集,导致 CTL 的极化(polarization)。表现为细胞骨架系统(肌动蛋白、微管等)、高尔基体及胞质颗粒等向效-靶细胞接触部位重新排列和分布,从而保证 CTL 储存的胞质颗粒中的效应分子定向释放,并能有效作用于所攻击的靶细胞,而不影响邻近正常细胞。

3. 致死性攻击　CTL 胞质颗粒中的效应分子释放到效-靶结合面,效应分子对靶细胞进行致死性攻击。然后,CTL 脱离靶细胞,寻找下一个目标;而靶细胞发生凋亡。

CTL 主要通过以下两条途径杀伤靶细胞(图 14-7):

（1）穿孔素/颗粒酶途径:穿孔素(perforin)和颗粒酶(granzyme)均储存于胞质颗粒中。穿孔素结构类似于补体 C9,单体可插入靶细胞膜,在钙离子存在的情况下,多个穿孔素聚合成内径约为 16nm 的孔道,使颗粒酶等细胞毒蛋白迅速进入细胞。颗粒酶是一类丝氨酸蛋白酶,进入靶细胞后通过激活凋亡相关的酶系统而诱导靶细胞凋亡。

（2）Fas/FasL 途径:效应 CTL 可表达膜型 FasL 以及可溶型 FasL(sFasL),或分泌 TNF-α。这些效应分子可分别与靶细胞表面的 Fas 和 TNF 受体结合,通过激活胞内胱天蛋白酶(caspase)参与的信号转导途径,诱导靶细胞凋亡。

此外,效应性 CTL 分泌 IFN-γ,可抑制病毒复制,激活 Mφ 细胞,诱导感染细胞表达 MHC Ⅰ分子,从而提高靶细胞对 CTL 攻击的敏感性。

四、细胞免疫应答的生物学作用

1. 抗感染　T 细胞介导的特异性细胞免疫效应是抗胞内寄生病原体感染的主要机制,如胞内寄

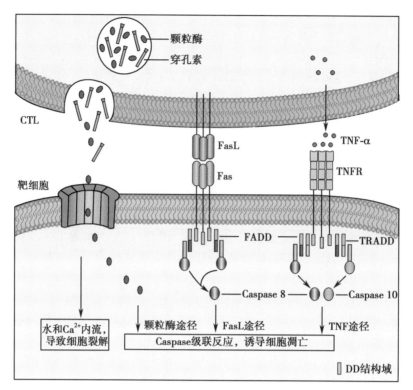

图 14-7 细胞毒性 T 细胞（CTL）的杀伤效应机制示意图

CTL 杀伤靶细胞的机制：①释放的穿孔素在靶细胞膜上形成孔道，使水和电解质进入细胞内，导致靶细胞裂解；②释放的颗粒酶循穿孔素孔道进入靶细胞，通过激活凋亡相关的酶系统而导致靶细胞凋亡；③分泌的 TNF 与靶细胞表面 TNF 受体（TNFR-I）结合，导致靶细胞凋亡；④高表达的 FasL 结合靶细胞上 Fas 分子，导致细胞凋亡。Caspase：胱天蛋白酶；Fas：凋亡相关分子；FasL：凋亡相关分子配体；FADD：Fas 相关死亡域蛋白；TRADD：TNF-R1 相关死亡结构域蛋白；TNFR：肿瘤坏死因子受体；TNF-α：α 肿瘤坏死因子；TNF：肿瘤坏死因子。

生菌、病毒、真菌或寄生虫感染。

2. 抗肿瘤 T 细胞介导的特异性细胞免疫是机体抗肿瘤的主要因素，包括 CTL 对肿瘤细胞的特异性杀伤、TNF-α 等细胞因子对肿瘤细胞的直接作用、IL-2 或 IFN-γ 可激活巨噬细胞或 NK 细胞，发挥对肿瘤细胞的细胞毒作用。

3. 免疫病理作用 T 细胞介导的细胞免疫效应与迟发型超敏反应、移植排斥反应密切相关，并参与某些自身免疫病的发生和发展。

小 结

特异性细胞免疫应答是由 T 细胞介导的。T 细胞的活化需要双信号刺激。TCR 识别抗原肽-MHC 分子复合物，经 CD3 和共受体 CD4 或 CD8 转导 T 细胞活化的第一信号，启动 T 细胞的激活。第二信号来自 T 细胞与 APC 表面的共刺激分子的相互作用，诱导 T 细胞的完全活化。多种细胞因子促进 T 细胞的增殖与分化。共抑制分子下调或中止 T 细胞的活化，维持内环境稳定。细胞免疫应答的效应细胞是 Th 细胞和 CTL，Th 细胞的多种亚群通过分泌不同细胞因子，激活巨噬细胞或调节免疫应答。CTL 通过分泌穿孔素/颗粒酶及 Fas/FasL 途径，诱导靶细胞凋亡。细胞免疫的生物学作用表现为抗胞内病原体感染、抗肿瘤及参与免疫病理损伤。

（司传平）

思　考　题

1. 什么是免疫突触？免疫突触对 T 细胞的活化有何意义？
2. 简述 T 细胞活化过程中的双信号。
3. 试述 Th1 细胞和 CTL 的免疫效应机制。

NURSING

第十五章

B细胞介导的体液免疫应答

15章 数字内容

学习目标

1. 掌握 B 细胞活化所需的双信号及 T 细胞与 B 细胞的相互作用。

2. 熟悉 B 细胞对 TI-1 和 TI-2 抗原的免疫应答;体液免疫应答抗体产生的一般规律。

3. 了解体液免疫应答的生物学作用;适应性免疫应答的调节。

关键词

体液免疫应答 TD 抗原 TI 抗原 共受体复合物 体细胞高频突变 抗体类别转换 受体编辑

初次免疫应答 再次免疫应答 免疫调节

导言

T 细胞与 B 细胞介导的免疫应答共同构成了机体对抗原的适应性免疫应答。体液免疫应答由 B 细胞介导,在抗感染(尤其是抗胞外菌感染)、超敏反应、自身免疫病发病中发挥重要作用。B 细胞也要经历识别抗原,活化、增殖和分化,但效应阶段是 B 细胞分化为浆细胞产生抗体而介导一系列免疫效应。

142

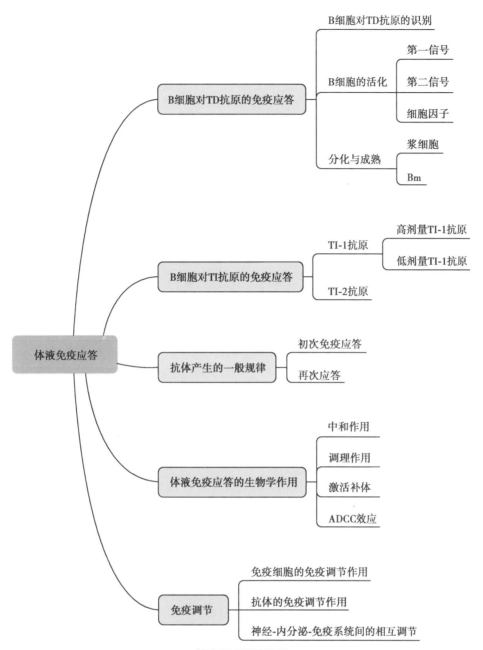

第十五章思维导图

抗原进入机体后可诱导相应抗原特异性 B 细胞活化、增殖,最终分化为浆细胞并产生特异性抗体,发挥免疫效应。由于抗体存在于体液,故此过程也称为体液免疫应答(humoral immune response)。依据抗原种类和成分的不同,B 细胞介导的体液免疫应答可分为对胸腺依赖性抗原(TD-Ag)的免疫应答和对胸腺非依赖性抗原(TI-Ag)的免疫应答。前者需要 Th 细胞的辅助,而后者则不需要。

第一节 B 细胞对 TD 抗原的免疫应答

进入机体或体内出现的抗原物质(如病原体、肿瘤等)多为 TD-Ag,TD-Ag 诱导 B 细胞活化、增殖、分化的过程需要 Th 细胞的辅助。

一、B 细胞对 TD 抗原的识别

BCR 是 B 细胞识别特异性抗原的受体。BCR 识别抗原对 B 细胞的激活有两个相互关联的作用:BCR 特异性结合抗原,产生 B 细胞活化的第一信号;B 细胞内化 BCR 所结合的抗原,并对抗原进行加

Note:

工,形成抗原肽-MHC Ⅱ类分子复合物,提呈给抗原特异性 Th2 细胞识别。Th2 细胞通过表达 CD40L 与 B 细胞表面 CD40 结合,从而产生 B 细胞活化的第二信号。

　　BCR 对抗原的识别与 TCR 识别抗原不同:①BCR 不仅能识别蛋白质抗原,还能识别多肽、核酸、多糖类、脂类和小分子化合物类抗原;②BCR 既能特异性识别完整抗原的天然构象,也能识别抗原降解所暴露表位的空间构象;③BCR 对抗原的识别不需 APC 的加工和提呈,亦无 MHC 限制性(图 15-1)。

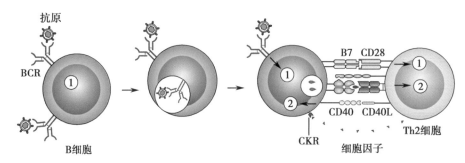

图 15-1　B 细胞对 TD 抗原的识别、加工及提呈示意图

B 细胞通过 BCR 识别抗原(B 细胞表位),将内化的抗原降解为抗原肽(T 细胞表位),形成 pMHC Ⅱ,并提呈给特异性 Th2 细胞/Tfh 细胞;激活的 Th2 细胞/Tfh 细胞辅助 B 细胞活化增殖并分化为浆细胞,产生特异性抗体。

二、B 细胞的活化、增殖、分化与成熟

(一) B 细胞的活化

B 细胞的活化以及活化后的信号转导途径与 T 细胞相似,也需要双信号刺激。

1. B 细胞活化的第一信号　BCR 与天然抗原的 B 细胞表位特异性结合,产生的抗原刺激信号(第一信号),由 Igα/Igβ(CD79a/CD79b)传入 B 细胞内,启动与 B 细胞增殖、活化相关基因的表达。成熟 B 细胞表面由 CD19、CD21 和 CD81 组成的 BCR 共受体复合物具有增强第一信号的作用。当特异性抗原与 BCR 结合时,附着于抗原表面的补体 C3d 片段与 BCR 共受体复合物中的补体受体 CR2(CD21)结合,从而介导 BCR 与共受体复合物的交联,使由 BCR 复合物转导的信号得以加强,并显著提高 B 细胞对抗原刺激的敏感性(图 15-2)。

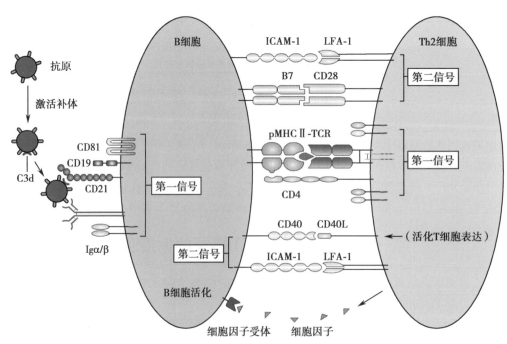

图 15-2　B 细胞与 Th 细胞间的相互作用及活化信号的产生

B 细胞通过 BCR 摄取抗原并获得第一信号。B 细胞将 pMHC Ⅱ 提呈给 Th 细胞,其表面 B7 与 Th 细胞表面 CD28 结合,使 Th 细胞活化;活化 Th 细胞表达 CD40L,与 B 细胞表面 CD40 结合,为 B 细胞活化提供第二信号。

Note:

2. **B 细胞活化的第二信号**　B 细胞活化所需的第二信号又称为共刺激信号,由 Th 细胞与 B 细胞表面多对共刺激分子的相互作用而产生,其中最重要的是 CD40/CD40L。B 细胞作为抗原提呈细胞将 pMHC Ⅱ 提呈给 Th 细胞,为 Th 细胞提供第一信号;B 细胞表面 B7 与 Th 细胞表面 CD28 相互作用,为 Th 细胞提供第二信号。Th 细胞活化后诱导性表达 CD40L,后者与 B 细胞表面组成性表达的 CD40 结合,使 B 细胞获得完全活化所必需的第二信号(图 15-2)。

3. **细胞因子的作用**　活化的 B 细胞表达多种细胞因子受体,在 Th 细胞分泌的细胞因子作用下大量增殖。细胞因子诱导的 B 细胞增殖是 B 细胞形成生发中心和继续分化的基础。如 IL-4 促进 B 细胞激活,IL-2、IL-4、IL-5 促进 B 细胞增殖,IL-4、IL-5、IL-6 促进 B 细胞分化成浆细胞(图 15-3)。

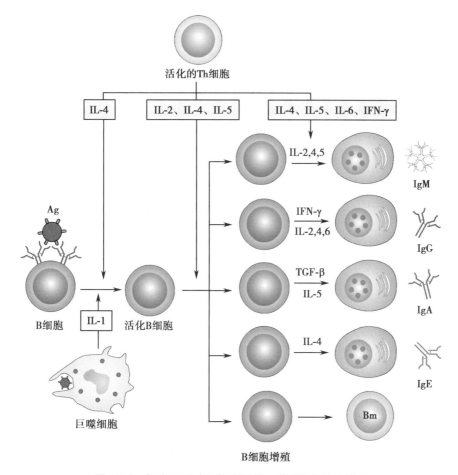

图 15-3　**细胞因子对 B 细胞活化、增殖及分化的影响**
APC 分泌的 IL-1 和 Th 细胞分泌的 IL-4 可促进 B 细胞活化,表达多种细胞因子受体;活化的 Th 细胞通过分泌 IL-2、IL-4、IL-5 等细胞因子促进 B 细胞增殖、分化为浆细胞,产生抗体;部分 B 细胞分化为记忆性 B 细胞。

(二) B 细胞的分化与成熟

B 细胞经双信号和细胞因子刺激而被完全活化后,在外周免疫器官进入增殖和终末分化阶段。活化的 B 细胞一部分迁移至淋巴组织髓质,分化为短寿命的浆细胞,主要分泌较低亲和力的 IgM 类抗体;大部分 B 细胞则进入淋巴滤泡内增殖形成生发中心,并经历体细胞高频突变、抗体亲和力成熟、受体编辑及抗体类别转换等过程,最终分化为产生高亲和力抗体的浆细胞。

抗体的类别转换是在抗原诱导、Th 细胞分泌的细胞因子直接调节下发生的。如蛋白质抗原主要诱导向 IgG 转换,花粉变应原主要诱导向 IgE 转换。IFN-γ 促进向 IgG2 和 IgG3 转换;IL-4 促进向 IgG1 和 IgE 转换;TGF-β 促进向 IgG2 和 IgA 转换。

部分 B 细胞在抗原刺激后第 3 周可分化成记忆 B 细胞(memory B cell,Bm),定居于脾和淋巴结,并参与淋巴细胞再循环。Bm 一旦再次受到相同抗原刺激,可迅速活化并产生大量抗原特异性抗体。

知 识 拓 展

体细胞高频突变、抗体亲和力成熟、受体编辑

1. **体细胞高频突变**　在 FDC 表面滞留的抗原再次刺激下,中心母细胞的 BCR(Ig)可变区(V_H/V_L)基因发生体细胞高频突变(somatic hypermutation)。每次细胞分裂高达约 50% 的 B 细胞会发生突变,V 区基因中约有 1/1 000 碱基对突变(一般体细胞自发突变的频率是 $1/10^{10}$ ~ $1/10^7$)。体细胞高频突变进一步增加了已经进行了 Ig 基因重排而导致的 BCR 多样性和分泌抗体的多样性。

2. **抗体亲和力成熟**　B 细胞经体细胞高频突变后进入亮区。其中大多数突变 B 细胞克隆中 BCR 亲和力降低甚至不表达 BCR,不能结合 FDC 表面的抗原而发生凋亡被清除;少部分突变 B 细胞克隆的 BCR 亲和力提高,表达抗凋亡蛋白而继续存活。经抗原的反复选择(阳性选择),只有表达高亲和力 BCR 的 B 细胞克隆能够存活,并分化为产生高亲和力抗体的浆细胞和记忆细胞,这就是抗体亲和力成熟(affinity maturation)。

3. **受体编辑**　在 B 细胞分化成熟过程中,某些自身反应性 B 细胞可发生 BCR V 区基因二次重排,结果使其 BCR 被"修正"为只识别非己抗原,丧失了识别自身抗原的能力,从而维持机体的自身耐受性,此过程称为受体编辑(receptor editing)。

第二节　B 细胞对 TI 抗原的免疫应答

细菌多糖、脂多糖和多聚蛋白质等 TI-Ag 可直接激活初始 B 细胞,而无需 Th 的辅助。TI 抗原与 TD 抗原不同,主要激活 B1 细胞,只产生 IgM 类抗体,不能诱导抗体亲和力成熟,也无免疫记忆。根据激活 B 细胞方式的不同,可分为 TI-1 抗原和 TI-2 抗原。

一、B 细胞对 TI-1 抗原的应答

TI-1 抗原又称 B 细胞丝裂原,是指具有丝裂原性质的多克隆激活剂,如 G⁺ 菌的磷壁酸和 G⁻ 菌的脂多糖(LPS)。不同剂量的 TI-1 抗原激活 B 细胞时结合的 B 细胞受体不同,激活的途径也不同(图 15-4)。

(一)高剂量 TI-1 抗原

高剂量 TI-1 抗原直接与 B 细胞的丝裂原受体结合,非特异性激活多克隆 B 细胞。如 LPS 可与 LPS 结合蛋白结合,再与 B 细胞表面的 CD14 结合,从而启动 B 细胞的增殖和分化。

(二)低剂量 TI-1 抗原

低剂量 TI-1 抗原通过与抗原特异性 BCR 结合激活 B 细胞,只能激活少量表达特异性 BCR 的 B 细胞。

在针对同一细菌的免疫应答中,针对 TD 抗原的 B2 细胞产生免疫应答之前,针对低浓度的 TI-1 抗原的 B1 细胞即被激活并产生抗体,故机体对 TI-1 抗原刺激所产生的应答发生较早,这在抵御某些胞外病原体感染的初期发挥重要作用。

二、B 细胞对 TI-2 抗原的应答

TI-2 抗原多为细菌等的多糖和多聚化合物,如肺炎链球菌多糖、细菌荚膜多糖、沙门菌多聚鞭毛

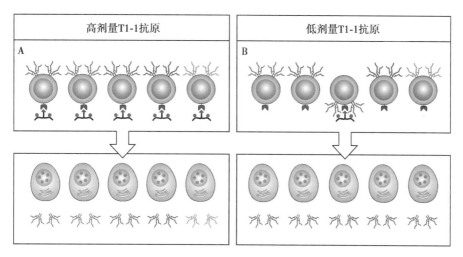

图 15-4 B 细胞对 TI 抗原的识别

A. 高剂量 TI-1 抗原作用于 B 细胞丝裂原受体,多克隆激活 B 细胞,引发非特异性免疫应答;B. 低剂量 TI-1 抗原作用于抗原特异性 BCR,导致少量表达特异性 BCR 的 B 细胞激活,引发 TI-1 抗原特异性应答。

等。其特点是具有高密度重复性的表位,可与抗原特异性 B 细胞的 BCR 广泛交联,进而诱导 B 细胞的激活。TI-2 抗原表位密度在激活 B 细胞中起决定作用,密度太低,则 BCR 交联的程度过低,不足以激活 B 细胞;密度太高,则 BCR 过度交联,导致 B 细胞耐受。TI-2 抗原可激活巨噬细胞和 DC,这些细胞分泌的细胞因子可刺激抗体类别转换,产生 IgG 类抗体。

TI-2 抗原只能激活成熟的 B1 细胞。由于人体 B1 细胞在 5 岁左右才能发育成熟,故婴幼儿通常缺乏对 TI-2 抗原的应答。

B1 细胞对 TI-2 抗原的应答在抵御胞外菌感染早期具有重要的意义。由于大多数胞外菌包被有荚膜多糖,能抵抗吞噬细胞的吞噬和杀伤,机体对细菌表面的荚膜多糖等 TI-2 抗原的早期快速应答所产生的抗体可发挥调理作用,促进吞噬细胞的杀菌,同时也有利于巨噬细胞对抗原的提呈。

第三节　抗体产生的一般规律

一、抗体产生的四个阶段

体液免疫应答过程中,抗体的产生可分为四个阶段:①潜伏期,是指抗原进入体内到相应抗体产生之前的阶段,此期的长短与抗原的性质、抗原进入途径和机体状况有关,短者几天,长者数周;②对数期,是指抗体呈指数增长的阶段;③平台期,是指抗体水平相对稳定,既不明显增高,也不明显减少的阶段;④下降期,是指抗体合成小于降解速度,血清中抗体水平逐渐下降的阶段。

二、免疫应答产生抗体的一般规律

1. 初次免疫应答(primary immune response)　初次免疫应答是指病原体等 TD 抗原初次进入机体引发的体液免疫应答。初次免疫应答与再次免疫应答相比,具有如下特征(图 15-5):①抗体产生所需潜伏期较长;②抗体倍增所需时间较长,抗体含量低;③平台期持续时间较短,抗体水平下降迅速;④血清中抗体以 IgM 为主,IgG 为辅,且出现相对较晚;⑤抗体与抗原结合的强度较低,为低亲和力抗体。

2. 再次免疫应答(secondary immune response)　再次免疫应答是指初次应答后,机体再次接受相同抗原刺激产生的体液免疫应答。再次应答具有如下特征(图 15-5):①诱导抗体产生的潜伏期明显缩短;②抗体倍增所需时间短,抗体含量迅速大幅度上升;③平台期维持时间较长,抗体水平下

Note:

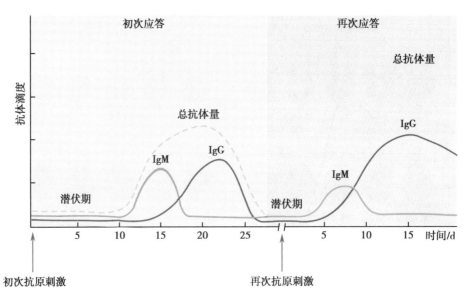

图 15-5　初次免疫应答与再次免疫应答抗体产生的一般规律

初次免疫应答潜伏期长,以 IgM 为主,抗体维持时间短;再次免疫应答潜伏期短,以 IgG 为主,抗体维持时间长。

降缓慢;④血清中抗体以 IgG 为主;⑤抗体与抗原结合的强度较高,为高亲和力抗体。

再次应答主要由记忆 T 细胞、B 细胞介导产生,其应答规律已广泛应用于传染性疾病的预防。例如多数疫苗在初次免疫后,需进行再次免疫,以便获得对某种传染病更强、更持久的免疫力。

第四节　体液免疫应答的生物学作用

抗体是浆细胞合成分泌的特异性免疫分子,主要通过以下作用方式发挥抗感染等免疫作用:①中和作用,他们与相应细菌毒素或病原体特异性结合后,可阻止细菌毒素或病原体对易感细胞的侵入或感染;②调理作用,IgG 类抗体与相应细菌等颗粒性抗原特异性结合后,通过其 Fc 段与吞噬细胞表面 IgGFcR 结合,可增强吞噬细胞对细菌等抗原性物质的吞噬杀伤或清除作用;③激活补体产生溶菌效应,IgG/IgM 类抗体与病原体特异性结合后,可激活补体经典途径产生攻膜复合物,使病原体溶解破坏;④参与抗体依赖细胞介导的细胞毒作用(ADCC),IgG 类抗体与病毒感染/肿瘤靶细胞表面相应抗原表位特异性结合后,通过其 Fc 段与 NK 细胞表面 IgGFcR 结合,可增强/促进 NK 细胞对上述靶细胞的杀伤破坏作用。

第五节　适应性免疫应答的调节

在正常情况下,机体内抗原特异性淋巴细胞(T 细胞、B 细胞)识别抗原后,经活化、增殖、分化,形成效应 T 细胞和抗体,进而产生免疫效应,清除抗原性物质。淋巴细胞一旦活化,体内各种免疫调控机制即被启动,以控制适应性免疫应答,有效遏制某些特异性淋巴细胞克隆的过度扩增,使免疫应答控制在适度范围,从而维持机体的免疫自稳,此即免疫调节(immune regulation)。

免疫调节是机体通过长期自然选择而形成的自我保护机制,贯穿免疫应答的全过程,并由多种免疫分子(抗原、抗体、补体、细胞因子以及膜表面分子)、多种免疫细胞(T 细胞、B 细胞、NK 细胞、DC 和Mφ)和机体多个系统(神经、内分泌和免疫系统等)共同参与而实现。免疫调节涉及免疫细胞的发育、分化、识别、活化及其效应等各个环节。免疫调节机制如果发生障碍,将会出现病理性免疫应答,严重者会导致免疫性疾病,如自身免疫病、超敏反应、持续感染或肿瘤等。广义的免疫调节包括正向调节和负向调节两个方面,其中以负向调节占主导地位。本节简要介绍免疫细胞、抗体及整体水平的免疫调节。

一、免疫细胞的调节作用

免疫细胞可以通过相互之间的直接接触或分泌抑制性细胞因子,对免疫应答进行直接或间接地调控,从而维持免疫功能的正常进行和机体内环境的稳定。

（一）Treg 细胞的调节作用

Treg 细胞是一类具有负向调节作用的 $CD4^+CD25^+T$ 细胞,包括自然调节性 T 细胞(nTreg)和诱导性调节 T 细胞(iTreg)(详见第十章)。Treg 细胞具有下调免疫应答、维持自身免疫耐受以及抑制自身免疫病发生等作用,在治疗自身免疫病和肿瘤以及克服器官移植排斥反应等方面具有应用前景。

Treg 细胞的免疫调节机制:①Treg 细胞活化后能够抑制常规 T 细胞的活化与增殖;②Treg 细胞抑制效应 T 细胞表达 IL-2 及其他细胞因子,从而发挥免疫抑制作用;③Treg 对靶细胞的抑制作用是接触依赖性的,但也能够分泌抑制性细胞因子,如 IL-10、IL-35 和 TGF-β;④Treg 细胞能够以颗粒酶 B 或穿孔素依赖的方式介导效应 T 细胞或 APC 的裂解,从而抑制免疫应答;⑤Treg 细胞还可通过减弱共刺激信号及抑制抗原提呈作用等方式对 APC 进行负向调节。

（二）Th1 细胞和 Th2 细胞的调节作用

Th1 和 Th2 均为效应 T 细胞,活化的 Th1 细胞可通过释放 IFN-γ 抑制 Th0 细胞向 TH2 细胞的分化及增殖;活化的 Th2 细胞可通过释放 IL-4 或 IL-10 抑制 Th0 细胞向 Th1 细胞的分化增殖。其结果,Th1 和 Th2 成为一类各自以对方为负调节对象的细胞亚群。

（三）B 细胞、树突状细胞、Mφ 和 NK 细胞的调节作用

1. B 细胞的调节作用　B 细胞也存在调节性 B 细胞(regulatory B cell,Breg)亚群,主要通过产生 IL-10 或 TGF-β 等抑制性细胞因子发挥作用,可防止发生过度炎症反应,并可介导免疫耐受。Breg 细胞在肠炎、类风湿关节炎、多发性硬化症等慢性炎性疾病的发生、发展中起重要调节作用。

2. 树突状细胞的调节作用　体内存在调节性树突状细胞(regulatory DC,DCreg)亚群,在负向调节免疫应答和维持免疫耐受中起重要作用。DCreg 的负向调控作用机制为:①诱导 Treg 细胞的分化;②分泌 IL-10、TGF-β 等抑制性细胞因子;③高表达吲哚胺 2,3-双加氧酶(IDO),使 $CD4^+$ 和 $CD8^+T$ 细胞处于低反应状态。

3. Mφ 的调节作用　Mφ 也是异质性细胞群,依据其活化状态和功能,可分为 M1 型(经典活化的 Mφ)和 M2 型(替代性活化的 Mφ)。两者表型、功能和分泌细胞因子均不相同。M1 型 Mφ 主要功能为摄取、处理及提呈抗原和杀伤作用;M2 型又称调节性 Mφ,其抗原提呈和杀伤能力较弱,可通过分泌 IL-10、TGF-β 等抑制性细胞因子而发挥负向免疫调节。

4. NK 细胞的调节作用　近年发现体内可能存在调节性 NK 细胞,可抑制 T 细胞成熟以及 B 细胞增殖、分化和抗体生成。

二、抗体的免疫调节作用

1. 高浓度抗体对体液免疫应答的负向调节作用　在体液免疫应答后期,产生的高浓度抗体对体液免疫应答具有负向调节作用,作用机制如下所述:

（1）抗体与抗原结合,通过 FcγR 介导的调理作用,加快吞噬细胞对抗原的吞噬和清除,降低抗原对活化的免疫细胞或免疫记忆细胞的刺激,减少浆细胞的分化,从而抑制抗体进一步产生。

（2）IgG 抗体可以与 BCR 特异性竞争结合抗原,减少抗原对 B 细胞的刺激。

（3）抑制性受体交联效应:抗体与抗原结合形成免疫复合物(IC),其中的抗原表位可与 B 细胞的 BCR 结合,而抗体的 Fc 段可与同一 B 细胞表面的抑制性受体(FcγRⅡB)结合,该受体胞内的 ITIM 将会产生抑制信号,导致 B 细胞增殖分化和抗体产生的终止。

Note:

2. 独特型-抗独特型网络的免疫调节作用　在机体免疫系统内部,以独特型(Id)-抗独特型(Aid)相互识别为基础形成了一个相互识别、相互刺激和相互制约的独特型-抗独特型网络,从而对免疫应答产生有效的调控(图 15-6)。

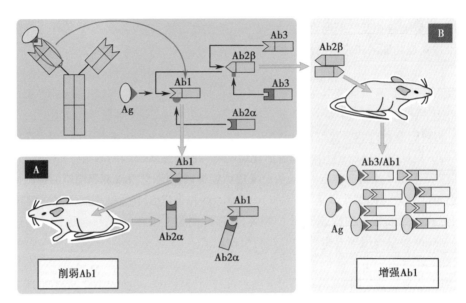

图 15-6　独特型网络及利用独特型网络进行免疫干预的两种主要途径
Ab2α 抑制 Ab1 分泌;Ab2β(抗原内影像)可模拟抗原,促进 Ab1 分泌;随着"Ab2"细胞克隆扩增,进一步激发"Ab3"细胞克隆应答,从而构成独特型-抗独特型网络,最终形成新的平衡。

独特型-抗独特型网络学说的要点:

(1) Ab 和 B 细胞表面抗原受体(BCR)均存在独特型(idiotope,Id)表位,它们可被体内相应淋巴细胞所识别,诱导产生抗独特型抗体(anti-idiotope antibody,AId)。

(2) 当体内某种抗原特异性抗体(Ab1)浓度达到一定程度时,其可变区独特位可诱导机体产生抗独特型抗体(Ab2);Ab2 不仅能与 Ab1 特异性结合,也能与产生 Ab1 的相应 B 细胞表面 BCR 特异性结合。

(3) 独特型抗体(Ab2)可分为两类:一类是针对 Ab1/BCR 互补决定区(CDR)独特位的 β 型抗独特型抗体,即 Ab2β;另一类是针对 Ab1/BCR 骨架区(FR)独特位的 α 型抗独特型抗体,即 Ab2α。

(4) Ab2β 或 Ab2α 与 Ab1 结合形成的免疫复合物均可通过调理作用被吞噬细胞有效清除,使 Ab1 水平下降,从而抑制体液免疫应答。但 Ab2β 或 Ab2α 与相应 B 细胞表面 BCR 结合后,可产生两种截然不同的效应:Ab2α 与 BCR 互补决定区(CDR)结合,通过模拟抗原表位而刺激 B 细胞增殖分化产生相应抗体,使 Ab1 浓度升高;而 Ab2α 与 BCR 骨架区(FR)结合,可通过空间阻碍影响 BCR 与抗原表位结合,从而抑制 B 细胞的激活,使 Ab1 浓度下降。根据此原理,制备针对某种自身抗体骨架区独特位的抗独特型抗体(Ab2α),可用于治疗相关自身免疫病;制备针对某种特异性抗体互补决定区(CDR)的抗独特型抗体(Ab2β),可代替某些不适于免疫人体的病原体(如 HIV)或难以提取及大量生产的抗原(如糖类抗原或脂类抗原)进行人工免疫,有望获得安全有效的防治效果。

三、神经-内分泌-免疫系统间的相互调节

整体水平的免疫调节涉及神经系统-内分泌系统-免疫系统之间的广泛联系,构成相互协调的调节网络。例如,精神紧张、心理压力和内分泌失调等可以影响机体的免疫功能状态,甚至可加速免疫相关疾病的进程。神经递质、内分泌激素、免疫分子及其相应受体是神经系统-内分泌系统-免疫系统之间相互调控的信使和物质基础。

Note:

（一）神经-内分泌系统对免疫系统的调控

神经细胞及内分泌细胞能够分泌多种细胞因子（如 IL-1、IL-2、IL-6、TNF-α、TGF-β、IFN-α、IFN-β 及 IFN-γ），可直接作用于免疫细胞。同时，几乎所有的免疫细胞均能表达神经递质受体和内分泌激素受体，如皮质类固醇、雄激素、雌激素、生长激素、甲状腺素、胰岛素等受体，神经细胞及内分泌细胞可通过分泌神经递质或内分泌激素作用于免疫细胞发挥免疫调节功能。因此，免疫细胞能够通过表面受体感知神经及内分泌的变化，并受到神经-内分泌系统的调节。糖皮质激素有明显的免疫抑制作用，临床上广泛用于治疗超敏反应和自身免疫病。

（二）免疫系统对神经-内分泌系统的调控

免疫细胞不仅可以接受神经-内分泌系统的调控，其本身也可以通过分泌神经肽或激素（如脑啡肽、促肾上腺皮质激素、促甲状腺激素、生长激素等）调控神经-内分泌系统。同时，免疫细胞所分泌的 IL-1、IL-2、IL-6、TNF-α 等细胞因子也可作用于神经细胞或内分泌细胞，如 IL-2 可抑制乙酰胆碱（Ach）的释放。另外，小胶质细胞是脑组织内的固有免疫细胞，占脑组织总细胞数的 10%～20%，具有对神经系统的免疫监视与调控作用。

小　结

特异性体液免疫应答由 B 细胞介导。B 细胞经活化、增殖、并分化为浆细胞，后者产生抗体而介导免疫效应。B 细胞通过 BCR 识别 TD-Ag 而产生 B 细胞活化的第一信号，并经 Igα/β 向胞内转导；Th 细胞与 B 细胞之间共刺激分子的相互作用产生 B 细胞活化的第二信号。B 细胞最终分化为浆细胞和记忆性 B 细胞。B 细胞对 TI-Ag 的免疫应答一般不需要 Th 的辅助。抗体的产生具有一定规律，初次应答以产生低亲和力 IgM 为主，再次应答则主要产生高亲和力 IgG。适应性免疫应答受多种因素的调控，以负向调节为主，从而维持机体的免疫自稳。

（司传平）

思　考　题

1. 简述 B 细胞活化需要的双信号。
2. 初次应答和再次应答中抗体的产生有何规律？
3. 适应性免疫应答的调节包括哪几个方面？

Note：

NURSING

第十六章

免疫耐受

16章 数字内容

学习目标

1. 掌握免疫耐受的概念;免疫耐受的类型;免疫耐受的细胞学基础。

2. 熟悉影响免疫耐受形成的因素;T 细胞、B 细胞免疫耐受的特点。

3. 了解免疫耐受形成机制;研究免疫耐受的意义。

关键词

免疫耐受　耐受原　天然免疫耐受　获得性免疫耐受　中枢免疫耐受　外周免疫耐受　低带耐受 高带耐受　耐受分离　克隆清除　受体编辑　克隆失能　免疫忽视　免疫豁免部位

导言

机体免疫系统通过对抗原性物质产生特异性免疫应答,清除抗原性物质;同时,又能保持对自 身组织抗原的特异性无应答状态,即形成天然免疫耐受以维持内环境稳定。深入探讨免疫耐 受机制,不仅能够揭示机体如何识别"自己"和"非己",也将有助于临床相关疾病如移植排斥、 自身免疫病、超敏反应性疾病、感染性疾病的防治。

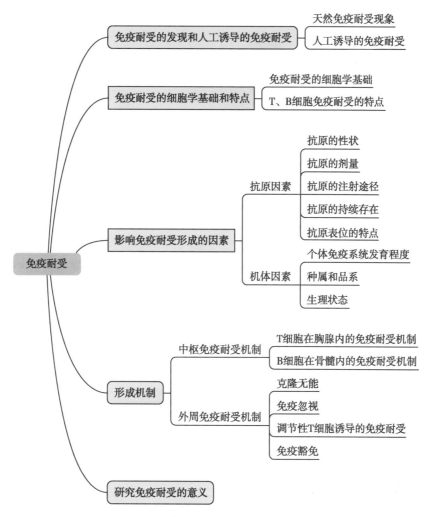

第十六章思维导图

免疫耐受(immunological tolerance)是指机体免疫系统接受特定抗原作用后所产生的特异性免疫无应答状态,又称为负免疫应答。对某种特定抗原产生免疫耐受的个体,对其他抗原仍然具有免疫应答的能力。自身抗原或外来抗原均可诱导产生免疫耐受。能诱导机体产生免疫耐受的抗原称为耐受原(tolerogen)。胚胎期接触自身抗原产生的免疫耐受称为自身耐受或天然耐受;出生后外来抗原诱导产生的免疫耐受称为获得性耐受。根据免疫耐受形成时间和形成机制的不同,可将免疫耐受分为中枢免疫耐受和外周免疫耐受。免疫耐受具有抗原特异性、记忆性等免疫应答基本特征,不同于免疫缺陷或免疫抑制所致的非特异性免疫无应答或低应答状态,免疫耐受是机体保持对自身抗原不应答、避免自身免疫病发生的主要机制。

第一节 免疫耐受的发现和人工诱导的免疫耐受

一、天然免疫耐受现象

1945 年,Owen 发现一对异卵双生小牛在胚胎期由于胎盘血管融合而发生血液交流。出生后,在这两头小牛体内分别同时存在两种不同血型抗原的红细胞,而不产生相应的血型抗体(图 16-1)。这种血型嵌合体小牛不仅允许对方不同血型的红细胞在体内长期存在,而且还能接受对方的皮肤移植物而不发生排斥反应,但接受其他无关小牛的皮肤移植时则会出现移植排斥反应。Owen 称这一现象为天然免疫耐受。

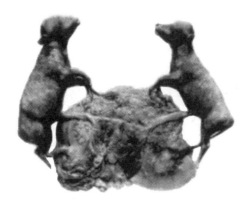

图 16-1　异卵双生胎牛天然免疫耐
受（嵌合现象）
牛异卵双生胚胎构成血型嵌合体,两头小
牛体内均存在两种不同血型抗原的红细
胞,彼此互不排斥。

二、人工诱导的免疫耐受

Medawar 等根据 Owen 发现的天然免疫耐受现象,推测小牛是因在胚胎期接触了同种异型抗原而产生了不应答现象。为求证这一假设,他将 B 品系小鼠的骨髓细胞输给新生期 A 品系小鼠,待 A 品系小鼠 8 周龄后,移植 B 品系小鼠的皮肤,此移植皮肤可长期存活,不被排斥;而移植无关品系 C 小鼠的皮肤,却发生排斥(图 16-2)。该实验不仅证实了 Owen 的发现,同时揭示:当体内免疫细胞处于早期发育阶段尚未成熟时,可人工诱导机体对"非己"抗原产生免疫耐受。Burnet 在 Medawar 的实验基础上,进一步提出了克隆选择学说,即胚胎发育期,个体免疫系统尚未发育成熟,此时接触自身抗原或外来抗原的淋巴细胞克隆会发生克隆清除,形成对自身抗原的耐受,从而揭示了天然免疫耐受的成因。

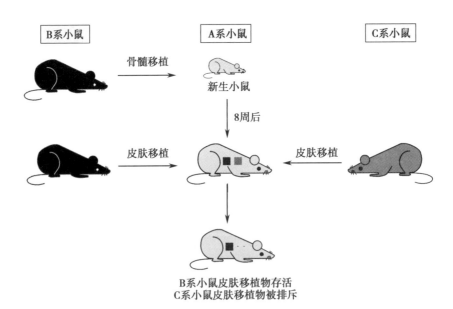

图 16-2　人工诱导免疫耐受实验
将 B 品系小鼠的骨髓细胞输给新生期 A 品系小鼠,在 A 品系小鼠 8 周龄后,移植 B 品系小
鼠的皮肤不被排斥,移植 C 品系小鼠的皮肤则被排斥。

第二节　免疫耐受的细胞学基础和特点

一、免疫耐受的细胞学基础

纯系无免疫功能动物的应用促进了免疫耐受细胞学基础的研究。纯系无免疫功能动物是指新生期摘除胸腺并用亚致死量 X 线照射,杀灭体内全部免疫活性细胞(T 细胞、B 细胞)的纯系动物。此动物无免疫功能。

Chiller 和 Weigle(1973)应用纯系无免疫功能小鼠进行的实验,阐明了免疫耐受形成的细胞学基础(图16-3)。实验步骤:①用去凝聚人丙种球蛋白(HGG)诱导纯系小鼠产生免疫耐受;②将耐受小鼠的胸腺细胞(T细胞)、骨髓细胞(B细胞)与正常同系小鼠的骨髓细胞、胸腺细胞适当配伍后,分别注入同系无免疫功能的小鼠体内;③用耐受原(HGG)对各组小鼠进行攻击注射后,通过检测小鼠HGG抗体产生情况,确定机体免疫耐受形成与T细胞、B细胞的相关性。

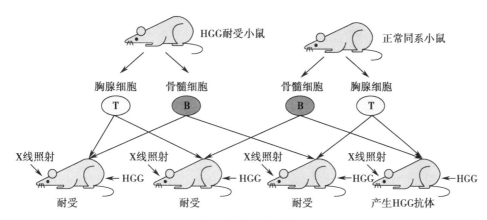

图16-3 免疫耐受的细胞学基础示意图

去凝聚 HGG 可诱导机体对 T 细胞和 B 细胞产生免疫耐受;只要其中一方产生耐受,机体对 HGG 呈现特异性免疫无应答状态。

实验结果表明,T细胞、B细胞经去凝聚 HGG 诱导后均可处于免疫耐受状态;且只要其中一方形成耐受,小鼠便不能产生相应的抗体应答。为证实免疫耐受的特异性,他们又用火鸡丙种球蛋白(TGG)对实验小鼠进行攻击注射。结果发现,对 HGG 耐受的小鼠仍可产生 TGG 特异性抗体。上述实验结果证实免疫耐受与正常免疫应答同样具有特异性。

二、T 细胞、B 细胞免疫耐受的特点

在上述实验的基础上,对成年小鼠 T 细胞、B 细胞免疫耐受的出现和持续时间进行了动态观察。研究方法同上,即在小鼠接受耐受原诱导后不同时间点,取小鼠胸腺细胞和骨髓细胞与正常同系小鼠骨髓细胞和胸腺细胞配伍(图16-3),然后将淋巴细胞分别输注到同系无免疫功能的小鼠体内,再用耐受原(HGG)对各无免疫功能的小鼠进行攻击注射。结果如图 16-4 所示:①诱导 T 细胞免疫耐受所需时间短(1d 内),所需抗原剂量较少,免疫耐受持续时间较长(150d 左右);②诱导 B 细胞形成免疫耐受所需时间较长(1~2 周),所需抗原剂量较大,免疫耐受持续时间较短(50d 内)。

用同样的方法,进一步对成年小鼠 T 细胞、B 细胞接受不同剂量 TD 抗原或 TI 抗原刺激后产生的免疫耐受进行了研究。实验结果表明:①高剂量 TD 抗原能使 T 细胞、B 细胞均产生免疫耐受;②低剂量 TD 抗原只能使 T 细胞产生耐受,而不能使 B 细胞产生耐受;③高剂量 TI 抗

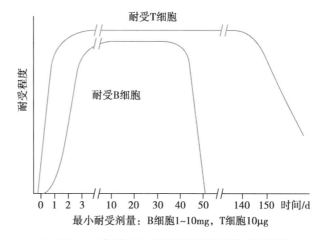

图16-4 T 细胞和 B 细胞免疫耐受的特点示意图

诱导 T 细胞免疫耐受所需时间较短,所需抗原剂量较少,维持时间较长;诱导 B 细胞免疫耐受所需时间较长,所需抗原剂量较大,维持时间较短。

Note:

原只能使 B 细胞产生耐受,而不能使 T 细胞产生耐受;④低剂量 TI 抗原既不能使 T 细胞产生耐受,也不能使 B 细胞产生耐受。T 细胞和 B 细胞免疫耐受特点见表 16-1。

表 16-1　T 细胞和 B 细胞免疫耐受的特点

项目		T 细胞	B 细胞
耐受形成时间		较短,1d 内	较长,1~2 周
耐受维持时间		较长(150d)	较短(50d)
所需抗原量		较少	较大
TD 抗原	高剂量	可耐受	可耐受
	低剂量	可耐受	不耐受
TI 抗原	高剂量	不耐受	可耐受
	低剂量	不耐受	不耐受

第三节　影响免疫耐受形成的因素

一、抗原因素

1. **抗原的性状**　通常小分子可溶性、非聚合状态的抗原(如血清蛋白)多为耐受原。此类小分子可溶性抗原在体内可能不易被 APC 摄取,因而不能有效刺激 T 细胞活化,结果导致免疫无反应性。高浓度耐受原(如某些多糖)也可通过对 B 细胞表面 BCR 的全面封闭作用而使之无法产生相应的体液免疫应答。大分子颗粒性物质和蛋白质聚合物,如血细胞、细菌和人丙种球蛋白聚合物等为良好的免疫原,他们易被 APC 摄取,经加工处理提呈后,可有效激活抗原特异性淋巴细胞产生免疫应答。

2. **抗原的剂量**　诱导耐受与抗原的种类和剂量有关。研究表明,TD 抗原无论剂量高低均可诱导 T 细胞产生耐受;低剂量 TD 抗原和 TI 抗原均不能诱导 B 细胞产生耐受,只有高剂量的 TD 抗原或 TI 抗原才能诱导 B 细胞产生耐受。小剂量抗原引起的免疫耐受称为低带耐受(low-zone tolerance),大剂量抗原引起的免疫耐受称为高带耐受(high-zone tolerance)。

3. **抗原的注射途径**　通常抗原经静脉注射最易诱导机体产生免疫耐受,腹腔注射次之,皮下和肌内注射最难。此外,某些抗原经口服可诱导黏膜相关淋巴组织产生分泌型 IgA,形成局部黏膜免疫应答,但却可引起全身性免疫耐受。这种耐受分离(split tolerance)现象在疫苗的研究与应用等方面具有重要的实用价值。

4. **抗原的持续存在**　耐受原持续存在是维持机体免疫耐受状态的重要条件之一,可能原因是免疫系统中不断有新的免疫活性细胞产生;而持续存在的耐受原可使新生的免疫活性细胞不断产生免疫耐受。若耐受原在体内消失,则原来已经建立的免疫耐受也将逐渐减弱甚至消失。

5. **抗原表位的特点**　最近发现有些抗原表位易于诱导形成免疫耐受,如鸡卵溶菌酶,其 N 端氨基酸构成的表位能诱导 Treg 细胞活化;而其 C 端氨基酸构成的表位则可诱导 Th 细胞活化。研究证实:将天然鸡卵溶菌酶注射到 H-2^b 小鼠体内,不能刺激小鼠产生相应的抗体,表现为免疫耐受;若将鸡卵溶菌酶 N 端 3 个氨基酸去除(即破坏抑制性表位)后免疫 H-2^b 小鼠,则可诱导产生鸡卵溶菌酶特异性抗体。

二、机体因素

1. **个体免疫系统发育程度**　诱导免疫耐受形成的难易与个体免疫系统的发育成熟程度有关。通常在胚胎期最易诱导免疫耐受的形成,新生期次之,成年期最难。体外实验证实,未成熟的免疫细胞更易于被诱导产生免疫耐受,成熟的免疫细胞往往难以诱导产生耐受。

2. 种属和品系 免疫耐受诱导和维持的难易程度随动物种属、品系不同而异。大鼠和小鼠对诱导免疫耐受较敏感,在胚胎期或新生期均容易诱导成功;兔、有蹄类和灵长类在胚胎期较易诱导产生免疫耐受,出生后则比较困难。同一种属不同品系动物诱导产生免疫耐受的难易程度也有很大差异。

3. 生理状态 单独应用抗原不易诱导成年个体出现免疫耐受,联合采用免疫抑制措施则可诱导耐受。常用的免疫抑制药物和生物制剂有环磷酰胺、环孢素、糖皮质激素和CD3、CD4、CD8抗体。上述药物或生物制剂与抗原联合应用诱导免疫耐受已被许多实验所证明,也是同种器官移植术中用于延长移植物存活的有效措施。

第四节　免疫耐受形成机制

免疫耐受按其形成时期的不同,可分为中枢耐受和外周耐受。中枢耐受(central tolerance)是指在胚胎期及出生后未成熟T细胞、B细胞在中枢免疫器官与自身抗原结合相互作用后形成的免疫耐受;外周耐受(peripheral tolerance)是指成熟的T细胞、B细胞在外周免疫器官与外源性抗原或自身抗原结合相互作用后形成的免疫不应答状态。机体对外源性抗原的耐受主要发生于外周免疫器官;对自身抗原的耐受既可以发生于中枢免疫器官,也可以发生于外周免疫器官。

一、中枢免疫耐受机制

中枢免疫耐受包括T细胞在胸腺微环境中对自身抗原形成的免疫耐受和B细胞在骨髓微环境中对自身抗原形成的免疫耐受。

1. T细胞在胸腺内的免疫耐受机制 来自骨髓的始祖T细胞在胸腺皮质区微环境作用下,首先发育为能够识别各种自身和非己抗原的CD4$^+$CD8$^+$双阳性未成熟胸腺细胞,此种双阳性胸腺细胞经阳性选择,发育为CD4$^+$/CD8$^+$单阳性未成熟胸腺细胞。单阳性胸腺细胞迁入胸腺髓质区,如果其表达的TCR与胸腺树突状细胞表面相应的自身抗原肽-MHC Ⅱ/Ⅰ分子复合物高亲和力结合则发生凋亡,即通过阴性选择使高亲和力自身反应性T细胞克隆从体内清除,形成中枢免疫耐受(详见第十章)。

2. B细胞在骨髓内的免疫耐受机制 骨髓是未成熟B细胞发育分化的中枢免疫器官,未成熟B细胞可通过"克隆清除""克隆失能"或"受体编辑"等机制对自身抗原产生免疫耐受:①骨髓中未成熟B细胞通过表面BCR(mIgM)与骨髓微环境中基质细胞表面的自身抗原高亲和力结合可发生凋亡,导致自身反应性B细胞克隆清除;②骨髓中未成熟B细胞通过BCR与高浓度可溶性自身抗原结合,可因BCR表达受阻或功能丧失而处于"无能"状态;③部分自身反应性B细胞通过BCR受体编辑(receptor editing)改变识别特性,使其不再对自身抗原产生应答导致免疫耐受。

二、外周免疫耐受机制

T细胞、B细胞在中枢免疫器官经过阴性选择后,仍有一定数量自身反应性T细胞、B细胞未被有效清除。针对上述存在于体内的自身反应性细胞,机体可通过以下作用机制使其对自身抗原产生免疫耐受。

1. 克隆失能(clonal anergy) 在外周,自身反应性T、B细胞常以克隆失能状态存在。T、B细胞克隆失能可能有多种原因。

(1) 缺乏第二信号导致T细胞克隆失能:①未成熟树突状细胞(iDC)有可能提呈自身抗原为组织特异性自身反应性T细胞提供活化第一信号,但因其低表达B7等共刺激分子,不能有效产生活化第二信号,而使上述自身反应性T细胞处于失能状态。②某些特定器官和组织细胞有可能表达自身抗原肽-MHC分子复合物,为相应组织特异性自身反应性T细胞提供活化第一信号;同样可因其不表达B7和CD40等共刺激分子,而使上述自身反应性T细胞处于克隆失能状态,即对组织特异性自身抗原形成免疫耐受。

（2）T 细胞克隆失能导致 B 细胞克隆失能:TD 抗原激活 B 细胞需要 CD4$^+$Th 细胞协助。如果上述自身反应性 T 细胞处于失能状态,即使相应 B 细胞接受抗原刺激也不能有效活化,从而呈现免疫无应答状态。

2. **免疫忽视** 体内某些组织特异性自身抗原表达水平低下,或 APC 提呈的组织特异性自身抗原肽与 T 细胞表面 TCR 之间的亲和力过低,均不能诱导相应自身反应性 T 细胞活化产生免疫应答。这种自身反应性 T 细胞与相应组织特异性自身抗原并存,但不引发免疫应答的状态称为免疫忽视(immunological ignorance)。

3. **调节性 T 细胞诱导的免疫耐受** 调节性 T 细胞(Treg)是一类具有负调节作用的 T 细胞,其中自然调节 T 细胞(nTreg)主要通过细胞与细胞直接接触的作用方式发挥免疫抑制作用;诱导性调节 T 细胞(iTreg)主要通过释放 TGF-β 和 IL-10 等细胞因子发挥免疫抑制作用(详见第十章)。上述细胞因子可抑制树突状细胞成熟和自身反应性 T 细胞活化,从而使上述自身反应性 T 细胞处于免疫失能的耐受状态。

4. **免疫豁免** 存在于免疫豁免部位的组织特异性自身抗原,如眼晶状体蛋白、眼葡萄膜色素蛋白和精子等,可通过局部组织构成的物理屏障与外周自身反应性淋巴细胞隔离导致免疫耐受;也可通过免疫屏障,即通过免疫豁免部位组织细胞高表达 FasL 或 TGF-β,使表达相应受体的自身反应性淋巴细胞发生凋亡或失活导致免疫耐受。若因感染或外伤致使上述"隐蔽"自身抗原释放入血,则可刺激相应自身反应性淋巴细胞产生免疫应答,重者可发生交感性眼炎等自身免疫性疾病。

第五节 研究免疫耐受的意义

免疫学理论研究的核心问题是免疫系统如何识别"自己"和"非己",免疫耐受的形成涉及免疫细胞的识别、信号转导、基因表达以及免疫细胞间相互作用等多方面、多层次的调节,是解析机体对"自己"耐受、对"非己"产生特异性免疫应答的关键,研究免疫耐受可促进免疫学基础理论的发展。

免疫耐受与多种临床疾病的发生、发展及转归关系密切。自身免疫病是机体丧失了对自身抗原的生理性耐受,而慢性持续性感染和肿瘤的发生是机体对病原体抗原和肿瘤抗原产生了病理性耐受。因此,探讨免疫耐受机制,诱导机体对自身抗原不应答/低应答或重建对自身抗原的生理性耐受,可用于自身免疫病的防治;诱导机体恢复正常免疫应答清除病原体和杀伤肿瘤细胞、打破病理性耐受,可用于慢性持续性感染和肿瘤的防治。

小 结

免疫耐受是指机体免疫系统接受特定抗原作用后所产生的特异性免疫无应答状态。免疫耐受分为中枢免疫耐受和外周免疫耐受,中枢免疫耐受包括未成熟 T 细胞在胸腺中经历阴性选择后对自身抗原形成的免疫耐受及未成熟 B 细胞在骨髓中通过克隆清除、克隆失能或受体编辑对自身抗原形成的免疫耐受。外周免疫耐受发生于成熟 T 细胞、B 细胞,可通过克隆失能、免疫忽视、免疫调节细胞和免疫豁免等多种机制诱导形成。建立诱导和打破免疫耐受的方法,对指导临床相关疾病的防治具有重要意义。

(单 颖)

思 考 题

1. 简述免疫耐受的概念、特点及其生物学作用。
2. 试述中枢免疫耐受的形成机制。
3. 试述外周免疫耐受的形成机制。

NURSING

第十七章

超 敏 反 应

17章 数字内容

学习目标

1. 掌握超敏反应的概念和分类;Ⅰ~Ⅳ型超敏反应的发病机制;Ⅰ~Ⅳ型超敏反应的常见疾病。

2. 熟悉四型超敏反应的主要区别;Ⅰ型超敏反应的防治原则。

3. 了解皮肤试验的方法及结果判定。

关键词

超敏反应　变态反应　Ⅰ型超敏反应　Ⅱ型超敏反应　Ⅲ型超敏反应　Ⅳ型超敏反应
变应原　过敏反应　特应性个体　过敏性休克　新生儿溶血症　类风湿因子

导言

免疫应答犹如一把"双刃剑",适宜的免疫应答可清除抗原性物质,维持机体内环境稳定;异常的免疫应答会导致机体发生病理性改变,如发生超敏反应性疾病等。掌握超敏反应的发病特点、发生机制、临床常见疾病和防治原则,有助于更好地理解免疫学基础理论知识,可为临床超敏反应相关疾病的诊断和防治奠定良好基础。

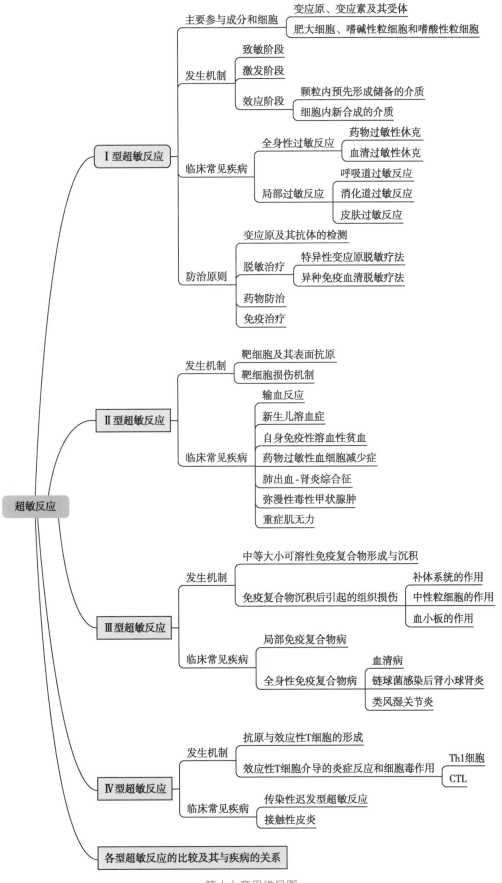

第十七章思维导图

超敏反应(hypersensitivity)是指机体接受某些抗原刺激时发生的以机体生理功能紊乱或组织细胞损伤为主的适应性免疫应答。根据其发生机制和临床特点可分为四型：Ⅰ型超敏反应（type Ⅰ hypersensitivity），即速发型超敏反应(immediate hypersensitivity)；Ⅱ型超敏反应（type Ⅱ hypersensitivity），即细胞毒型或细胞溶解型超敏反应；Ⅲ型超敏反应（type Ⅲ hypersensitivity），即免疫复合物型或血管炎型超敏反应；Ⅳ型超敏反应（type Ⅳ hypersensitivity），即迟发型超敏反应。

第一节　Ⅰ型超敏反应

Ⅰ型超敏反应又称为速发型超敏反应、过敏反应(anaphylaxis)或变态反应(allergy)，由IgE介导产生，可发生于局部或全身。肥大细胞和嗜碱性粒细胞是主要效应细胞，细胞活化后释放的生物活性介质是引发机体生理功能紊乱，产生各种临床症状和疾病的基础。Ⅰ型超敏反应的主要特征：①致敏机体再次接触相同变应原后发生，发生和消退都很快；②常引起生理功能紊乱，几乎不导致严重的组织细胞损伤，偶可危及生命；③具有明显个体差异和遗传倾向，接受某些抗原刺激后，易产生IgE引发过敏反应者被称为特应性个体(atopic individual)。

一、主要参与成分和细胞

1. **变应原、变应素及其受体**　变应原(allergen)是指能够选择性诱导机体产生IgE引起过敏反应的抗原性物质。常见的变应原包括：①某些药物或化学物质，如青霉素、磺胺、普鲁卡因和有机碘化合物等。上述物质本身没有免疫原性，进入机体后可作为半抗原与某种蛋白结合获得免疫原性，成为变应原。②吸入性或注入性变应原，如花粉颗粒、尘螨排泄物、真菌菌丝及孢子、昆虫毒液和动物皮毛等。③食物变应原，如花生、奶、蛋、鱼、虾、蟹贝等食物蛋白或部分肽类物质。④某些酶类物质，如尘螨中的半胱氨酸蛋白酶和枯草杆菌蛋白酶，可引起支气管哮喘等呼吸道过敏反应。

引起Ⅰ型超敏反应的特异性抗体IgE又称变应素(allergin)。正常人血清IgE含量很低，过敏者体内其含量异常增高。IgE主要由鼻咽、扁桃体、气管和胃肠道黏膜下固有层淋巴组织的B细胞产生，这些部位也是变应原易于入侵引发过敏反应的部位。IgE为亲细胞抗体，可在不结合抗原情况下，通过其Fc段与肥大细胞和嗜碱性粒细胞表面高亲和力FcεRⅠ结合而使机体处于致敏状态。

特异性结合IgE Fc段的受体有两种：FcεRⅠ和FcεRⅡ。其中，FcεRⅠ为高亲和力受体，在肥大细胞和嗜碱性粒细胞上高水平表达；FcεRⅡ为低亲和力受体，在体内分布较广。

2. **肥大细胞、嗜碱性粒细胞和嗜酸性粒细胞**　肥大细胞和嗜碱性粒细胞是参与Ⅰ型超敏反应的主要效应细胞。肥大细胞广泛分布于呼吸道、胃肠道、泌尿生殖道黏膜下层和皮肤血管周围的结缔组织；嗜碱性粒细胞数量很少，主要分布于外周血，也可被招募到过敏反应部位。肥大细胞和嗜碱性粒细胞表面表达高亲和力FcεRⅠ，结合IgE后处于致敏状态。致敏的肥大细胞和嗜碱性粒细胞被变应原激活后，通过释放生物活性介质引起超敏反应。

嗜酸性粒细胞主要分布于呼吸道、消化道和泌尿生殖道黏膜组织，血循环中仅少量存在。在趋化因子和炎性介质作用下，嗜酸性粒细胞可被募集到寄生虫感染和炎症部位并被激活，产生具有细胞毒性作用的蛋白和酶类物质，也可产生与致敏肥大细胞和嗜碱性粒细胞相类似的生物活性介质，在Ⅰ型超敏反应效应阶段发挥作用。

历 史 长 廊

超敏反应的发现

20世纪初期,法国科学家 Paul Portier 和 Charles Richet 发现,地中海的游泳者如果被僧帽水母叮咬后会发生不良反应,引起反应的毒素是小分子蛋白质。他们设想如果以该物质作为抗原免疫机体产生抗体,抗体就可中和毒素发挥免疫保护作用。他们给狗注射低剂量毒素进行初次免疫,几周后再进行加强免疫以获得更多抗体。但出乎意料的是加强免疫并未产生更多保护性抗体,而是导致了呕吐、腹泻、窒息甚至死亡。Richet 用"过敏反应"一词来描述免疫系统的这种过度应答,该词取自希腊语,原意为"抗保护作用"。Charles Richet 因其做出的卓越贡献在1913年荣获诺贝尔生理学或医学奖。

二、发生机制

Ⅰ型超敏反应的发生机制和过程如图 17-1 所示,可分为致敏、激发和效应三个阶段。

（一）致敏阶段

变应原进入机体后,可诱导特异性 B 细胞产生以 IgE 为主的体液免疫应答。变应原特异性 IgE 以其 Fc 段与肥大细胞和嗜碱性粒细胞表面高亲和力受体 FcεR I 结合,使机体处于致敏状态。

肥大细胞/嗜碱性粒细胞结合 IgE 后被称为致敏的肥大细胞/嗜碱性粒细胞。游离状态的 IgE 半衰期仅为 2~3d;当与肥大细胞/嗜碱性粒细胞表面的 FcεR I 结合后,其半衰期可维持数月甚至更久。如果长期不接触变应原,致敏状态可逐渐消失。

（二）激发阶段

激发阶段是指相同变应原再次进入机体后,与致敏细胞表面 IgE 特异性结合,使细胞发生活化,导致脱颗粒(degranulation),释放生物活性介质的阶段。多价变应原与致敏细胞表面两个或两个以上相邻 IgE 结合使膜表面 FcεR I 交联,是激发致敏细胞脱颗粒释放组胺等一系列生物活性介质的关键步骤。

（三）效应阶段

效应阶段是指生物活性介质作用于效应组织和器官,引起局部或全身过敏反应的阶段。根据效应发生快慢和持续时间长短,分为速发相反应和迟发相反应。速发相反应通常在接触变应原后数秒钟至 1h 内发生,可持续数小时。主要生物活性介质包括组胺及脂类介质如白三烯(leukotrienes, LTs)、前列腺素 D_2(PGD_2)、血小板活化因子(PAF)等,引起血管扩张和通透性增加、腺体分泌增加、平滑肌收缩等病理性反应。迟发相反应通常在变应原进入体内 1h 后发生,3~9h 达高峰,症状持续可超过 24h。效应细胞合成分泌的趋化因子和细胞因子是该时相的主要介质。皮肤出现即刻的风团-潮红反应后 2~4h 进入迟发相,表现为中性粒细胞、嗜酸性粒细胞和嗜碱性粒细胞聚集,通常 24h 达高峰,然后逐渐消退。

致敏的肥大细胞/嗜碱性粒细胞释放的生物活性介质主要包括以下两类:颗粒内预先形成储备的介质和细胞内新合成的介质。

1. **颗粒内预先形成储备的介质及其作用** ①组胺:组胺是血管活性胺的主要成分,也是速发相反应的主要介质。组胺的主要作用:收缩内皮细胞,增加细胞间隙,增加血管通透性;引起肠道和支气管平滑肌收缩,肠蠕动和支气管痉挛增加。②类胰蛋白酶和糜蛋白酶:类胰蛋白酶是肥大细胞激活的标志,可裂解纤维蛋白原激活胶原酶导致组织损伤;糜蛋白酶可短暂收缩血管,降解表皮基底膜,刺激黏液分泌。③蛋白质多糖/聚糖:包括肝素和硫酸软骨素,在颗粒中充当胺类物质、蛋白酶和其他介质的存储基质,阻止其进入细胞其他部位;颗粒胞吐后,介质以不同速率从蛋白多糖/聚糖释放,解离速度比较快的是血管活性胺。

Note:

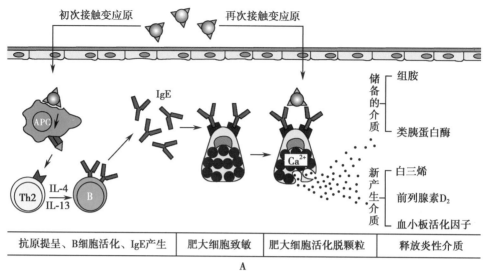

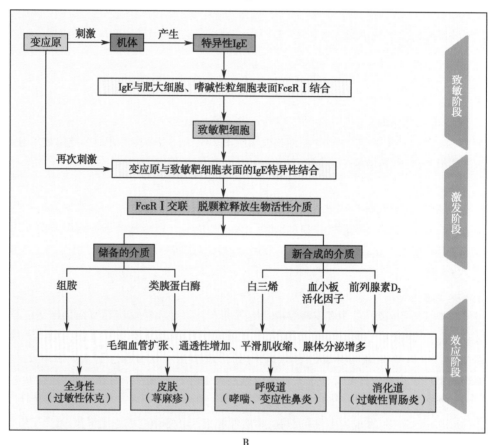

图 17-1　I 超敏反应发生机制示意图

A. 特应性个体在初次接触变应原后产生 IgE,IgE 结合到肥大细胞和嗜碱性粒细胞表面 FcεR I 使机体致敏;相同变应原再次进入致敏机体与 IgE 结合,使 FcεR I 交联,导致细胞活化脱颗粒释放生物活性介质,作用于效应功能组织和器官引发局部或全身性过敏反应。B. 致敏阶段是指变应原初次接触机体后产生的 IgE 结合到肥大细胞和嗜碱性粒细胞的 FcεR I 上;激发阶段是指机体再次接触相同变应原后细胞发生活化释放生物活性介质;效应阶段是指生物活性介质作用于靶细胞和靶器官引发局部或全身性过敏反应。

2. **细胞内新合成的介质及其作用**　①白三烯:白三烯是花生四烯酸经脂氧合酶途径形成的介质,主要作用是使支气管平滑肌持久收缩,使毛细血管扩张,通透性增强,促进黏液分泌;②前列腺素 D_2:是花生四烯酸经环氧合酶途径形成的产物,主要作用是刺激支气管平滑肌收缩,扩张血管,促进中性粒细胞趋化和聚集到炎症部位;③血小板活化因子:主要参与迟发相反应,可直接收缩支气管,收缩内皮细胞,松弛血管平滑肌,在迟发相反应中激活炎性白细胞;④细胞因子:多种细胞因子参与迟发相反应,包括 TNF、IL-3、IL-4、IL-5、CCL3、CCL4 和 CSF 等。TNF 可激活内皮细胞表达黏附分子,与趋化因子共同促进中性粒细胞和单核细胞浸润。IL-3、IL-5 和 GM-CSF 可促进骨髓产生大量嗜酸性粒细胞和使其活化。

活化的嗜酸性粒细胞释放的活性介质主要包括以下两类:①具有毒性作用的颗粒蛋白和酶类物质,如主要碱性蛋白、嗜酸性粒细胞阳离子蛋白、嗜酸性粒细胞过氧化物酶等,可对蠕虫产生毒性作用或引起局部组织损伤、重塑。②合成分泌前列腺素、白三烯、血小板活化因子、IL-3、IL-5 和 IL-8,加重致敏肥大细胞/嗜碱性粒细胞脱颗粒引发的局部炎症反应,在 I 型超敏反应的迟发相反应中发挥重要角色。

三、临床常见疾病

(一)全身性过敏反应

1. **药物过敏性休克**　以青霉素引起的药物过敏性休克最常见,此外头孢菌素、链霉素、普鲁卡因等也可引起。青霉素是半抗原,本身无免疫原性,其降解产物青霉噻唑醛酸或青霉烯酸与体内自身蛋白共价结合后成为完全抗原,可刺激机体产生 IgE,使肥大细胞和嗜碱性粒细胞致敏。当机体再次接触青霉素时,通过结合致敏细胞表面 IgE 触发过敏反应,重者可发生过敏性休克甚至死亡。青霉素在弱碱性溶液中不稳定,使用青霉素时应临用前配制,放置 2h 后不可使用。临床发现少数人初次注射青霉素也可发生过敏性休克,可能与其曾经使用过被青霉素污染的注射器等医疗器械,或吸入空气中青霉菌孢子而使机体处于致敏状态有关。

2. **血清过敏性休克**　临床应用动物免疫血清如破伤风抗毒素、白喉抗毒素进行治疗或紧急预防时,有些病人可因曾经注射过相同的血清制剂已被致敏而发生过敏性休克,重者可在短时间内死亡。

(二)局部过敏反应

1. **呼吸道过敏反应**　常因吸入花粉、尘螨、真菌和毛屑等变应原或呼吸道病原微生物感染引起。过敏性鼻炎、季节性鼻结膜炎和过敏性哮喘是临床常见的呼吸道过敏反应。过敏性哮喘有速发相和迟发相反应两个阶段,前者发生快,消退快;后者发生慢,持续时间长,局部出现以嗜酸性粒细胞、嗜碱性粒细胞和中性粒细胞浸润为主的炎症反应。气道慢性炎症可以导致气管壁增厚、气管周围纤维组织增生、慢性黏液栓形成、肌细胞增生和新生血管形成等变化。

2. **消化道过敏反应**　少数人进食鱼、虾、蟹、蛋和奶等食物后可发生过敏性胃肠炎,出现恶心、呕吐、腹痛和腹泻等症状,严重者可发生过敏性休克。研究表明,病人消化道黏膜表面 SIgA 含量明显减少和蛋白水解酶缺乏可能与过敏反应有关。

3. **皮肤过敏反应**　皮肤过敏反应主要包括荨麻疹、特应性皮炎(湿疹)和血管神经性水肿。这些皮肤过敏反应可由药物、食物、肠道寄生虫或冷热刺激等引起。

四、防治原则

(一)变应原及其抗体的检测

查明变应原并尽量避免接触是预防 I 型超敏反应发生的最有效方法。临床检测变应原最常采用的方法有皮肤试验、血清总 IgE 和特异性 IgE 检测。

1. **皮肤试验**　通常将容易引起过敏反应的药物、生物制品或其他可疑变应原稀释(青霉素 50U、抗毒素血清 1:100、花粉 1:10 000、尘螨 1:100 000)后,取 0.1ml 在受试者前臂内侧做皮内注射,15～20min 后观察结果,以局部皮肤出现红晕、风团直径大于 1cm 为皮肤试验阳性。

2. **血清总 IgE 和特异性 IgE 水平检测**　血清总 IgE 含量升高虽然不能说明受试者对何种变应原过敏,但对鉴别是否可能罹患 I 型超敏反应性疾病有重要意义。受试者血清中变应原特异性 IgE 含量升高,对确定变应原具有重要诊断意义。放射免疫吸附实验是临床上检测变应原特异性 IgE 含量的早期方法。

Note：

（二）脱敏治疗

1. 特异性变应原脱敏疗法 对已查明但却难以避免接触（经呼吸道进入）的变应原，如花粉、尘螨等，可采用小剂量、长间隔（开始间隔数周，以后数月）、反复多次皮下注射的方法进行脱敏治疗。作用机制：①改变抗原进入途径，诱导机体产生大量特异性 IgG 类抗体，使 IgE 应答降低；②变应原特异性 IgG 类抗体可通过与相应变应原结合，影响或阻断变应原与致敏细胞表面特异性 IgE 结合，这种变应原特异性 IgG 抗体又称封闭抗体；③诱导特异性 Treg 细胞分泌 IL-10 或 TGF-β，减轻或抑制过敏性炎症反应。

2. 异种免疫血清脱敏疗法 抗毒素皮试阳性但又必须使用者，可采用小剂量、短间隔（20～30min）、多次注射抗毒素的方法进行脱敏治疗。机制可能是小剂量变应原进入体内与有限数量致敏细胞作用后，释放的生物活性介质较少，不足以引起明显临床症状，同时介质作用时间短、无累积效应。因此短时间内小剂量多次注射变应原（抗毒素血清），可使体内致敏细胞分期分批脱敏，最终全部解除致敏状态。此时大量注射抗血清就不会发生过敏反应。脱敏治疗应在 24h 内完成。此种脱敏是暂时的，经一定时间后机体又可重新致敏。

（三）药物防治

1. 抑制生物活性介质合成和释放的药物 ①色甘酸二钠可稳定细胞膜，阻止致敏细胞脱颗粒，抑制生物活性介质释放。②肾上腺素和异丙肾上腺素可激活腺苷酸环化酶促进 cAMP 合成；甲基黄嘌呤和氨茶碱可抑制磷酸二酯酶阻止 cAMP 分解，使细胞内 cAMP 浓度升高，抑制其脱颗粒释放生物活性介质。③脂氧合酶抑制剂如齐留通（zileuton）可抑制白三烯生成。④环氧合酶抑制剂如阿司匹林可抑制前列腺素合成。

2. 生物活性介质拮抗药 ①苯海拉明、氯苯那敏和异丙嗪等抗组胺药物，可通过与组胺竞争结合效应器官细胞膜上组胺受体发挥抗组胺作用。②扎鲁斯特（zafirlukast）和孟鲁司特（montelukast）等可作为平滑肌细胞、内皮细胞和黏膜腺细胞表面 LTs 受体拮抗剂，有效缓解过敏性哮喘病人的症状。

3. 改善效应器官反应性的药物 ①肾上腺素不仅可解除支气管平滑肌痉挛，还可使外周毛细血管收缩升高血压，对抢救过敏性休克时具有重要作用；②硫酸沙丁胺醇（salbutamol sulfate）等吸入性 β_2-肾上腺素能受体激动剂可有效缓解哮喘发作；③葡萄糖酸钙、氯化钙、维生素 C 等除可解痉外，还能降低毛细血管通透性和减轻皮肤与黏膜的炎症反应。

（四）免疫治疗

根据 I 型超敏反应的发生机制和细胞因子对 IgE 产生的调控作用，可采用免疫生物疗法对 I 型超敏反应进行治疗。如应用人源化抗 IgE 单克隆抗体，阻断 IgE 与肥大细胞和嗜碱性粒细胞表面的 FcεR I 结合，可有效减轻病人的致敏状态。

第二节　II 型超敏反应

II 型超敏反应又称细胞毒型或细胞溶解型超敏反应，是由 IgG 或 IgM 类抗体与靶细胞表面相应抗原结合后，在补体、吞噬细胞和 NK 细胞的参与下，引起以细胞溶解或组织损伤为主的病理性免疫反应。此外，还包括一类特殊的 II 型超敏反应，即抗体刺激型和抗体阻抑型超敏反应（图 17-2）。

一、发生机制

1. 靶细胞及其表面抗原 正常组织细胞、改变的自身组织细胞和被抗原或抗原表位结合修饰的自身组织细胞，均可成为 II 型超敏反应中被攻击杀伤的靶细胞。靶细胞表面的抗原主要包括：①正常存在于血细胞表面的同种异型抗原，如 ABO 抗原、Rh 抗原和 HLA 抗原；②外源性抗原与正常组织细胞之间具有的共同抗原，如链球菌胞壁成分与心脏瓣膜、关节组织之间的共同抗原；③感染和理化因素所致改变的自身抗原；④结合在自身组织细胞表面的药物抗原表位或抗原-抗体复合物。

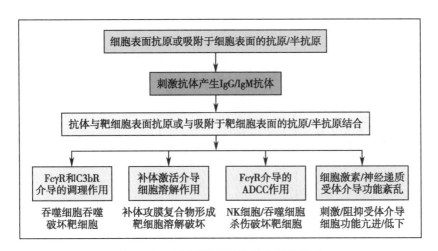

图 17-2 Ⅱ型超敏反应发生机制示意图

Ⅱ型超敏反应可导致细胞溶解、组织破坏和/或功能异常,参与的抗体是 IgG 或 IgM;除抗体外,补体、吞噬细胞和 NK 细胞也参与其中。

2. **靶细胞损伤机制** 参与Ⅱ型超敏反应的抗体主要是 IgG 和 IgM 类抗体。上述抗体与相应靶细胞特异性结合后,在补体、吞噬细胞和 NK 细胞参与下,可通过以下作用机制使靶细胞损伤:①IgG 和 IgM 类抗体具有补体 C1q 结合点,与靶细胞表面抗原结合后,通过激活补体经典途径在靶细胞膜上形成攻膜复合物,或在补体裂解产物 C3b 和吞噬细胞参与下,通过调理作用溶解破坏靶细胞;②IgG 抗体与靶细胞表面相应抗原结合后,其 Fc 段与巨噬细胞、中性粒细胞和 NK 细胞等效应细胞表面 FcγR 结合,通过调理作用和/或抗体依赖细胞介导的细胞毒作用(ADCC),溶解破坏靶细胞;③抗细胞表面受体的自身抗体与细胞表面相应受体结合,可导致靶细胞功能亢进或功能低下,但无炎症现象和细胞损伤。

二、临床常见疾病

1. **输血反应** 输血反应多发生于 ABO 血型不符的输血。如将 A 型供血者的血误输给 B 型受血者,由于 A 型血红细胞表面有 A 抗原,受者血清中有天然抗 A 抗体,两者结合后激活补体可使红细胞溶解破坏引起溶血反应。

2. **新生儿溶血症** 新生儿溶血症可因母子间 Rh 血型不符引起。血型为 Rh⁻ 的母亲由于输血、流产或分娩等原因,接受 Rh⁺ 红细胞表面相应抗原刺激后产生的 Rh 抗体为 IgG 类抗体。当体内产生 Rh 抗体的母亲妊娠或再次妊娠且胎儿血型为 Rh⁺ 时,母体内 Rh 抗体可通过胎盘进入胎儿体内,与红细胞表面相应 Rh 抗原结合使细胞溶解破坏,引起流产、死产或发生新生儿溶血症。产后 72h 内给母体注射 Rh 抗体,及时清除进入母体内的 Rh⁺ 红细胞,可有效预防再次妊娠时发生新生儿溶血症(图 17-3)。母子间 ABO 血型不符(母亲为 O 型,胎儿为 A 型或 B 型)引起的新生儿溶血症临床多见,但症状较轻。

3. **自身免疫性溶血性贫血** 服用甲基多巴类药物,或感染某些病毒如流感病毒、EB 病毒后,可使红细胞膜表面成分发生改变,刺激机体产生抗红细胞自身抗体。这种抗体与自身成分改变的红细胞特异性结合后激活补体系统,引起自身免疫性溶血性贫血。

4. **药物过敏性血细胞减少症** 青霉素、磺胺、安替比林、奎尼丁和非那西丁等药物能与血细胞膜蛋白或血浆蛋白结合获得免疫原性,刺激机体产生抗体,与结合药物的红细胞、粒细胞或血小板作用,或与药物结合形成抗原-抗体复合物后再与具有 IgG Fc 受体的红细胞、粒细胞或血小板结合,引起药物溶血性贫血、粒细胞减少症和血小板减少性紫癜。

5. **肺出血-肾炎综合征** 肺出血-肾炎综合征在临床上以肺出血和进行性肾功能衰竭为特征,严

Note:

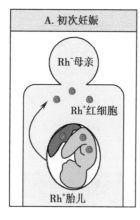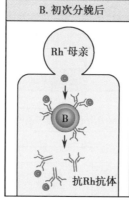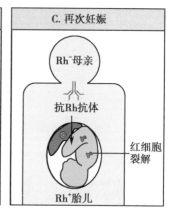

图 17-3 新生儿溶血症发生机制

Rh⁻母亲分娩 Rh⁺新生儿(第一胎)时,胎儿的 Rh⁺红细胞进入母体刺激产生 IgG 类 Rh 抗体;当再次妊娠的胎儿血型为 Rh⁺时,母体内 Rh 抗体可通过胎盘进入胎儿体内,导致红细胞溶解破坏。

重者可死于肺出血和尿毒症,又称为 Goodpasture 综合征。病因尚未确定,发生机制可能是病毒或细菌感染使自身抗原发生改变,刺激机体产生 IgG 类抗自身抗体,与肺泡基底膜和肾小球基底膜结合,激活补体形成攻膜复合物,使细胞溶解破坏;同时在吞噬细胞和 NK 细胞作用下,通过调理吞噬和 ADCC 效应损伤肺泡和肾小球基底膜。

6. 毒性弥漫性甲状腺肿 毒性弥漫性甲状腺肿即格雷夫斯病(Graves 病),俗称甲亢,是一种特殊的 Ⅱ 型超敏反应,即抗体刺激型超敏反应。病人体内产生针对甲状腺细胞表面甲状腺刺激素(thyroid stimulating hormone,TSH)受体的自身抗体。该种抗体与甲状腺细胞表面 TSH 受体结合可刺激甲状腺细胞合成分泌甲状腺素,引起甲状腺功能亢进(图 17-4)。

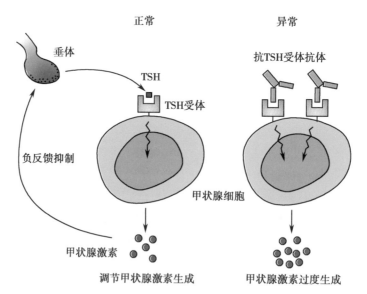

图 17-4 毒性弥漫性甲状腺肿的发生机制

正常情况下,脑垂体分泌甲状腺刺激素 TSH,结合甲状腺细胞的 TSHR 刺激甲状腺素分泌,当甲状腺素达到一定水平时反馈性抑制 TSH 分泌,甲状腺功能正常;毒性弥漫性甲状腺肿病人体内有抗 TSHR 抗体,该抗体结合 TSHR,模拟 TSH 的作用持续刺激甲状腺素分泌导致甲亢。

7. 重症肌无力(myasthenia gravis,MG) 重症肌无力是一种特殊的 Ⅱ 型超敏反应,即抗体阻抑型超敏反应。抗神经-肌肉突触后膜上乙酰胆碱受体的自身抗体,与受体结合使之内化降解,导致肌细胞对运动神经元释放的乙酰胆碱反应性降低,阻碍神经系统信号向肌细胞传递,出现进行性肌无力等症状。

Note:

第三节　Ⅲ型超敏反应

Ⅲ型超敏反应又称免疫复合物型或血管炎型超敏反应,是由中等大小可溶性免疫复合物沉积于局部或全身毛细血管基底膜及组织间隙后,通过激活补体并在血小板、嗜碱性粒细胞和中性粒细胞的参与下,引起的以充血水肿、中性粒细胞浸润和局部坏死为主要特征的炎症反应和组织损伤(图17-5、图17-6)。

一、发生机制

(一)中等大小可溶性免疫复合物形成与沉积

血循环中可溶性抗原与相应抗体结合形成抗原-抗体复合物,即免疫复合物(immune complex, IC)。IC大小与抗原和抗体的比例有关:抗原与抗体比例适合时形成的大分子IC易被吞噬细胞吞噬清除;抗原或抗体过剩时形成的小分子可溶性IC可通过肾小球滤出;当抗原(或抗体)量略多于抗体(或抗原)时形成的中等大小可溶性IC(沉降系数为19S)不易被清除,可沉积在不同组织部位引起Ⅲ型超敏反应。中等大小循环IC在血管基底膜上沉积是造成组织损伤的重要原因。影响循环IC沉积的原因如下:

1. **清除IC能力降低**　IC数量过大,机体吞噬细胞功能低下或补体成分缺陷不能及时清除IC,可能是中等大小可溶性IC在循环中持续存在,引发Ⅲ型超敏反应的主要原因之一。

2. **血管活性胺类物质增加血管通透性**　①IC可直接与血小板表面IgG Fc受体(FcγR)结合,使之活化释放组胺等炎性介质;②补体活化产生的过敏毒素(C3a/C5a)和C3b,能使肥大细胞、嗜碱性粒细胞和血小板活化,释放组胺等炎性介质。上述血管活性胺类物质可使血管内皮细胞间隙增大,增加血管通透性,有助于IC在血管内皮细胞间隙沉积。

3. **局部解剖和血流动力学等因素**　IC的荷电性、结合价、亲和力可影响IC沉积。IC中带正电荷的DNA抗原易与带负电荷的血管基底膜和肾小球基底膜结合,导致严重而持久的组织损伤。肾小球、关节滑膜处的毛细血管因形成尿液和关节液需要超滤血浆,基底膜承受的压力高,IC最易在此处沉积。

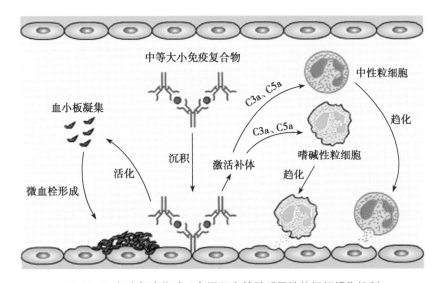

图 17-5　**免疫复合物(IC)沉积血管壁后导致的组织损伤机制**
中等大小可溶性免疫复合物沉积于毛细血管基底膜激活补体,产生过敏毒素作用于血管壁,导致局部组织渗出、水肿;趋化肥大细胞和嗜碱性粒细胞至炎症部位,促进细胞释放生物活性介质如血小板活化因子(PAF),活化血小板形成微血栓;趋化中性粒细胞至炎症部位,释放活性氧和溶酶体酶损伤邻近组织。

Note:

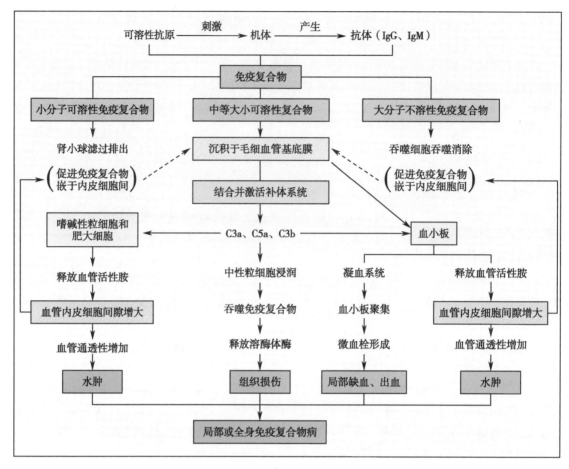

图 17-6　Ⅲ型超敏反应发生机制示意图

可溶性抗原与抗体(IgG、IgM)结合成为免疫复合物,中等大小可溶性免疫复合物在适当条件下沉积于毛细血管基底膜和组织间隙,通过经典途径激活补体,在血小板、嗜碱性粒细胞和中性粒细胞的参与下,导致局部或全身性炎症反应和组织损伤。

（二）免疫复合物沉积后引起的组织损伤

1. 补体系统的作用　IC 激活补体经典途径产生的过敏毒素具有以下作用:①直接使嗜碱性粒细胞和肥大细胞脱颗粒,释放组胺等炎性介质引起局部水肿;②吸引中性粒细胞聚集在 IC 沉积部位,促进局部炎症反应。补体攻膜复合物在局部组织细胞表面形成后通过细胞溶解作用加重组织细胞损伤。

2. 中性粒细胞的作用　中性粒细胞浸润是Ⅲ型超敏反应病理组织学的主要特征之一。局部聚集的中性粒细胞在吞噬 IC 过程中,通过释放蛋白水解酶、胶原酶、弹性纤维酶等使血管基底膜和周围组织细胞发生损伤。

3. 血小板的作用　IC 和 C3b 可使血小板活化产生 5-羟色胺等血管活性胺类物质,导致血管扩张、通透性增强,引起充血和水肿;同时局部血小板聚集并通过激活凝血机制形成微血栓,导致局部组织缺血、出血和坏死。

二、临床常见疾病

（一）局部免疫复合物病

1903 年 Arthus 发现用马血清经皮下反复免疫家兔数周后,当再次注射马血清时可在注射局部出现红肿、出血和坏死等剧烈炎症反应,此种现象被称为 Arthus 反应(Arthus reaction),是一种实验性局部Ⅲ型超敏反应。类 Arthus 反应可见于:①胰岛素依赖型糖尿病病人。局部反复注射胰岛素后可刺激机体产生相应 IgG 类抗体,若此时再次注射胰岛素,即可在注射局部出现红肿、出血和坏死等与 Arthus 反应类似的局部炎症反应;②长期吸入某种真菌孢子或含有小分子动植物蛋白的粉尘,也可刺

Note：

激机体产生相应 IgG 类抗体。当上述可溶性抗原与相应抗体在肺泡和肺泡间质内结合形成 IC 时,可使肺部发生急性炎症反应,临床称为超敏反应性肺炎。

（二）全身性免疫复合物病

1. **血清病**　通常在初次大量注射抗毒素（马血清）后 1~2 周发生,主要临床表现是发热、皮疹、淋巴结肿大、关节肿痛和一过性蛋白尿。这是由于病人体内已经产生抗毒素抗体而抗毒素尚未完全排除,两者结合形成中等大小可溶性循环 IC 所致。血清病具有自限性,停止注射抗毒素后症状可自行消退。有时应用大剂量青霉素、磺胺药等也可引起类似血清病样的反应。

2. **链球菌感染后肾小球肾炎**　一般发生于 A 群溶血性链球菌感染后 2~3 周。此时病人体内产生的抗链球菌抗体能与链球菌可溶性抗原结合形成循环 IC,沉积在肾小球基底膜上,可使肾损伤引起免疫复合物型肾炎。

3. **类风湿关节炎**　病因复杂,可能与细菌、病毒或支原体等持续感染有关。目前认为,上述病原体或其代谢产物能使体内 IgG 分子发生变性,从而刺激机体产生抗变性 IgG 的自身抗体。这种自身抗体以 IgM 为主,临床称类风湿因子（rheumatoid factor,RF）。当自身变性 IgG 与类风湿因子结合形成的中等大小可溶性 IC 反复沉积于小关节滑膜时,可引起类风湿关节炎。

第四节　Ⅳ型超敏反应

Ⅳ型超敏反应是由效应 T 细胞与相应抗原作用后引起的以单个核细胞浸润和组织细胞损伤为主要特征的炎症反应。此型超敏反应发生较慢,当机体再次接受相同抗原刺激后,通常 24~72h 出现炎症反应,又称迟发型超敏反应,是由效应 T 细胞介导的细胞免疫应答（图 17-7）。

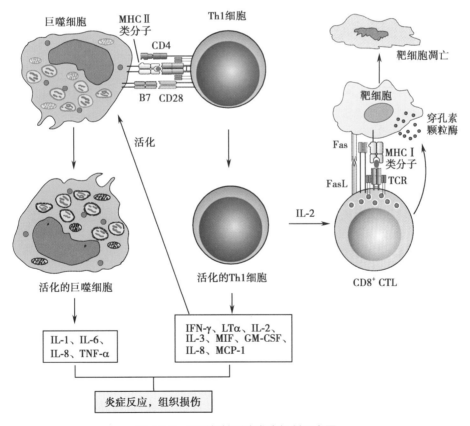

图 17-7　Ⅳ型超敏反应发生机制示意图

Ⅳ型超敏反应是机体再次接触相同抗原刺激 24~72h 后,出现的以单个核细胞浸润和组织细胞损伤为主要特征的炎症反应;效应性 CTL 细胞也参与溶解破坏靶细胞和诱导靶细胞凋亡。

一、发生机制

（一）抗原与效应 T 细胞的形成

引起Ⅳ型超敏反应的抗原主要有胞内寄生菌、某些病毒、寄生虫和化学物质。这些抗原性物质经 APC 加工处理后,能以抗原肽-MHC Ⅱ/Ⅰ类分子复合物形式表达于 APC 表面,供抗原特异性 CD4$^+$Th 细胞和 CD8$^+$CTL 识别,并使之活化、增殖分化为效应 T 细胞。

（二）效应 T 细胞介导的炎症反应和细胞毒作用

效应 T 细胞再次与相应抗原接触后,通过释放一系列细胞因子和/或细胞毒性介质引起炎症反应或迟发型超敏反应。

1. **Th 细胞介导的炎症反应** 效应性 Th1 细胞与 APC 表面相应抗原作用后,通过释放 IFN-γ、TNF-α、TNF-β（LT-α）、IL-3、GM-CSF 和 MCP-1 等,产生以单个核细胞浸润为主的炎症反应。上述细胞因子的作用:①IL-3 和 GM-CSF 刺激骨髓生成单核细胞,增加外周巨噬细胞数量。②TNF-α 活化局部血管内皮细胞,使黏附分子表达增多,分泌趋化因子 MCP-1,促使吞噬细胞、淋巴细胞与血管内皮细胞黏附、外渗,聚集到抗原所在部位参与炎症反应;局部高浓度 TNF-α 可直接对周围组织细胞产生细胞毒作用导致组织损伤。③IFN-γ 可激活巨噬细胞,增强其吞噬杀伤功能,可诱导巨噬细胞合成分泌 IL-1、IL-6 加重损伤。此外,Th1 细胞可借助 FasL 杀伤靶细胞;抗原激活的 Th17 细胞通过产生 IL-17 募集单核细胞和中性粒细胞参与组织损伤。

2. **CTL 介导的细胞毒作用** 效应性 CTL 与靶细胞表面相应抗原结合后,可通过释放穿孔素和颗粒酶等介质,使靶细胞溶解破坏或发生凋亡;也可通过其表面 FasL 与靶细胞表面 Fas 结合或通过分泌大量 TNF-α,使靶细胞凋亡。

Ⅳ型超敏反应的发生机制与细胞免疫应答的机制相同,只是前者在免疫应答过程中给机体带来明显或严重损伤,而后者产生对机体有利结果。Ⅳ型超敏反应见图 17-7。

二、临床常见疾病

1. **传染性迟发型超敏反应** 胞内寄生菌、病毒和某些真菌感染可使机体发生Ⅳ型超敏反应。结核病时肺空洞形成、干酪样坏死和麻风病时皮肤肉芽肿形成,以及结核菌素皮试引起的局部组织损伤均与迟发型超敏反应有关。

2. **接触性皮炎** 接触性皮炎是机体经皮肤接受某些抗原刺激诱导产生抗原特异性效应 T 细胞后,再次接触相同抗原时发生的以皮肤损伤为主要特征的Ⅳ型超敏反应。引起接触性皮炎的抗原有油漆、染料、农药、化妆品、磺胺、青霉素、二硝基氯苯和二硝基氟苯。这些小分子抗原与体内蛋白质结合形成完全抗原,刺激机体产生小分子抗原表位特异性效应 T 细胞。此时机体再次接触相应抗原即可发生接触性皮炎,病人局部皮肤出现红肿、皮疹、水疱,严重者出现剥脱性皮炎。

第五节 各型超敏反应的比较及其与疾病的关系

超敏反应的分型及其特征的比较见表 17-1。超敏反应根据发生机制的不同分为四型,但临床实际情况复杂,有些超敏反应性疾病可由多种免疫损伤机制引起:①系统性红斑狼疮引起的肾损伤主要由Ⅲ型超敏反应所致,而同时发生的再生障碍性贫血则属于Ⅱ型超敏反应;②链球菌感染后肾小球肾炎主要是由Ⅲ型超敏反应引起,也可由Ⅱ型超敏反应所致。同一抗原也可在不同条件下引起不同类型的超敏反应。如青霉素所致的超敏反应通常以过敏性休克、荨麻疹、哮喘等Ⅰ型超敏反应为主,亦可引起局部类 Arthus 反应和关节炎等Ⅲ型超敏反应;当长期大剂量静脉注射时,还可发生由Ⅱ型超敏反应引起的溶血性贫血;反复多次局部涂抹则可造成由Ⅳ型超敏反应引起的接触性皮炎。此外,由青霉素引起的Ⅰ、Ⅲ和Ⅱ、Ⅳ混合型超敏反应的病例也偶有发生。

Note:

表 17-1 超敏反应的分型及其特征的比较

分型	参与的免疫分子和细胞	发生机制	临床常见疾病
Ⅰ型超敏反应（速发型）	IgE、肥大细胞、嗜碱性粒细胞	1. 变应原刺激机体产生 IgE，IgE 与肥大细胞或嗜碱性粒细胞表面 IgE FcR 结合而使其致敏 2. 变应原再次进入，与致敏细胞表面 IgE 桥联结合，导致 FcεRI 交联 3. 致敏细胞脱颗粒，释放生物活性物质 4. 作用于效应器官，引起临床症状	过敏性休克、支气管哮喘、过敏性鼻炎、食物过敏症、荨麻疹
Ⅱ型超敏反应（细胞毒型）	IgG、IgM、补体系统、巨噬细胞、NK 细胞	1. 细胞表面抗原或吸附在细胞表面的抗原/半抗原与抗体结合 2. 激活补体形成攻膜复合物导致细胞溶解破坏 3. 通过调理吞噬作用杀伤靶细胞 4. 通过 ADCC 作用杀伤靶细胞 5. 细胞表面激素/神经递质受体与相应抗体结合，介导细胞功能亢进/低下	输血反应、新生儿溶血症、自身免疫溶血性贫血、药物过敏、肺出血-肾炎综合征、毒性弥漫性甲状腺肿、重症肌无力
Ⅲ型超敏反应（免疫复合物型）	IgG、IgM、补体中性粒细胞、嗜碱性粒细胞、肥大细胞、血小板	1. 中等大小 IC 沉积于血管基底膜或其他组织间隙 2. 激活补体，使嗜碱性粒细胞或血小板释放血管活性胺类物质，导致血管通透性增强，引起局部水肿 3. 中性粒细胞聚集，释放溶酶体酶，使局部组织细胞溶解坏死 4. 活化血小板，微血栓形成，导致局部缺血、淤血、出血和组织坏死	类 Arthus 反应、血清病、类风湿关节炎、链球菌感染后肾小球肾炎
Ⅳ型超敏反应（迟发型）	CD4⁺ Th1 细胞及其分泌的细胞因子 CD8⁺ CTL 及其分泌的细胞毒性介质	1. 抗原激活 T 细胞，使之增殖分化为效应性 Th1 细胞和效应性 CTL 2. 效应性 Th1 细胞通过释放细胞因子引起炎症反应或迟发型超敏反应 3. 效应性 CTL 通过释放细胞毒性物质使靶细胞溶解破坏或凋亡	传染性迟发型超敏反应、接触性皮炎、移植排斥反应

小 结

　　超敏反应是机体受到某些抗原刺激后发生的以机体生理功能紊乱或组织细胞损伤为主的适应性免疫应答。根据其发生机制和临床特点分为Ⅰ～Ⅳ型超敏反应：Ⅰ型超敏反应主要由 IgE 介导，肥大细胞、嗜碱性粒细胞和嗜酸性粒细胞为主要效应细胞，上述细胞活化后释放的生物活性介质可引起机体生理功能紊乱；Ⅱ型超敏反应主要由 IgG 和 IgM 介导，补体、NK 细胞和吞噬细胞介导细胞溶解和组织损伤；Ⅲ型超敏反应主要由免疫复合物（IC）介导，在补体、血小板、嗜碱性粒细胞和中性粒细胞的参与下引起组织充血水肿、血管炎性反应和损伤；Ⅳ型超敏反应是由 T 细胞介导，以单个核细胞浸润和组织损伤为特征的炎症反应。前三型超敏反应主要由抗体介导，Ⅳ型超敏反应则属于细胞免疫。同一种抗原物质可引起不同类型的超敏反应，某些超敏反应性疾病涉及多种损伤机制。

（刘　平）

Note:

思 考 题

1. 简述超敏反应的定义及分类。
2. 试述 I 型超敏反应的特点和防治原则。
3. 简述青霉素引起休克的发病机制。
4. 简述新生儿溶血症的发病机制及其防治原则。
5. 简述 III 型超敏反应的发生机制。
6. 简述四型超敏反应的主要差异,分别列举两种典型临床疾病。

URSING

第十八章

自身免疫病

18章 数字内容

学习目标

1. 掌握自身免疫和自身免疫病的概念。

2. 熟悉自身免疫病的共同特征和分类;自身免疫病的诱发因素。

3. 了解常见自身免疫病及其损伤机制;自身免疫病的治疗原则。

关键词

自身免疫 自身免疫病 器官特异性自身免疫病 系统性自身免疫病 隐蔽抗原 分子模拟
表位扩展 优势表位 隐蔽表位

导言

机体免疫系统通常对正常自身组织细胞或成分不产生免疫应答,即形成天然免疫耐受。在某些内外因素诱导下,体内某些组织细胞和成分可诱导机体产生超越生理限度的病理性免疫应答,严重者引发自身免疫病。本章主要介绍自身免疫病的概念、分类、共同特征,自身免疫病的诱发因素和防治原则,几种常见的自身免疫病及其损伤机制。

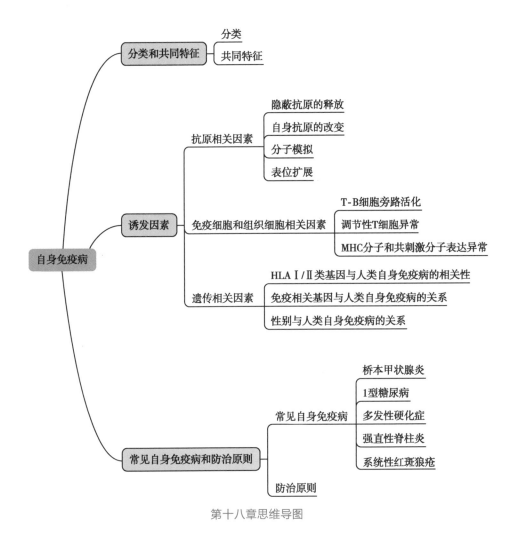

第十八章思维导图

免疫系统具有区分"自己"和"非己"的能力,通常对自身组织成分不产生免疫应答,即形成自身耐受(self-tolerance)。实际上,生理状态下体内存在一定数量的自身反应性 T 细胞或自身抗体,有助于清除体内衰老变性的自身组织细胞或成分,称为自身免疫(autoimmunity),这对维持机体生理平衡和免疫自稳具有重要意义。在某些情况下,当自身耐受发生失调或免疫自稳遭破坏时,机体可产生病理性自身免疫应答,重者发生自身免疫病。自身免疫病(autoimmune disease,AID)是在某些内因或外因诱发下,自身耐受被打破,发生异常自身免疫应答造成自身组织/器官发生病理损伤和功能障碍,从而出现相应的临床表现。

第一节　自身免疫病的分类和共同特征

自身免疫病诱因各不相同,种类很多,临床表现复杂多样、不尽相同。

一、自身免疫病的分类

自身免疫病目前尚无统一分类标准。根据自身抗原的组织器官分布及其分布范围,可将自身免疫病分为器官特异性自身免疫病和系统性自身免疫病(表18-1)。器官特异性自身免疫病(organ specific autoimmune disease)是指病变通常只局限于具有某种自身抗原的特定器官,而极少累及其他组织器官的自身免疫病,如桥本甲状腺炎、1 型糖尿病和重症肌无力。系统性自身免疫病(systemic autoimmune disease)又称为全身性自身免疫病,是机体针对多种自身抗原产生的病变,累及多个组织器官的自身免疫病,如系统性红斑狼疮、类风湿关节炎和多发性硬化症等。

Note:

表 18-1　几种常见的自身免疫病

病名	自身抗原	免疫效应分子和细胞	类别
桥本甲状腺炎	甲状腺球蛋白、甲状腺过氧化物酶	自身抗体	器官特异性
2 型糖尿病	胰岛素受体	自身抗体	器官特异性
自身免疫性溶血性贫血	红细胞膜表面蛋白	自身抗体	器官特异性
重症肌无力	乙酰胆碱受体	自身抗体（阻断），自身反应性 T 细胞	器官特异性
毒性弥漫性甲状腺肿	促甲状腺激素（TSH）受体	自身抗体（刺激）	器官特异性
交感性眼炎	眼晶状体蛋白（隐蔽抗原）	自身反应性 CTL	器官特异性
1 型糖尿病	胰岛 β 细胞	自身反应性 CTL、自身抗体	器官特异性
多发性硬化症	髓磷脂碱性蛋白	自身反应性 Th1 细胞	系统性
强直性脊柱炎	脊椎关节抗原	自身抗体、免疫复合物,自身反应性 T 细胞	系统性
类风湿关节炎	关节滑膜、结缔组织、变性 IgG	自身抗体、免疫复合物,自身反应性 T 细胞	系统性
系统性红斑狼疮	DNA、核蛋白等	自身抗体、免疫复合物	系统性

二、自身免疫病的共同特征

虽然自身免疫病的诱因各不相同,种类很多,但有如下共同特征:①发病率女性高于男性,初发多在育龄阶段;②有明显的遗传倾向;③多呈反复发作和慢性迁延趋势,病人工作能力和生活质量受到严重影响;④病人体内可检出高效价的自身抗体和/或自身反应性 T 细胞。

第二节　自身免疫病的诱发因素

诱发自身免疫病的因素很多,主要包括抗原相关因素、免疫细胞与自身组织细胞相关因素和遗传相关因素等。

一、抗原相关因素

1. **隐蔽抗原的释放**　隐蔽抗原(sequestered antigen)是指正常情况下从未与免疫细胞接触过的某些自身抗原,主要存在于脑、睾丸和眼等免疫特赦部位。在个体发育过程中,体内隐蔽抗原特异性自身反应性淋巴细胞未能与之接触而被保留。在手术、外伤、感染等情况下,隐蔽抗原可进入血液和淋巴液,就有可能激活相应自身反应性 T/B 细胞产生免疫应答,引发相应自身免疫病。如输精管结扎术可能使精子释放入血,从而刺激机体产生抗精子抗体引发自身免疫性睾丸炎;一侧眼外伤导致晶状体释放,有可能刺激机体产生抗晶状体抗体或相应效应 T 细胞,从而导致健侧眼球发生交感性眼炎。

2. **自身抗原的改变**　微生物感染、理化等因素均有可能使自身抗原发生改变(暴露新的抗原表位,抗原构象发生改变,抗原修饰或降解),从而使机体免疫系统将其视为非己物质加以排斥,重者可引发自身免疫病。例如:①肺炎支原体感染可使红细胞表面抗原成分发生改变,从而刺激机体产生抗红细胞抗体,导致红细胞溶解破坏;②某些小分子化学药物(半抗原)能与血小板结合获得免疫原性,从而刺激机体产生药物特异性 IgG 类抗体,与血小板结合使之溶解破坏。

Note:

3. **分子模拟**　某些病原微生物具有与人体正常组织细胞相同或相似的抗原表位。它们感染机体后产生的抗体不仅能与病原微生物表面相应 B 细胞表位结合,也能与人体正常组织细胞表面相应 B 细胞表位结合,此种现象称为分子模拟(molecular mimicry)。上述病原体特异性抗体与具有相同 B 细胞表位的自身组织细胞结合后,在其他固有免疫细胞和分子参与下可使相应自身组织细胞遭到损伤。例如,A 群溶血性链球菌 M 蛋白与人心肌肌球蛋白具有相同的 B 细胞表位(共同表位),A 群溶血性链球菌感染后诱导机体产生的抗体不仅能与链球菌 M 蛋白表面 B 细胞表位特异性结合,也能与人心肌肌球蛋白表面相应 B 细胞表位结合导致心肌细胞损伤。

4. **表位扩展**　根据抗原表位刺激机体产生免疫应答的强弱和先后,可将其分为原发表位和继发表位。原发表位是抗原分子众多表位中首先激发机体免疫应答的表位,又称优势表位。继发表位包括抗原表面密度较低的表位和隐藏于抗原内部的隐蔽表位;上述继发表位通常在机体后续免疫应答中发挥作用。表位扩展(epitope spreading)是指机体免疫系统首先针对抗原优势表位发生免疫应答,但因不能及时将抗原清除而对低密度表位和清除抗原过程中暴露的隐蔽表位相继持续不断发生免疫应答的现象。表位扩展是系统性红斑狼疮和类风湿关节炎等系统性自身免疫病迁延不愈和不断加重的主要原因之一。

二、免疫细胞和组织细胞相关因素

1. **T 细胞和 B 细胞的旁路活化**　B 细胞作为专职性 APC 可通过其 BCR 直接识别结合抗原,并以抗原肽-MHC Ⅱ类分子复合物的形式提呈给相应 Th 细胞;Th 细胞则通过 TCR 识别抗原肽。通过 T 细胞和 B 细胞的相互作用,Th 细胞活化,进而辅助 B 细胞活化、增殖和分化,形成浆细胞,产生抗体。

研究证实,体内存在某些能够识别自身组织抗原成分的自身反应性 B 细胞,而缺乏能够识别同一自身组织抗原成分的自身反应性 T 细胞。因此,上述自身反应性 B 细胞由于不能获得 T 细胞协助而处于活化失能状态。某些情况下,T 细胞与 B 细胞间可发生"旁路活化"现象,即 T 细胞、B 细胞在不识别同一 TD 抗原情况下,也可使 B 细胞活化产生抗体。例如:细菌或病毒超抗原既能与自身抗原特异性 B 细胞表面 MHC Ⅱ类分子抗原肽结合槽外侧保守序列结合,又能与 Th 细胞表面 TCRβ 链可变区外侧保守氨基酸序列结合,并由此导致 T 细胞和 B 细胞相互作用,使自身抗原特异性 B 细胞活化产生相应自身抗体(图 18-1)。

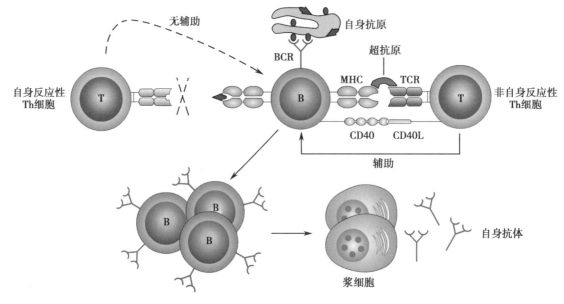

图 18-1　超抗原介导的 T 细胞和 B 细胞旁路活化示意图
某些自身反应性 B 细胞在超抗原作用下可通过 T 细胞和 B 细胞旁路活化途径活化,产生自身抗体。

2. **调节性 T 细胞异常**　自然调节性 T 细胞(nTreg)是一种具有免疫抑制作用的 T 细胞亚群,其功能异常是引发自身免疫病的主要原因之一。研究证实,nTreg 功能缺陷或 Foxp3 基因敲除小鼠易发生自身免疫病;将同系正常小鼠 nTreg 过继给上述小鼠则可抑制自身免疫病的发生。

3. **MHC 分子和共刺激分子表达异常**　体内某些组织细胞表面具有器官特异性自身抗原。正常情况下,上述组织细胞不表达 MHC Ⅱ类分子和共刺激分子,不能将上述自身抗原以抗原肽-MHC Ⅱ分子复合物的形式表达在细胞表面,因此无法诱导体内相应自身反应性 T 细胞产生免疫应答。感染发生时,某些微生物或其产物可刺激机体组织细胞产生 IFN-γ 等细胞因子,此类细胞因子通过诱导上述组织细胞表达 MHC Ⅱ类分子和共刺激分子,而使组织特异性自身抗原以抗原肽-MHC Ⅱ分子复合物形式表达于组织细胞表面,并由此导致相应自身反应性 T 细胞活化,引发器官特异性自身免疫病。

三、遗传相关因素

自身免疫病有明显的遗传倾向,个体发生自身免疫病的概率与其遗传背景密切相关。

1. **HLA Ⅰ/Ⅱ类基因与自身免疫病的相关性**　①重症肌无力、系统性红斑狼疮和 1 型糖尿病与 HLA-DR3 有关;②类风湿关节炎和寻常性天疱疮与 HLA-DR4 有关;③肺出血肾炎综合征和多发性硬化症与 HLA-DR2 有关;④强直性脊柱炎与 HLA-B27 有关;⑤桥本甲状腺炎与 HLA-DR5 有关。携带上述特定基因者与同种族健康人相比,相关自身免疫病的发生概率明显增高。

2. **免疫相关基因与自身免疫病的关系**　①C1q 和/或 C4 基因缺陷个体可因清除免疫复合物能力减弱,使体内循环免疫复合物含量增加而易患系统性红斑狼疮;②Fas/FasL 基因缺陷个体可因活化诱导的细胞死亡机制出现障碍,而易患自身反应性淋巴细胞增生综合征等自身免疫病;③CTLA-4 等位基因突变个体可因产生无活性 CTLA-4 分子,而易患糖尿病和甲状腺疾病等自身免疫病。

3. **性别与自身免疫病的关系**　女性发生系统性红斑狼疮和多发性硬化症的可能性比男性高 10~20 倍;女性类风湿关节炎发病率为男性的 3~4 倍;男性强直性脊柱炎发病率约为女性的 3 倍。

第三节　常见自身免疫病和防治原则

一、常见自身免疫病

自身免疫病组织细胞损伤机制与某些超敏反应性疾病相同,有的自身免疫性疾病的发生是自身抗体和自身反应性 T 淋巴细胞共同作用的结果(表 18-1)。许多自身免疫病已在超敏反应性疾病中论述,本节将对某些在超敏反应性疾病中尚未提及的几种常见自身免疫病进行简要介绍。

1. **桥本甲状腺炎(Hashimoto thyroiditis,HT)**　桥本甲状腺炎是由体内甲状腺过氧化物酶特异性自身抗体和甲状腺球蛋白特异性自身抗体与甲状腺组织相应自身抗原结合后,通过抗体依赖细胞介导的细胞毒作用(ADCC)和补体激活介导产生的细胞毒作用,使甲状腺组织损伤破坏乃至萎缩的一种器官特异性自身免疫病。病程早期,没有临床症状,但可检出上述自身抗体;中期,甲状腺轻度肿大,滤泡破坏,可检出高滴度自身抗体;晚期,甲状腺萎缩、功能减退,出现明显临床症状。HT 是最常见的自身免疫性甲状腺病,女性发病率是男性的 3~4 倍。

2. **1 型糖尿病(diabetes mellitus type 1)**　1 型糖尿病是由体内胰岛 β 细胞特异性自身反应性 CTL 和抗胰岛 β 细胞自身抗体作用于胰岛 β 细胞,使之损伤导致胰岛素分泌不足引发的器官特异性自身免疫病。该病可发生于任何年龄,多见于青少年,可因胰岛素水平低下而导致糖代谢紊乱和血糖浓度增高,主要临床症状是多饮、多食、多尿及体重下降等。

3. **多发性硬化症(multiple sclerosis,MS)**　多发性硬化症是由体内髓磷脂碱性蛋白特异性 Th1 细胞持续作用于中枢神经组织引发的慢性进行性中枢神经系统脱髓鞘病。病人反复出现短暂视觉、运动和触觉等神经功能障碍,最终导致全身瘫痪和中枢神经功能丧失。研究发现:①病人中枢神经组织布满因脱髓鞘而形成的白斑,其内富含巨噬细胞、T 细胞和 B 细胞;②多数病人血清中含有高

Note:

水平抗麻疹病毒抗体。目前认为 MS 发生可能与麻疹病毒感染有关。

4. **强直性脊柱炎（ankylosing spondylitis，AS）**　强直性脊柱炎是由脊椎关节自身抗原与相应抗原特异性自身抗体结合形成的免疫复合物（IC）沉积于脊椎关节而引发的自身免疫病。病人脊椎发生慢性进行性炎症，导致脊椎关节完全融合。典型表现为腰背痛、晨僵、腰椎各方向活动受限和胸廓活动度减少。AS 发病年龄多为 20~30 岁，男性较多见，其中 90% 以上携带 HLA-B27 基因，而未患强直性脊柱炎的人此基因携带率仅为 7%。

5. **系统性红斑狼疮（systemic lupus erythematosus，SLE）**　系统性红斑狼疮是由抗 DNA、抗组蛋白等多种自身抗体，与相应自身抗原结合形成的循环免疫复合物沉积于皮下、关节和肾小球基底膜等处后，通过激活补体和某些固有免疫细胞使局部组织细胞发生损伤引发的全身性自身免疫病。病人多为育龄妇女，主要临床表现为发热、关节疼痛、面部红斑、血尿、蛋白尿、红细胞沉降率加快和高丙种球蛋白血症。SLE 病因尚不明确，可能与易感个体发生持续性病毒感染导致体内某些自身抗原发生改变，或与免疫调节功能紊乱导致多克隆自身反应性 B 细胞过度活化有关。

二、自身免疫病的防治原则

由于自身免疫病的诱因较多，机制复杂，防治上存在较大难度。理论上，治疗自身免疫病的理想方法是重新恢复机体免疫系统对自身抗原的免疫耐受状态，但迄今尚未实现这一目标。目前，临床防治方案除控制发病诱因外，主要通过抑制或阻断体内病理性自身免疫应答，以缓解或减轻病人临床症状。

1. **控制发病诱因**　多种微生物可诱发自身免疫病，通过应用疫苗、抗生素、抗病毒药物等预防和控制感染，可降低某些自身免疫病的发生率。在临床上治疗疾病过程中，对能引发自身免疫病的药物要谨慎使用。如 EB 病毒感染，或者服用甲基多巴，均可使红细胞膜表面成分发生改变，刺激机体产生相应抗体，引起自身免疫性溶血性贫血。

2. **抑制对自身抗原的免疫应答**　免疫抑制剂是目前治疗自身免疫病的有效药物。糖皮质激素可抑制炎症反应；环孢素能抑制 IL-2 等基因活化，从而抑制 T 细胞的增殖和分化；抗免疫细胞表面分子的抗体，可阻断相应免疫细胞的活化，或者清除自身反应性 T 细胞、B 细胞克隆，从而抑制自身免疫应答。如抗 CD3 和抗 CD4 的 mAb 抑制自身反应性 T 细胞活化。

3. **重建对自身抗原的免疫耐受**　口服自身抗原有助于诱导肠相关淋巴组织产生对自身抗原的免疫耐受，抑制自身免疫病的发生。如口服重组胰岛素预防和治疗糖尿病。

4. **其他**　应用 TNF-α 单抗、可溶性 TNF-α 受体-Fc 融合蛋白等治疗类风湿关节炎；脾切除治疗严重的自身免疫性血细胞减少症；补充维生素 B_{12} 治疗由抗内因子自身抗体引起的恶性贫血。

近年来，通过对自身免疫病实验动物模型的研究，已在特异性免疫治疗方面取得初步进展。现行治疗方案举例见表 18-2。

表 18-2　**自身免疫病的治疗**

治疗方案	举例
激素替代疗法	口服甲状腺素：治疗桥本甲状腺炎
	注射胰岛素：治疗糖尿病
抗炎疗法	口服阿司匹林：治疗关节肿痛
	口服布洛芬（ibuprofen）：治疗关节肿痛
糖皮质激素	口服泼尼松（prednisone）：抑制炎症反应
抑制细胞代谢	口服硫唑嘌呤：抑制 T/B 细胞增殖和分化
	口服/注射环磷酰胺：抑制 T/B 细胞增殖和分化
免疫抑制剂	注射环孢素 A：抑制 T 细胞活化和增殖
	注射 FK506：抑制 T 细胞活化和增殖
免疫生物疗法	注射抗 TNF-α 单抗、可溶性 TNF-α 受体-Fc 融合蛋白：治疗类风湿关节炎

小　结

　　自身免疫病是机体免疫系统对自身组织细胞或成分产生异常免疫应答,导致组织/器官发生病理损伤和功能障碍的临床疾病。自身免疫病分为器官特异性自身免疫病和系统性自身免疫病两大类。自身免疫病的诱发因素主要包括抗原相关因素、免疫细胞与自身组织细胞相关因素和遗传相关因素。目前缺乏预防自身免疫病的有效措施,自身免疫病的治疗原则是抑制或阻断体内病理性自身免疫应答,减轻病人的临床症状。

（骆耐香）

思 考 题

1. 什么是自身免疫和自身免疫病?
2. 简述自身免疫病的共同特征和分类。
3. 试述自身免疫病的诱发因素。
4. 列举常见的自身免疫病,举一例说明其发生机制、临床表现和治疗原则。

NURSING

第十九章

免疫缺陷病

19章 数字内容

学习目标

1. 掌握免疫缺陷病的分类和共同临床表现;获得性免疫缺陷综合征的致病机制和临床特点。

2. 熟悉各类原发性免疫缺陷病的致病机制和临床表现;机体对 HIV 的免疫应答;HIV 的临床分期。

3. 了解免疫缺陷病的免疫学诊断和治疗原则。

关键词

免疫缺陷病　原发性免疫缺陷病　获得性免疫缺陷病　X 连锁无丙种球蛋白血症
重症联合免疫缺陷病　遗传性血管神经性水肿　阵发性夜间血红蛋白尿
获得性免疫缺陷综合征　人类免疫缺陷病毒

导言

免疫系统中任何成分的缺失都可能导致免疫缺陷病。根据不同的发病原因,免疫缺陷病可分为原发性免疫缺陷病和获得性免疫缺陷病。熟悉不同种类免疫缺陷病的发病原因有助于理解相关免疫细胞和分子在免疫应答中的作用,并可揭示临床相关疾病的发生机制。此外,本章还详细描述了 HIV 引起的获得性免疫缺陷综合征的免疫学机制,为 HIV 的防治提供了诸多可以借鉴的策略。

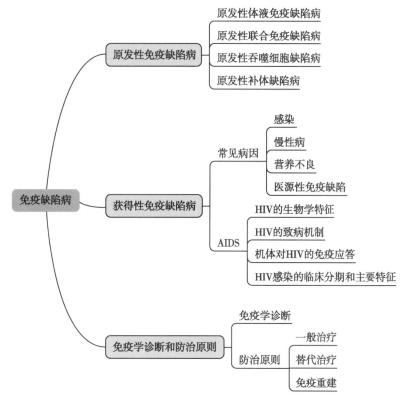

第十九章思维导图

免疫缺陷病(immunodeficiency disease,IDD)是指免疫系统先天发育不全或后天损伤导致免疫功能低下或不全所引发的临床综合征。根据发病原因不同,免疫缺陷病可分为原发性免疫缺陷病(primary immunodeficiency disease,PIDD)和获得性免疫缺陷病(acquired immunodeficiency disease,AIDD)。免疫缺陷病的发病机制不尽相同,临床表现也多种多样,但常具有以下共同特征:①病人对病原体的易感性明显增加,感染通常表现为慢性、反复发作、难以治愈,并成为主要死因;②病人易并发恶性肿瘤,如 PIDD 病人常并发白血病和淋巴系统肿瘤,AIDD 病人常见卡波西肉瘤和 B 细胞淋巴瘤;③病人免疫自稳功能紊乱,常伴发系统性红斑狼疮和类风湿关节炎等自身免疫性疾病;④PIDD 有遗传倾向,多发于儿童。

第一节　原发性免疫缺陷病

原发性免疫缺陷病又称为先天性免疫缺陷病,是由于免疫系统遗传基因缺陷或先天性免疫系统发育障碍而导致免疫功能不全所引起的疾病。根据病变所累及的免疫细胞及成分不同,可分为以抗体为主的原发性免疫缺陷病(B 细胞缺陷)、联合免疫缺陷病(T 细胞和 B 细胞缺陷、T 细胞缺陷和 B 细胞正常)、吞噬细胞缺陷病及补体缺陷病。

一、原发性体液免疫缺陷病

原发性体液免疫缺陷病是一类以抗体生成或功能缺陷为特征的疾病,以血清免疫球蛋白(immunoglobulin,Ig)减少和缺失为主要特征。Ig 的缺乏可以是某一类或亚类,也可以是多种或全部 Ig 的缺乏。其中,X 连锁无丙种球蛋白血症(X-linked agammaglobulinemia,XLA)是最常见的体液免疫缺陷病,又称为 Bruton 综合征。XLA 属 X 染色体隐性遗传,仅发生于男性婴幼儿,其发病机制在于 X 染色体上酪氨酸蛋白激酶(Btk)基因突变。Btk 是参与 B 细胞胞内活化信号转导的重要分子,其表达缺陷可使前 B 细胞不能发育成熟为 mIgM$^+$B 细胞。XLA 病人血液和淋巴组织中的 B 细胞极度减少,血清

Note:

Ig减少或缺如,临床表现为反复、持久的化脓性细菌感染,但是病人的细胞免疫功能正常,对病毒、真菌等胞内寄生菌感染有抵抗力。

二、原发性联合免疫缺陷病

联合免疫缺陷病(combined immunodeficiency disease,CID)是同时累及机体细胞免疫和体液免疫的一类疾病。重症联合免疫缺陷病(severe combined immunodeficiency disease,SCID)是 T 细胞发育异常和/或 B 细胞发育不成熟引起,包括 T 细胞、B 细胞均缺如的重症联合免疫缺陷病及 T 细胞缺陷、B 细胞正常的重症联合免疫缺陷病。先天性 T 细胞、B 细胞均缺如的重症联合免疫缺陷为常染色体遗传,淋巴细胞明显减少,各类 Ig 缺乏。多种疾病与 T 细胞的发育缺陷密切相关,如腺苷酸脱氨酶(adenosine deaminase,ADA)缺陷、CD3γ 缺陷和 ZAP-70 缺陷。T 细胞缺陷、B 细胞正常的重症联合免疫缺陷病病人 T 细胞明显减少,NK 细胞减少或正常,B 细胞数量正常,但 Ig 明显降低,约 40% 为 X 连锁隐性遗传性疾病,是细胞因子受体亚单位 γc 链缺陷所致,多见于新生儿或婴幼儿,临床表现各异,但均出现胸腺体积小、淋巴组织发育不全及血浆 Ig 缺乏等,患儿常因严重感染而死亡。

知识拓展

X 连锁重症联合免疫缺陷病

X 连锁重症联合免疫缺陷病约占 SCID 的 40%,为 X 连锁隐性遗传病。病人在婴幼儿期内多因无法控制的反复感染而致死,患儿需在无菌隔离箱内生活。该病是由于病人 IL-2 受体 γ 链基因突变所致。IL-2 受体 γ 链是多种细胞因子受体(IL-2R、IL-4R、IL-7R、IL-9R、IL-15R 和 IL-21R)共有的亚单位,参与细胞因子的信号转导并调控 T 细胞、B 细胞和 NK 细胞的分化发育和成熟。IL-7R 或 IL-15Rγ 链信号转导障碍分别导致 T 细胞和 NK 细胞早期发育障碍;IL-2R 和 IL-4Rγ 链信号转导障碍,导致 B 细胞功能缺陷。

三、原发性吞噬细胞缺陷病

原发性吞噬细胞缺陷指单核-巨噬细胞、中性粒细胞等吞噬细胞数目减少或迁移、黏附、吞噬杀伤等功能障碍,包括慢性肉芽肿病、遗传性粒细胞减少症和白细胞黏附分子缺陷症等疾病。

慢性肉芽肿病(chronic granulomatous disease,CGD)为最常见的原发性吞噬细胞功能缺陷,多数为 X 连锁隐性遗传,还有部分为常染色体隐性遗传。CGD 的发病机制在于吞噬细胞还原型辅酶 H(NAPDH)氧化酶相关基因发生突变,使吞噬细胞不能产生超氧阴离子、过氧化氢和单态氧离子,造成吞噬细胞杀伤能力障碍,过氧化物酶阳性细菌和真菌等病原体在吞噬细胞内聚集,并随吞噬细胞游走播散至全身各处,造成慢性持续感染。临床上表现为反复严重的化脓性感染,并在感染部位形成色素沉着性肉芽肿,常见肝脾脓肿和淋巴结肿大。

四、原发性补体缺陷病

补体系统中几乎所有成分都有可能发生遗传缺失。补体固有成分缺失常伴发自身免疫性疾病和反复发生的化脓性细菌感染,如 C1、C2 和 C4 的缺陷常发生 SLE;C3、H 因子和 I 因子的缺乏增加了病人发生化脓性细菌感染的概率;C5、C6、C7 和 C8 的缺失使病人易发生严重的奈瑟菌感染。补体受体和补体调节蛋白的缺失还会表现为一些特有的症状。

1. 遗传性血管神经性水肿(hereditary angioneurotic edema,HAE) 遗传性血管神经性水肿是由于 C1 抑制物(C1 INH)基因缺陷导致 C1 INH 缺失/减少,致使 C1 持续活化不断裂解 C2,产生大量 C2b、并进一步裂解为 C2 激肽，从而导致毛细血管扩张、通透性增加，出现反复发作的皮肤黏膜水肿，严重者可因咽喉水肿出现呼吸困难、甚至窒息死亡。

2. **阵发性夜间血红蛋白尿**（paroxysmal nocturnal hemoglobinuria，PNH）　阵发性夜间血红蛋白尿的发病机制是糖基化磷脂酰肌醇（GPI）合成障碍，使衰变加速因子（DAF）和膜反应性溶解抑制物（MIRL）无法锚定在血细胞表面，而 DAF 和 MIRL 可保护血细胞免受自身补体的攻击。所以 GPI 缺失会导致自身红细胞被活化的补体裂解，造成溶血性贫血，临床呈阵发性、睡眠后血红蛋白尿发作加重。

第二节　获得性免疫缺陷病

获得性免疫缺陷病（AIDD）又称为继发性免疫缺陷病（secondary immunodeficiency disease，SIDD），是指继发于某些疾病或因使用药物而产生的免疫缺陷病。

一、获得性免疫缺陷病的常见病因

1. **感染**　某些病毒、细菌、真菌、寄生虫等病原体可引起不同程度的免疫功能损伤，诱发免疫缺陷病。引起 AIDD 的常见病原体有人类免疫缺陷病毒（human immunodeficiency virus，HIV）、麻疹病毒、风疹病毒、巨细胞病毒、EB 病毒、结核杆菌、麻风杆菌等。其中感染 HIV 后所引起的获得性免疫缺陷综合征对人类危害最大。

2. **慢性病**　一些慢性器官功能不全和肿瘤会导致不同程度的免疫功能缺陷。例如，肝功能不全时常伴有细胞免疫、体液免疫和吞噬细胞功能障碍；肾功能不全常伴有血清中免疫球蛋白降低；急慢性白血病、淋巴瘤、霍奇金病等免疫系统肿瘤会抑制免疫细胞活性，引起免疫功能缺陷。

3. **营养不良**　低蛋白质血症会明显抑制免疫分子的合成与分泌，造成免疫功能低下。微量元素（如锌、铜、硒）和维生素缺乏会引起 T 细胞、B 细胞数量和功能的降低。

4. **医源性免疫缺陷**　医源性放射性损伤会造成全身淋巴组织萎缩，淋巴细胞数量减少。长期应用皮质类固醇、环磷酰胺、甲氨蝶呤、环孢素 A、氯霉素等药物均可抑制机体的免疫功能。

二、获得性免疫缺陷综合征

获得性免疫缺陷综合征（acquired immunodeficiency syndrome，AIDS）简称艾滋病，是 HIV 感染机体后，引起一种以细胞免疫严重缺陷、机会性感染、恶性肿瘤和神经系统病变为特征的临床综合征。AIDS 在全球蔓延迅速，已成为威胁人类生命的重大传染病之一。

（一）HIV 的生物学特征

HIV 是一种嗜免疫系统的反转录病毒，分为 HIV-1 和 HIV-2 两型，约 95% 的 AIDS 是由 HIV-1 型引起的。HIV 病毒外层是包膜，镶嵌有 gp120 和 gp41 两种糖蛋白构成的刺突，两者与病毒入侵细胞密切相关。gp120 基因易发生突变，有利于病毒逃避机体免疫系统的清除，给艾滋病的治疗和疫苗的研制带来了困难。包膜内衬有内膜蛋白 p17。核衣壳含有两条相同的 RNA、多种酶和衣壳蛋白（图 19-1）。

（二）HIV 的致病机制

1. **HIV 侵入免疫细胞的机制**　HIV 通过其表面的 gp120 与靶细胞表面的 CD4 分子结合进入细胞，所以易感细胞主要是 CD4$^+$T 细胞，也包括表达 CD4 的单核-巨噬细胞、树突状细胞和神经胶质细胞。此外，靶细胞表面的趋化因子受体 CXCR4（T 细胞）或 CCR5（Mφ、DC）是 HIV 的共受体，对 HIV 侵入靶细胞具有辅助作用（图 19-2）。

2. **HIV 感染免疫损伤机制**　HIV 可直接/间接攻击杀伤 CD4$^+$T 细胞，使 B 细胞功能紊乱，单核-巨噬细胞功能降低。

Note：

电镜照片	模式图

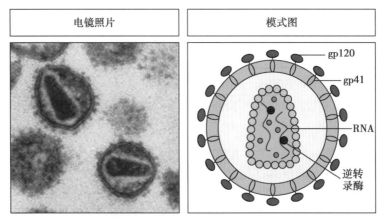

图 19-1　HIV 病毒结构示意图

HIV 病毒包膜为脂质双层,镶嵌有 gp120 和 gp41 两种包膜蛋白。包膜内有内膜蛋白 p17。核衣壳含两条相同的 RNA、衣壳蛋白、整合酶、反转录酶和蛋白等。

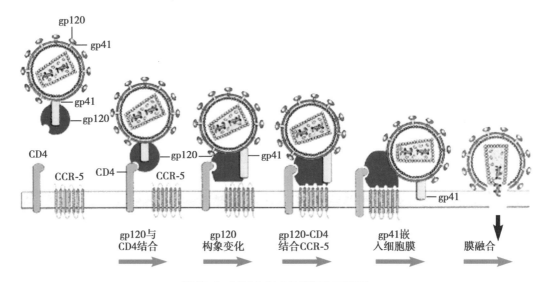

图 19-2　HIV 入侵 CD4⁺细胞示意图

HIV 通过 gp120 与细胞表面 CD4 分子结合;CD4-gp120 和 CCR5 结合;gp120 构象改变,暴露的 gp41 插入细胞膜,导致 HIV 包膜与靶细胞膜融合,病毒基因进入靶细胞。

（1）对 CD4⁺T 细胞的损伤:HIV 侵入免疫细胞后,通过直接或间接作用造成多种免疫细胞的损伤,其中,CD4⁺T 细胞数量进行性减少和功能严重障碍是 AIDS 的主要特点。

1）HIV 直接杀伤 CD4⁺T 细胞:①在被感染的 CD4⁺T 细胞内大量复制的 HIV,通过其 gp120 插入细胞膜,或病毒颗粒以出芽方式释放,导致 CD4⁺T 细胞的膜损伤;②未整合的病毒 DNA 及核心蛋白在 CD4⁺T 细胞内大量积聚,干扰细胞正常代谢,影响其生理功能;③感染 HIV 的 T 细胞表达 gp120,后者与邻近 T 细胞表面的 CD4 结合,引起多个细胞的融合,形成多核巨细胞,加速 CD4⁺T 细胞死亡。

2）HIV 间接杀伤 CD4⁺T 细胞:①HIV 诱导机体产生的病毒特异性抗体可通过抗体依赖细胞介导的细胞毒作用(ADCC)杀伤病毒感染的 CD4⁺T 细胞;②效应性 CTL 特异性杀死 HIV 感染的 CD4⁺T 细胞;③HIV 编码产物有超抗原样作用,可使 CD4⁺T 细胞过度活化而死亡;④gp120 与 CD4 分子交联后,可促使靶细胞表达 Fas 分子,通过 Fas/FasL 途径诱导 CD4⁺T 细胞凋亡。

（2）B 细胞功能紊乱:HIV gp41 羟基末端肽可激活多克隆 B 细胞,导致高丙种球蛋白血症和产生多种自身抗体。B 细胞功能紊乱和 CD4⁺T 细胞功能降低可使病人抗感染体液免疫应答能力显著下降。

Note:

（3）单核-巨噬细胞功能降低：HIV 感染单核-巨噬细胞后，可使其趋化、黏附、吞噬杀伤、抗原提呈和细胞因子分泌能力显著下降。上述单核-巨噬细胞不能有效杀伤清除病毒，但也不易被病毒破坏，它们作为 HIV 携带者可将病毒扩散至全身其他组织和器官。

（4）其他免疫细胞损伤：HIV 感染可干扰 NK 细胞杀伤功能，还可引起树突状细胞数量减少及功能下降。

（三）机体对 HIV 的免疫应答

HIV 感染早期，机体产生大量针对 HIV 多种表位的特异性 CTL，后者可选择性杀伤 HIV 感染的靶细胞，使体内病毒数量明显下降。HIV 感染还可激活 Th1 细胞，使其分泌多种细胞因子（IL-2、IFN-γ等）辅助体液免疫和激活 CTL，从而增强机体的抗病毒能力。HIV 感染 6~9 周后，机体针对包膜蛋白gp120 和 gp41 产生的中和抗体能够阻止 HIV 与靶细胞的结合。此外，机体还能产生针对 P24、反转录酶等蛋白的抗体，但由于上述抗体效价较低和相关 HIV 抗原表位易突变等因素，致使此类抗体免疫效应不佳或逐渐丧失。

通常机体针对 HIV 产生的免疫应答不能完全清除病毒，最终疾病进展造成的严重免疫缺陷与HIV 的免疫逃逸密切相关：其中机体免疫系统损伤和免疫功能缺陷是 HIV 免疫逃逸的主要原因，HIV高突变（如 gp120 编码基因高突变）导致相关表位变异和感染细胞 MHC Ⅰ类分子表达下降等因素也是 HIV 逃避免疫攻击的原因之一。

（四）HIV 感染的临床分期和主要特征

1. **感染急性期** 病人无明显症状或仅表现为流感样症状，但此时 HIV 已在体内大量复制并释放至体液中，故有传染性。

2. **无症状潜伏期** 急性期后病人无任何临床表现，一般持续半年至 5 年，甚至长达 10 年。此时病人外周血 CD4$^+$T 细胞减少，而 CD8$^+$T 细胞相对不变，CD4$^+$/CD8$^+$ 比值缩小甚至倒置。

3. **症状期** 出现 AIDS 相关症候，表现为发热、盗汗、消瘦、腹泻和淋巴结肿大。

4. **发病期** 当 CD4$^+$T 细胞低于 200 个/μl 时，AIDS 进入发病期。艾滋病病人的临床特点：①神经系统异常，约 1/3 的艾滋病病人有中枢神经系统疾病；②机会性感染，是病人主要的死亡原因，引起机会性感染的病原体有白念珠菌、卡氏肺孢菌及弓形体；③恶性肿瘤，易并发卡波西肉瘤和恶性淋巴瘤，也是病人常见死亡原因之一。

第三节 免疫缺陷病的免疫学诊断和防治原则

一、免疫缺陷病的免疫学诊断

免疫缺陷病的病因和发病机制呈现多样性，因此其检测也是综合性的，其中免疫学检测包括体液免疫、细胞免疫、补体和吞噬细胞等多方面的检测。体液免疫缺陷主要检测 B 细胞数量、功能以及血清 Ig 的水平。T 细胞缺陷的检测主要包括 T 细胞体内外功能试验、数量检测和亚群及其比例的检测。评价单核-吞噬细胞的指标有趋化功能检测、吞噬和杀伤试验等。补体的检测涉及面较广，包括总补体成分和单个组分的测定。

AIDS 的免疫学诊断主要包括病毒抗原、抗病毒抗体、病毒滴度、免疫细胞的数量和功能的检测。测定 HIV 核心抗原 p24 和 gp120/gp41 特异性抗体可用于疾病分期、病程监测和血液筛查。定性和定量检测 HIV 核酸有助于疾病的诊断，HIV 遗传变异检测及耐药监测可指导抗病毒治疗。CD4$^+$T 细胞数量是反映 AIDS 免疫系统受损程度的最明确指标，所以 CD4$^+$T 细胞计数是艾滋病临床分期和预后判断的重要依据。

二、免疫缺陷病的防治原则

原发性免疫缺陷病的治疗方法主要包括一般治疗、替代治疗和免疫重建：①一般治疗包括营养支

Note：

持、隔离监护、精心护理和对症治疗,如病人一旦出现发热或感染症状,应持续使用适当抗生素治疗。②替代治疗是原发性免疫缺陷病的重要治疗手段,可暂缓疾病的临床症状,如静脉注射免疫球蛋白可缓解多种抗体缺陷病;细胞因子的替代治疗有助于调节 T 细胞的功能;对于存在腺苷脱氨酶(ADA)缺陷的病人,可以为其输注红细胞(其中富含 ADA)。③免疫重建是将造血干细胞、胸腺组织细胞或基因植入病人体内,从而达到长期纠正免疫缺陷的方法。

获得性免疫缺陷病的防治原则是控制原发性疾病的发生,抑制导致免疫缺陷的诱发因素,预防感染,改善营养,加强疫苗接种,注意药物反应,做好隔离措施等。目前尚无有效的 HIV 疫苗,其主要预防措施是加强宣传教育,及时发现 HIV 感染者和携带者,控制并切断传播途径。对于 AIDS 的治疗,临床常用核苷酸类、非核苷类反转录酶抑制剂和蛋白酶抑制剂等联合的"鸡尾酒"疗法。

小 结

免疫缺陷病可分为原发性免疫缺陷病和获得性免疫缺陷病。免疫缺陷病通常具有以下共同的临床表现:易感染,易发生肿瘤和自身免疫病,并具有遗传倾向。原发性免疫缺陷病可分为体液免疫缺陷病、联合免疫缺陷病、吞噬细胞缺陷病及补体缺陷病。HIV 感染引起的获得性免疫缺陷综合征是获得性免疫缺陷病中最严重的类型。HIV 通过表面 gp120 与靶细胞表面 CD4 分子结合进入细胞后,可通过直接或间接作用造成多种免疫细胞损伤,其中 $CD4^+T$ 细胞数量进行性减少和功能严重障碍是 AIDS 的主要特点。HIV 感染早期,机体可产生一定的抗感染免疫保护作用,但通常不能完全清除病毒,最终进展为严重的免疫缺陷。免疫缺陷病常用检测方法包括体液免疫、细胞免疫、补体和吞噬细胞等的检测。原发性免疫缺陷病的治疗方法通常采用一般治疗、替代治疗和免疫重建。针对获得性免疫缺陷病,主要是预防感染、改善营养、加强疫苗接种和做好隔离措施。

(何汉江)

思 考 题

1. 简述原发性免疫缺陷病的分类并举例说明。
2. 描述 HIV 入侵细胞和损伤细胞的机制。
3. 试述机体对 HIV 的免疫应答和 HIV 免疫逃逸的机制及两者的辩证关系。

第二十章

感染免疫

20章　数字内容

学习目标

1. 掌握宿主抗胞外菌感染免疫机制;宿主抗胞内菌感染免疫机制;宿主抗病毒感染免疫机制。

2. 熟悉宿主抗感染免疫机制的共同特征。

3. 了解病原体免疫逃逸机制。

关键词

抗感染免疫　胞内菌　胞外菌　病毒　免疫逃逸

导言

宿主免疫系统针对不同种类病原体感染有其共同的免疫应答特征,又有各自不同的抗感染免疫作用方式。固有免疫和适应性免疫系统互相协作,可将入侵的病原体有效清除。中性粒细胞、巨噬细胞、补体系统和胞外菌特异性 IgG 抗体是机体抗胞外菌感染的主要免疫细胞和分子;效应 Th1 细胞和效应 CTL 是机体抗胞内菌感染的主要免疫细胞;病毒感染细胞产生的 IFN、病毒特异性 IgG/SIgA 抗体、NK 细胞、效应 CTL 是机体抗病毒感染的主要免疫分子和细胞。病原体在机体免疫压力下,也可进化出多种免疫逃逸策略使宿主和病原体处于博弈状态。

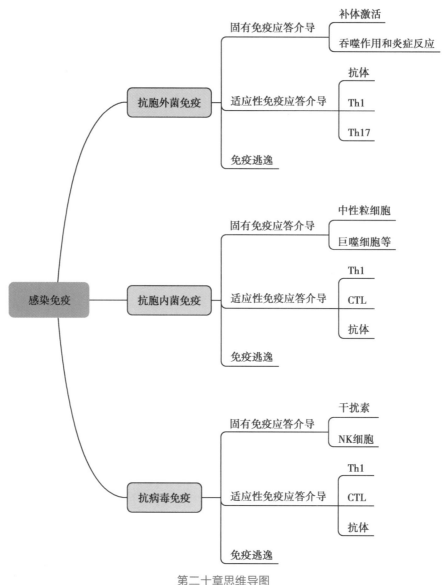

第二十章思维导图

病原体突破组织屏障进入机体后,可被机体免疫系统识别,诱导产生固有免疫和适应性免疫应答,发挥抗感染免疫(immunity against infection)作用。根据入侵病原体种类的不同,临床常见感染可分为细菌感染、病毒感染、真菌感染和寄生虫感染。虽然机体针对不同病原体的抗感染免疫机制各不相同,但具有如下共同特征:①固有免疫和适应性免疫通常分别在感染早期和感染后期发挥抗感染免疫作用;②机体抗感染免疫作用是在固有免疫和适应性免疫协同作用下完成的;③针对免疫压力,病原体可通过多种机制逃避免疫系统的识别和清除;④抗感染免疫应答效应也可能对机体产生有害的病理损伤。本章将重点介绍宿主抗细菌和抗病毒感染的免疫作用。

第一节 抗胞外菌免疫

胞外菌(extracellular bacteria)是指在宿主细胞外增殖的细菌,可通过产生内毒素、外毒素等致病物质引发相关感染性疾病。宿主抗胞外菌感染的免疫应答可分为固有免疫和适应性免疫应答。胞外菌感染早期,可通过激活补体系统和引发局部炎症反应产生抗胞外菌感染的免疫作用。胞外菌感染中、晚期,可通过胞外菌特异性抗体与吞噬细胞协同作用产生调理作用,以及激活补体经典途径产生

Note:

的溶菌和调理作用发挥抗胞外菌感染的免疫作用;效应 Th1/Th17 细胞可通过分泌 IFN-γ/IL-17 诱导吞噬细胞活化,增强机体抗胞外菌感染的免疫作用(图 20-1)。

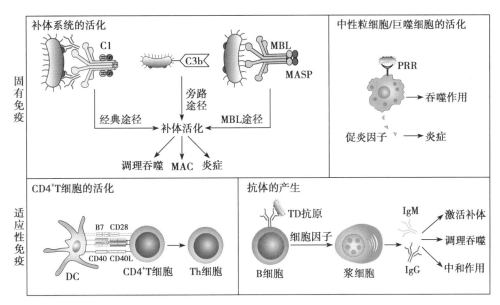

图 20-1　机体抗胞外菌感染的固有和适应性免疫防御机制

中性粒细胞、巨噬细胞、补体系统、胞外菌特异性抗体、Th1 细胞和 Th17 细胞分泌的细胞因子是介导机体抗胞外菌感染的主要免疫细胞和分子。

一、固有免疫应答介导的抗胞外菌免疫

参与机体早期抗胞外菌感染的固有免疫细胞和分子主要包括组织屏障、吞噬细胞、B1 细胞、补体系统和炎症相关细胞因子。

(一)补体激活

G^+菌/G^-菌通过细胞壁成分肽聚糖/脂多糖可直接激活补体旁路途径;活化中性粒细胞产生的 IL-1 等促炎细胞因子可刺激肝细胞合成分泌甘露糖结合凝集素(MBL),后者与病原菌表面甘露糖/岩藻糖残基结合可使补体 MBL 途径活化;B1 细胞接受胞外菌共有多糖抗原刺激后产生的 IgM 抗体与胞外菌结合后可激活补体经典途径;补体系统通过上述三条激活途径形成的攻膜复合物可使细菌裂解破坏,产生溶菌作用;补体裂解片段 C3b 等介导的非特异性调理作用可促进吞噬细胞对胞外菌的吞噬杀伤及清除作用。

(二)吞噬作用和炎症反应

在胞外菌感染部位黏膜上皮细胞产生的 CXCL8(IL-8)、CCL2(MCP-1)和 CCL4(MIP-1β)等趋化因子作用下,可将血液中的中性粒细胞、单核细胞及周围组织中的巨噬细胞招募到胞外菌感染部位并使之活化。上述活化中性粒细胞和巨噬细胞不仅吞噬杀菌能力显著增强,还可通过合成分泌 IL-1、IL-6、TNF-α 等促炎细胞因子和其他炎症介质引发局部炎症反应,通过合成分泌 IL-8、MCP-1 和 MIP-1β 扩大或增强局部炎症反应,有效杀伤清除病原菌发挥抗感染免疫作用。

二、适应性免疫应答介导的抗胞外菌免疫

B 细胞介导产生的适应性体液免疫应答是机体抗胞外菌感染的主要作用方式;胞外菌抗原特异性 Th1 细胞和 Th17 细胞介导产生的适应性细胞免疫应答在机体抗胞外菌感染过程中也发挥重要作用。

(一)胞外菌特异性抗体

胞外菌或其产物特异性 B 细胞在 Tfh 细胞协助下,增殖分化为浆细胞后产生的相应抗体可介导

Note:

以下抗感染免疫作用:

1. **中和作用** SIgA 与胞外菌特异性结合后,可阻止胞外菌对机体的入侵或感染;内/外毒素特异性 IgG 类抗体与胞外菌产生的内/外毒素特异性结合后,可产生中和作用使其丧失毒性。

2. **调理作用** IgG 类抗体与胞外菌结合后,在吞噬细胞参与下可产生促进吞噬杀伤的特异性调理作用。

3. **补体激活** IgG 类抗体与胞外菌结合形成的免疫复合物,可通过激活补体经典途径产生溶菌和 C3b 介导的调理作用发挥抗感染免疫作用。

（二）CD4$^+$Th1 细胞

胞外菌特异性 Th1 细胞可通过分泌:①IL-3 和 GM-CSF 促进骨髓产生单核细胞;②TNF-α 诱导局部血管内皮细胞活化,使其表达与单核细胞黏附、外渗相关的膜分子和 CCL2 趋化因子从而将单核细胞招募至感染部位,在局部免疫微环境作用下单核细胞可分化发育为组织巨噬细胞;③IFN-γ 诱导感染部位巨噬细胞活化使其吞噬杀菌能力显著增强,有效发挥抗感染免疫保护作用。

（三）CD4$^+$Th17 细胞

胞外菌特异性 Th17 细胞主要通过分泌 IL-17 和 IL-22 发挥抗感染作用:①IL-17 和 IL-22 诱导局部黏膜上皮细胞活化产生抗菌肽阻止胞外菌入侵;②IL-22 可促进黏膜上皮细胞脱落更新干扰胞外菌定植;③IL-17 还可通过诱导局部黏膜基质细胞和上皮细胞活化,产生 G-CSF 和 CXCL8 等细胞因子刺激骨髓产生大量中性粒细胞,并将其招募至感染部位使局部抗感染免疫作用显著增强。

三、胞外菌的免疫逃逸机制

在机体免疫压力下,某些胞外菌如肺炎链球菌、B 群链球菌、淋病奈瑟菌、葡萄球菌和流感嗜血杆菌等可通过免疫逃逸(immune escape)机制,对抗补体、吞噬细胞和特异性抗体介导的杀菌作用。例如 B 群链球菌荚膜中所含唾液酸残基可抑制补体旁路途径激活及其介导产生的杀菌作用;肺炎链球菌可通过表达多糖荚膜抵抗宿主吞噬细胞的吞噬杀伤作用;葡萄球菌可通过产生过氧化氢酶清除反应性氧中间物(ROI)而不被吞噬细胞杀伤破坏;淋病奈瑟菌可通过表面菌毛抗原变异逃避相应中和抗体的识别及其介导产生的抗感染免疫作用;流感嗜血杆菌可表达 IgA 特异性蛋白酶,而使血液和黏液中的 SIgA 降解破坏,丧失抗感染免疫保护作用。

第二节 抗胞内菌免疫

胞内菌(intracellular bacteria)是指能在巨噬细胞和某些组织细胞内存活甚至繁殖的一类病原菌。胞内菌感染的靶细胞主要包括分布广泛的上皮细胞、内皮细胞和具有迁徙运动能力可携带胞内菌播散至全身的巨噬细胞。机体抗胞内菌感染效应主要依赖于中性粒细胞、巨噬细胞、ILC1、NK 细胞、γδT 细胞、效应 Th1 细胞和效应 CTL 等介导的细胞免疫应答(图 20-2)。

一、固有免疫应答介导的抗胞内菌免疫

感染早期参与抗胞内菌感染的固有免疫细胞主要包括中性粒细胞、巨噬细胞、NK 细胞、ILC1 和 γδT 细胞。

（一）中性粒细胞

中性粒细胞可通过分泌防御素等抗菌肽或通过释放 ROI、NO、溶酶体酶将胞内菌杀伤破坏。

（二）巨噬细胞与其他固有免疫细胞

胞内菌感染的巨噬细胞可通过分泌 IL-12 和 IL-18 等细胞因子诱导 ILC1 或 NK 细胞活化产生适量 IFN-γ,而使上述巨噬细胞活化将其胞内感染的病原菌杀伤破坏;γδT 细胞可通过表面 TCR 对胞内菌感染细胞表面 CD1 分子提呈的磷脂类分子的识别而被激活,并通过分泌 IFN-γ 诱导巨噬细胞活化

Note:

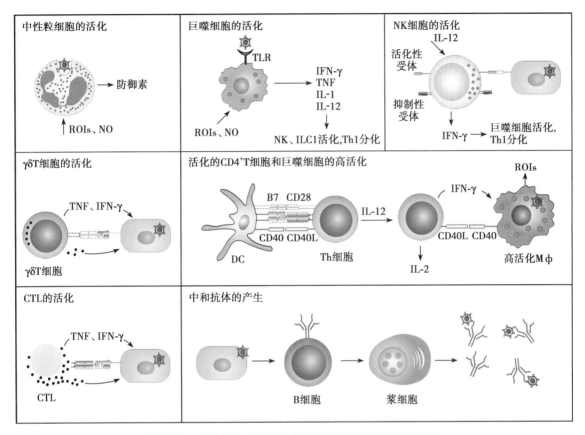

图 20-2　机体抗胞内菌感染的固有和适应性免疫防御机制

感染早期参与抗胞内菌感染的固有免疫细胞主要包括中性粒细胞、巨噬细胞、NK 细胞、ILC1 和 γδT 细胞。胞内菌抗原特异性效应 Th1 细胞和 CTL 是机体抗胞内菌感染的主要适应性免疫细胞。

等作用方式发挥抗胞内菌感染的免疫作用。

二、适应性免疫应答介导的抗胞内菌免疫

胞内菌抗原特异性 Th1 细胞和 CTL 介导产生的适应性细胞免疫应答是机体抗胞内菌感染的主要作用方式;B 细胞介导产生的适应性体液免疫应答在机体抗胞内菌感染的过程中也发挥重要作用。

(一) CD4⁺Th1 细胞

效应 Th1 细胞通过分泌 IFN-γ 可使巨噬细胞高度活化,产生大量 ROI、NO 和溶酶体酶等杀菌物质,对胞内菌产生强大杀伤破坏作用。效应 Th1 细胞产生的 IFN-γ 和 IL-2 等参与诱导 CD8⁺CTL 活化和效应 CTL 的形成。

(二) CD8⁺CTL

效应 CTL 与胞内菌感染的经典树突状细胞(cDC)或胞内菌感染组织细胞相互作用后,可通过释放穿孔素、颗粒酶、表达 FasL 和分泌 TNF 等细胞毒性介质,使上述胞内菌感染细胞裂解破坏或发生凋亡导致胞内菌释放。

(三) 胞内菌特异性抗体

在局部微环境中胞内菌特异性抗体、补体系统、中性粒细胞参与或协同作用下,可通过激活补体经典途径介导产生的溶菌作用;中性粒细胞对细菌产生的吞噬杀伤作用;IgG 抗体和补体裂解片段 C3b 等介导的调理吞噬作用,将上述释放至胞外的胞内菌杀伤破坏并从体内清除。

三、胞内菌的免疫逃逸机制

胞内菌感染的细胞主要是吞噬细胞,其免疫逃逸机制复杂。例如,①巨噬细胞内的结核分枝杆菌

Note:

可通过阻止吞噬溶酶体形成而不被吞噬细胞杀伤清除;结核分枝杆菌还可通过下调巨噬细胞抗原加工提呈能力而使 T 细胞介导的细胞免疫应答能力降低,不能有效发挥抗胞内菌感染的免疫作用;②吞噬细胞内的麻风杆菌可通过产生过氧化氢酶,使 ROI 破坏而不被吞噬细胞杀伤清除;③单核细胞增生李斯特菌感染吞噬细胞后可通过破坏吞噬体膜,进入胞质而不能被吞噬细胞杀伤清除。

第三节　抗病毒免疫

病毒(virus)是一类非细胞型微生物,其结构简单,无完整细胞结构,只含有一种类型核酸,严格细胞内寄生,并只能在一定种类的活细胞中增殖。干扰素是机体最重要的抗病毒免疫效应分子;NK 细胞和效应 CTL 可通过相同的作用方式使靶细胞裂解破坏;在局部微环境中病毒特异性抗体、吞噬细胞和补体共同作用下,可将释放在胞外的病毒吞噬杀伤清除。

一、固有免疫应答介导的抗病毒免疫

(一)干扰素

干扰素是最重要的抗病毒免疫分子,包括 I 型干扰素(IFN-α 和 IFN-β)、II 型干扰素(IFN-γ)和 III 型干扰素(IFN-λ1、IFN-λ2 和 IFN-λ3)。 I 型干扰素主要由病毒感染细胞、上皮细胞、成纤维细胞和浆细胞样树突状细胞(pDC)产生,II 型干扰素主要由 NK 细胞、巨噬细胞和 Th1 细胞产生,III 型干扰素主要由上皮细胞、cDC 和 pDC 产生。干扰素抗病毒作用机制:①通过诱导体内相邻易感组织细胞产生抗病毒蛋白,干扰病毒核酸复制和病毒蛋白合成,从而对病毒感染和扩散产生抑制作用;②促进病毒感染细胞表面MHC I 类分子表达,有助于 CD8⁺CTL 对病毒感染细胞的杀伤作用;③激活 NK 细胞产生 IFN-γ,增强机体抗病毒和抗肿瘤免疫保护作用(图 20-3A)。

(二)NK 细胞

NK 细胞是具有免疫监视功能的固有免疫细胞,在机体早期抗病毒感染免疫过程中发挥重要作用。NK 细胞杀伤破坏病毒感染细胞作用机制:NK 细胞可因病毒感染细胞表面 MHC I 类分子表达缺失或下调,而异常或上调表达某些非 MHC I 类分子配体导致 NK 细胞活化。NK 细胞通过释放穿孔素、颗粒酶、TNF 和表达 FasL 等作用方式,杀伤破坏病毒感染细胞。活化 NK 细胞还可通过分泌IFN-γ 诱导相邻易感细胞产生抗病毒蛋白,抑制病毒复制。NK 细胞表面具有 IgG Fc 受体,亦可通过ADCC 效应杀伤破坏病毒感染的靶细胞产生抗病毒免疫保护作用(图 20-3B)。

二、适应性免疫应答介导的抗病毒免疫

病毒特异性 CD8⁺CTL 和病毒特异性抗体是机体抗病毒感染最主要的效应细胞和分子;病毒抗原特异性 CD4⁺ Th1 细胞及某些固有免疫细胞和分子也参与机体抗病毒感染的免疫作用。

(一)CD4⁺Th1 细胞

完整的病毒颗粒或其组分可被 DC 等抗原提呈细胞摄取加工,以外源性抗原-MHC II 类分子复合物的形式提呈给 CD4⁺Th1 细胞,使其活化并分泌 IL-2、IFN-γ 等细胞因子,辅助初始 CD8⁺T 细胞的活化。Th1 细胞还可为 B 细胞提供 CD40L 介导的共刺激信号和细胞因子,使 B 细胞活化分化为浆细胞后产生抗病毒特异性抗体(图 20-3C)。

(二)CD8⁺CTL

病毒特异性 CTL 应答是抗病毒免疫的重要途径。效应 CTL 可通过脱颗粒释放穿孔素、颗粒酶,分泌 TNF 和高表达 FasL 等作用方式,使病毒感染细胞裂解破坏或发生凋亡导致病毒释放。效应 CTL也可通过分泌 IFN-γ 等细胞因子诱导 NK 细胞和巨噬细胞活化发挥抗病毒感染等免疫保护作用(图20-3D)。

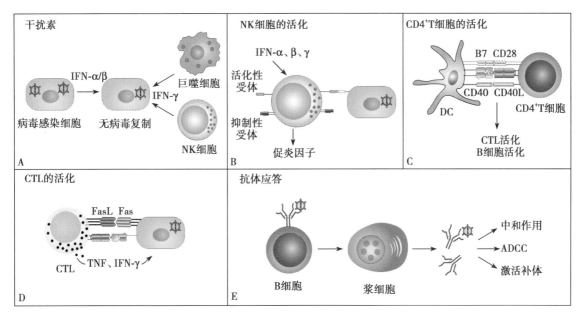

图 20-3 机体抗病毒感染的固有和适应性免疫防御机制

干扰素和 NK 细胞在机体早期抗病毒感染中发挥重要作用;Th1 细胞可为 CTL 的活化增殖提供 IL-2,效应 CTL 是机体抗病毒感染最主要的适应性免疫细胞;病毒特异性 B 细胞在 Tfh 细胞协助下增殖分化为浆细胞后产生病毒特异性抗体。

（三）病毒特异性抗体

只有在病毒处于宿主易感细胞外时,病毒特异性抗体才能通过以下作用机制发挥抗病毒免疫作用(图 20-3E)。

1. **中和作用** SIgA/IgG 类中和抗体与相关病毒特异性结合后,可通过阻断病毒对宿主易感细胞表面相应受体的结合发挥抗感染免疫作用。

2. **补体激活** IgG 类抗体与包膜病毒表面相应抗原特异性结合后,可通过激活补体经典途径产生攻膜复合物使包膜病毒裂解破坏;IgG 类抗体与病毒感染细胞表面相应抗原特异性结合后,可通过激活补体经典途径产生的补体依赖性细胞毒作用而使上述靶细胞裂解破坏导致病毒释放。

3. **ADCC 作用** 在 NK 细胞参与下,可通过 ADCC 效应使上述靶细胞裂解破坏导致病毒释放。

4. **调理作用** 释放至胞外的病毒与其特异性 IgG 类抗体结合后,在中性粒细胞参与下可通过调理作用将其迅速吞噬杀伤清除。

三、病毒的免疫逃逸机制

病毒的免疫逃逸机制较为复杂。病毒进入机体,可在宿主细胞内快速增殖或进入潜伏状态,一旦感染建立,病毒可通过多种机制逃避机体抗病毒免疫作用。

1. **病毒变异** 流感病毒、鼻病毒、人类免疫缺陷病毒(HIV)可通过基因突变导致抗原性变异,而使其逃离相关中和抗体的识别及其介导产生的抗病毒作用。病毒抗原基因突变导致的抗原性变异称为"抗原漂移"。

2. **干扰抗原提呈** EB 病毒和巨细胞病毒可通过抑制蛋白酶体活化,单纯疱疹病毒可通过阻止 TAP 转运,腺病毒和巨细胞病毒可通过阻止 MHC Ⅰ 类分子合成等作用方式抑制病毒感染细胞对内源性抗原的加工提呈,从而影响 CD8$^+$CTL 活化及其介导产生的抗病毒作用。

3. **欺骗 NK 细胞** 巨细胞病毒可通过诱导感染细胞表达某种能被 NK 细胞表面抑制性受体识别结合的"诱骗"性病毒 MHC Ⅰ 类分子,使 NK 细胞处于静息状态而不对病毒感染细胞产生杀伤破坏作用。

4. **干扰 DC 功能** EB 病毒产生的一种 IL-10 样同源蛋白可通过抑制树突状细胞活化,干扰适应性免疫应答的启动;单纯疱疹病毒-1和牛痘病毒感染未成熟 DC 后,可通过抑制 DC 的成熟影响适应性免疫应答的启动;麻疹病毒感染 DC 后可通过上调表达 DC 表面 FasL 作用方式,使表达相应 Fas 受体的 T 细胞凋亡而使机体抗病毒感染免疫作用降低。

5. 逃避补体杀伤 HIV 和巨细胞病毒等以芽生方式释放的病毒,在其包膜上获得衰变加速因子(DAF)和膜反应性溶解抑制物(MIRL)后,可使上述病毒因其表面 C3 转化酶衰变失活和攻膜复合物形成受阻而得以存活。

6. 破坏淋巴细胞功能 HIV 和 EB 病毒能够感染宿主 $CD4^+T$ 细胞和 B 细胞,并由此导致机体适应性免疫应答能力降低,不能有效发挥抗病毒免疫保护作用。

小 结

　　针对不同种类病原体感染,机体免疫系统既有共同的抗感染免疫作用机制,又有各自相对特有的抗感染免疫作用方式。胞外菌感染后可通过补体激活、炎症反应和联合调理作用将胞外菌杀伤清除;效应 Th1/Th17 细胞通过分泌 IFN-γ、IL-17 等诱导巨噬细胞和中性粒细胞活化,增强机体抗胞外菌感染的免疫作用。中性粒细胞、巨噬细胞、ILC1、NK 细胞和 γδT 细胞是执行和参与抗胞内菌早期感染的固有免疫细胞;胞内菌感染中晚期,主要通过效应 Th1 细胞释放 IFN-γ 活化巨噬细胞,以及效应 CTL 释放细胞毒性介质杀伤破坏靶细胞。抗病毒感染免疫的主要效应分子是干扰素,它们可通过诱导相邻易感细胞产生抗病毒蛋白抑制病毒复制;NK 细胞、效应 CTL 与病毒感染细胞结合后,可释放细胞毒性介质造成靶细胞裂解破坏导致病毒释出;在病毒特异性抗体、中性粒细胞和补体参与作用下,通过与抗胞外菌感染相同的作用方式将释放的病毒杀伤清除。病原体在机体免疫压力下,也可通过多种作用机制逃避免疫系统的识别和清除。

(王 炜)

思 考 题

1. 试以机体抗胞外菌感染为例,简述固有免疫和适应性免疫如何协同发挥抗感染免疫作用。
2. 简述机体抗胞内菌感染的免疫作用机制。
3. 简述机体抗病毒感染的免疫作用机制。
4. 简述病毒的免疫逃逸机制。

第二十一章

移植免疫

21章　数字内容

学习目标

1. 掌握移植的类型;同种异体移植排斥反应的发生机制。

2. 熟悉移植排斥反应的效应机制;宿主抗移植物反应;移植物抗宿主反应。

3. 了解移植排斥反应的防治原则。

关键词

移植　移植物　供者　受者　自体移植　同系移植　同种异体移植　异种移植　移植抗原
组织相容性抗原　移植排斥反应　同种反应性T细胞　直接识别　间接识别　宿主抗移植物反应
移植物抗宿主反应　超急性排斥反应　急性排斥反应　慢性排斥反应

导言

器官移植是20世纪最重要的医学成就之一,已成为治疗多种终末期疾病的有效手段。器官移植的成功与否,在很大程度上取决于供者和受者之间 HLA 型别的匹配程度。随着组织配型技术、器官保存技术和外科手术方法的不断改进,以及高效免疫抑制剂的陆续问世,器官移植的成功率已显著提高。尽管如此,移植排斥反应依然是影响器官移植的关键问题,本章主要阐述了同种异体移植排斥反应的发生机制、移植排斥反应的类型和同种异体移植排斥的防治原则。

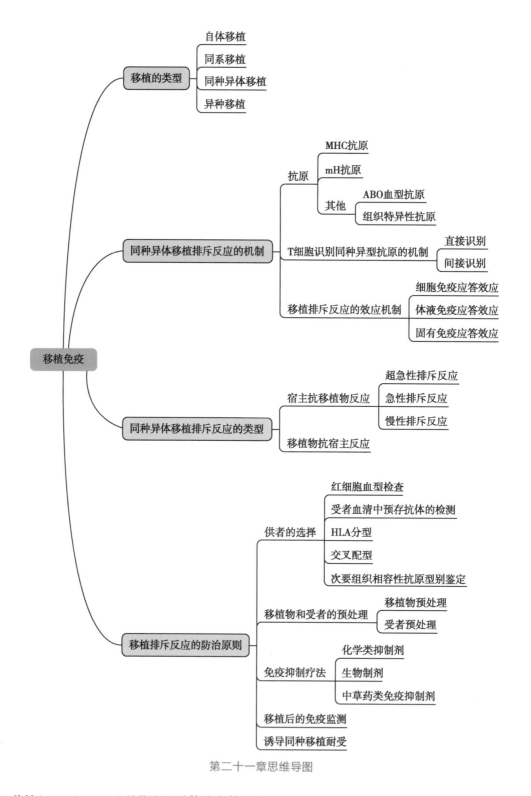

第二十一章思维导图

移植(transplantation)是指应用异体或自体正常细胞、组织、器官置换病变的或功能缺损的细胞、组织、器官,以维持和重建机体生理功能的一种治疗方法。在移植术中,被转移的器官、组织或细胞称为移植物(graft);提供移植物的个体称为供者(donor),接受移植物的个体称为受者(recipient)。根据移植物种类的不同,可分为器官移植(如肝、肾移植)、组织移植(如皮肤、角膜移植)和细胞移植(如胰岛细胞移植)。根据移植物的来源和供受者间遗传背景的差异,可分为以下四种类型(图21-1):①自体移植(autologous transplantation):指移植物来自受者自身,不会发生排斥反应,移植物可终身存活;②同系移植(syngeneic transplantation):指遗传背景完全相同或基本近似个体间的移植,如单卵双生子或近交系动物间的移植,一般不发生排斥反应;③同种异体移植(allogeneic transplantation):指同一种属内遗传背景不同个体间的移植,常出现排斥反应,其强弱取决于供者、受者遗传背景差异的程度,临床移植多属此类型;④异种移植(xenogeneic transplantation):指不同种属个体间的移植,由于异种动物间遗传背景差异甚大,移植后可产生较强的排斥反应。

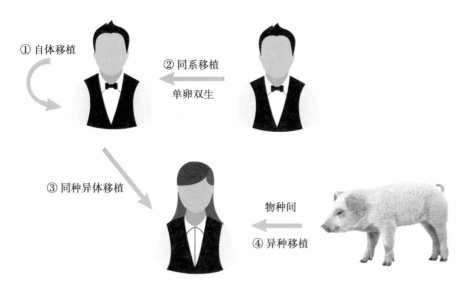

图 21-1　移植的四种类型

①自体移植;②同系移植,移植物来源于遗传基因与受者完全相同的供者;③同种异体移植,移植物来自同种、但遗传基因型有差异的另一个体;④异种移植,移植物来源于异种动物。

第一节　同种异体移植排斥反应的发生机制

同种异体间器官移植一般均会发生排斥反应,其本质是受者免疫系统针对供者移植抗原的适应性免疫应答,具有特异性和记忆性。

一、同种异体移植排斥反应的抗原

引起移植排斥反应的抗原称为移植抗原(transplantation antigen)或组织相容性抗原(histocompatibility antigen)。人类同种异型抗原均可作为组织相容性抗原而引起排斥反应,主要包括以下三类:

1. **主要组织相容性抗原**　指能引起强烈而迅速排斥反应的同种异型抗原。人类主要组织相容性抗原(MHC 抗原)即为 HLA 抗原。供者、受者间 HLA 型别差异是引发急性移植排斥反应的主要原因(详见第八章)。

2. **次要组织相容性抗原**(minor histocompatibility antigen,mH 抗原)　表达于机体组织细胞表面,可引起较弱而缓慢的排斥反应。主要包括:①性别相关的 mH 抗原,即 Y 染色体基因编码产物,主要表达于精子、表皮细胞和脑细胞表面;②常染色体编码的 mH 抗原,在人类包括 HA-1 ~ HA-5等,其中某些可表达于机体所有组织细胞,某些仅表达于造血细胞和白血病细胞。HLA 完全相同的供者、受者间进行移植所发生的排斥反应,尤其是移植物抗宿主反应(graft versus host reaction,GVHR),主要由 mH 抗原所致。

3. **其他同种异型抗原**　主要包括两类:

(1) 人类 ABO 血型抗原:主要分布于红细胞表面,也表达于血管内皮细胞和肝、肾等组织细胞表面。若供者与受者 ABO 血型不合,则受者血清中血型抗体可与移植物血管内皮细胞表面相应血型抗原结合,通过激活补体而引起血管内皮细胞损伤和血管内凝血,导致超急性排斥反应。

(2) 组织特异性抗原:指特异性表达于某一器官、组织或细胞表面的抗原。如血管内皮细胞抗原和皮肤抗原等。

二、T 细胞识别同种异型抗原的机制

同种反应性 T 细胞(alloreactive T cell)是参与同种异体移植排斥反应(transplantation rejection)的主要效应细胞,可通过直接和间接途径识别同种异型抗原(图 21-2 和表 21-1)。

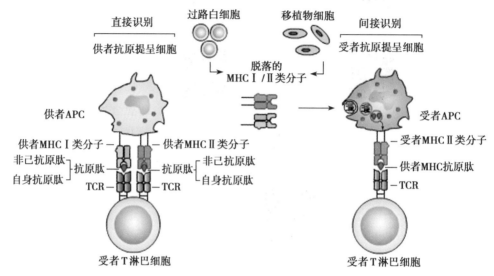

图 21-2　同种异型抗原的直接识别和间接识别示意图

直接识别(图左):受者 T 细胞识别由供者 APC 提呈的自身/非己抗原肽-供者 MHC Ⅰ/Ⅱ类分子复合物;间接识别(图右):供者残余过路白细胞和移植物细胞脱落的 MHC 分子被受者 APC 摄取、加工、提呈,受者 T 细胞识别自身 APC 表面的供者 MHC 分子来源的抗原肽-受者 MHC Ⅱ类分子复合物。

表 21-1　MHC 同种异型抗原直接识别与间接识别的比较

项目	直接识别	间接识别
APC 来源	供者 APC	受者 APC
T 细胞识别的抗原	供者自身抗原肽-供者 MHC 分子复合物;非己抗原肽-供者 MHC 分子复合物	供者 MHC 抗原肽-受者 MHC Ⅱ类分子复合物
受者效应 T 细胞	CTL 为主,Th1 细胞为辅	Th1、Th2、Th17 及 CTL 细胞共同参与
效应 T 细胞数/T 细胞总数	1/100~10/100	1/100 000~1/10 000
同种异体排斥反应程度	强烈	较弱
同种异体排斥反应时间	较短	较长
作用时相	早期急性排斥反应	中晚期急性排斥反应及慢性排斥反应

1. **直接识别(direct recognition)**　直接识别是指受者同种反应性 T 细胞通过表面 TCR 直接识别供者 APC 表面的自身/非己抗原肽-MHC Ⅰ/Ⅱ类分子复合物,并产生免疫应答,而无需受者 APC 处理。移植物血管与受者血管接通后,移植物内供者过路白细胞(passenger leukocyte)(主要是成熟的 DC 和巨噬细胞等 APC)可随血流进入受者外周免疫器官,受者 T 细胞直接识别供者 APC 上的同种异型抗原,引发移植排斥反应。通过直接识别激活的 T 细胞以 CD8[+] CTL 为主、CD4[+] Th 细胞为辅,后者可分泌 IL-2 等细胞因子辅助前者分化。直接识别在急性移植排斥反应的早期发挥重要作用。

直接识别模式与经典 MHC 限制性,即 T 细胞只能识别与其 MHC 型别相同的 APC 提呈的抗原肽理论相悖。目前认为,直接识别机制与受者同种反应性 T 细胞具有交叉识别不同抗原肽-MHC 分子复合物的潜能有关。

2. 间接识别（indirect recognition）　间接识别是指供者残余过路白细胞和移植物细胞脱落的同种异型 MHC 分子(等同于普通外源性抗原)被受者 APC 摄取、加工后,以供者 MHC 抗原肽-受者 MHC Ⅱ类分子复合物形式提呈给受者 T 细胞,使之活化。通过间接识别激活的 T 细胞主要是 CD4$^+$Th 细胞。被同种异型抗原激活的 CD4$^+$ Th 细胞分泌多种细胞因子,促进抗原特异性 CTL 及 B 细胞增殖,导致移植排斥反应的发生。间接识别在急性排斥反应中晚期和慢性排斥反应中发挥重要作用。

三、移植排斥反应的效应机制

1. **细胞免疫应答**　T 细胞介导的细胞免疫应答在移植排斥反应中发挥关键作用,Th1、Th17 及 CTL 等亚群参与对移植物的损伤反应。①CD4$^+$ Th1 细胞可通过释放 IL-2、IFN-γ 和 TNF-α 等炎性细胞因子,引起以单个核细胞(主要为 Th1 细胞和巨噬细胞)为主的细胞浸润,导致迟发型超敏反应性炎症,造成移植物组织损伤;②CD8$^+$CTL 可直接杀伤移植物血管内皮细胞和实质细胞;③Th17 细胞可通过分泌 IL-17,招募中性粒细胞,促进局部组织产生炎症因子及趋化因子(IL-6、IL-8、MCP-1 等),从而加重局部炎性细胞浸润和移植物组织损伤。

2. **体液免疫应答**　活化 CD4$^+$ Th2 细胞可辅助相应 B 细胞活化、增殖分化为浆细胞,产生抗同种异型抗原的抗体。上述抗体可通过调理吞噬、免疫黏附、抗体依赖细胞介导的细胞毒作用(ADCC)和补体依赖的细胞毒性(CDC)等作用,使血管内皮细胞损伤,并介导凝血、血小板聚集、移植物细胞溶解和促炎介质释放等,参与排斥反应发生。抗体是参与超急性排斥反应的主要效应分子,在急性排斥反应中也发挥一定作用。

3. **固有免疫应答**　同种移植物首先引发固有免疫应答,导致移植物炎症反应及相应组织损伤,随后才发生适应性免疫应答。同种器官移植术中,诸多因素可启动移植物非特异性损伤,例如:①外科手术所致的机械性损伤;②移植物在移植过程中出现缺血和缺氧导致的组织损伤;③移植物植入后恢复血循环所致的缺血-再灌注,可通过产生大量氧自由基而使移植的组织细胞受到损伤。上述作用的综合效应是诱导细胞应激并释放损伤相关分子模式(DAMP),继发炎性"瀑布式"反应,最终导致移植物组织细胞发生炎症、损伤和死亡。参与同种排斥反应的固有免疫细胞包括巨噬细胞、NK 细胞、NKT 细胞和中性粒细胞。

第二节　同种异体移植排斥反应的类型

同种异体移植排斥反应包括两大类型:①宿主抗移植物反应,常见于心、肝、肾等实质器官移植;②移植物抗宿主反应,主要发生于骨髓和造血干细胞移植。

一、宿主抗移植物反应

宿主抗移植物反应(host versus graft reaction,HVGR)是指受者免疫系统识别移植物抗原发生免疫应答而引起的排斥反应。根据排斥反应发生的时间、强度、机制和病理表现,可分为超急性排斥反应、急性排斥反应和慢性排斥反应。本节以肾移植为例介绍。

1. **超急性排斥反应（hyperacute rejection）**　超急性排斥反应是指移植器官与受者血管接通后数分钟至 24h 内发生的排斥反应,主要由体液免疫介导,见于反复输血、多次妊娠、长期血液透析或再次移植的个体。超急性排斥反应的机制是受者体内预先存在抗供者同种异型抗原(如 ABO 血型抗原、HLA 抗原或血管内皮细胞抗原等)的抗体(多为 IgM 类),移植术后,此类抗体可与移植物同种异型抗原结合,通过激活补体而直接破坏靶细胞,或通过补体激活所产生的活性片段引起血管通透性增加和中性粒细胞浸润,导致毛细血管和小血管内皮细胞损伤、纤维蛋白沉积和大量血小板聚集,形成血栓,从而使移植器官发生不可逆性缺血、变性和坏死。免疫抑制药物不能控制此类排斥反应的发生。

2. **急性排斥反应（acute rejection）**　急性排斥反应是器官移植术后最常见的排斥反应，一般发生于数天至 2 周内，80%～90%发生于术后 1 个月内。病理学检查可见移植物组织出现大量巨噬细胞和淋巴细胞浸润。肾移植受者临床表现为发热、移植区胀痛、肾功能下降（少尿或无尿、血清尿素氮升高）、补体水平下降、血小板减少。临床及时应用免疫抑制剂可有效减轻或缓解此类排斥反应的发生、发展。

细胞免疫应答在急性排斥反应中发挥主要作用：$CD4^+$ Th1 细胞介导的迟发型超敏反应性炎症是主要的损伤机制；CTL 直接杀伤移植物细胞；Th17 细胞、激活的巨噬细胞和 NK 细胞等也介导组织损伤。

3. **慢性排斥反应（chronic rejection）**　慢性排斥反应多发生于移植术后数周、数月甚至数年，病程进展缓慢。其病变与慢性肾炎类似，表现为血管内皮细胞和平滑肌细胞增生，肾正常组织结构丧失并逐渐纤维化，肾功能进行性减退甚至完全丧失。

慢性排斥反应的机制迄今尚未完全阐明，目前认为与 $CD4^+$ T 细胞持续性间断活化、急性排斥反应反复发作等免疫学机制，以及供者年龄、受者某些并发症、移植术后早期出现缺血-再灌注损伤等非免疫学机制有关。慢性排斥反应对免疫抑制疗法不敏感，是影响移植物不能长期存活的主要原因。

二、移植物抗宿主反应

移植物抗宿主反应（GVHR）指存在于移植物中的供者淋巴细胞识别受者同种异型抗原而被活化，从而诱发针对受者的排斥反应。GVHR 常见于骨髓/造血干细胞移植；此外，胸腺、脾移植病人以及新生儿接受大量输血时也可发生。GVHR 的严重程度和发生率主要取决于供者、受者间 HLA 配型吻合的程度，也与次要组织相容性抗原显著相关。GVHR 发生与下列因素有关：①受者与供者间 HLA 型别不符；②移植物中含有足够数量免疫细胞，尤其是成熟的 T 细胞；③受者处于免疫无能或免疫功能极度低下的状态（免疫缺陷或被抑制）。

GVHR 时，供者移植物中成熟 T 细胞被受者的同种异型抗原激活，增殖分化为效应 T 细胞，随血循环至受者全身，对受者组织或器官发动免疫攻击。细胞因子网络失衡可能是造成 GVHR 组织损伤的重要原因：供者活化 $CD4^+$ T 细胞产生的 IL-2、IFN-γ、TNF-α 等细胞因子可激活 CTL、巨噬细胞、NK 细胞，直接或间接杀伤受者组织细胞。GVHR 可损伤宿主皮肤、肝和肠道等多种组织器官，使其功能迅速或逐渐丧失。病人临床表现为皮疹、腹泻、黄疸和高胆红素血症，重者可因组织器官、上皮细胞迅速坏死而导致死亡；轻者可因组织器官慢性纤维化而导致器官功能进行性丧失，最终危及生命。

知 识 拓 展

造血干细胞移植

造血干细胞是 $CD34^+$ 干/祖细胞，主要来源于骨髓、外周血和脐带血，具有自我更新能力和分化为不同谱系血细胞的潜能。造血干细胞移植已经成为恶性肿瘤、血液系统疾病、先天性免疫缺陷病等的有效治疗手段。

造血干细胞移植可分为自体和异体两种。理论上，异体造血干细胞移植可同时导致 HVGR 和 GVHR，但由于受者多伴有免疫缺陷，故主要表现为 GVHR。GVHR 一旦发生一般难以逆转，不仅导致移植失败，还可威胁生命。因此，移植术前须严格进行 HLA 配型，或预先清除移植物中的成熟 T 细胞。HLA 基因为单体型遗传，故从有血缘关系的人群（如父母、同胞兄弟姐妹）中筛选出 HLA 全相合供者的概率较高。

第三节 移植排斥反应的防治原则

防治移植排斥反应是器官移植术成功的关键,其主要原则是严格选择供者、抑制受者免疫应答、移植后免疫监测及诱导移植耐受等。

一、供者的选择

器官移植术成败主要取决于供者、受者间的组织相容性,故术前应进行一系列检测,以尽可能选择合适的供者。

1. **红细胞血型检查** 人红细胞血型抗原是一种重要的同种异型抗原,为避免超急性排斥反应的发生,应选择与受者 ABO、Rh 血型相同的供者。

2. **受者血清中预存抗体的检测** 在 ABO 血型相同的基础上,取供者淋巴细胞和受者血清进行交叉细胞毒试验,以检测受者血清中是否存在抗供者同种异型抗原的抗体。细胞毒试验阳性表明供者不是合适人选。

3. **HLA 分型** HLA 抗原是诱发移植排斥反应的主要同种异型抗原。因此,HLA 型别的匹配程度是决定供者、受者间组织相容性及移植物能否存活的关键因素。移植前采用聚合酶链式反应等基因分型技术,对供者、受者进行 HLA 分型鉴定,选择与受者 HLA 型别最匹配的供者进行移植,可显著减轻和缓解移植排斥反应的发生。不同 HLA 基因座位产物对移植排斥反应的影响各异。同种肾移植中,HLA-DR 对移植排斥最为重要,其次为 HLA-B 和 HLA-A。临床资料还显示,HLA Ⅱ类基因型别相符对防止慢性排斥反应尤为重要。

4. **交叉配型** 目前的 HLA 分型技术尚难以检出某些同种抗原的差异,故有必要进行交叉配型,这对骨髓移植尤为重要。其方法:将供者和受者淋巴细胞互为反应细胞,分别与经照射的受者和供者淋巴细胞进行单向混合淋巴细胞培养,任何一组反应过强均提示供者选择不当。

5. **次要组织相容性抗原型别鉴定** 骨髓移植中,在 HLA 尽量相近的前提下应适当考虑 mH 抗原适配。例如,女性受者(性染色体为 XX)可能对男性供者(性染色体为 XY)组织抗原产生排斥。

二、移植物和受者的预处理

1. **移植物预处理** 为减轻过路白细胞通过直接识别方式引发的早期急性排斥反应,实质脏器移植术前应充分灌洗移植物,尽可能将过路白细胞全部清除,减轻或防止移植物抗宿主病(GVHD)的发生。同种骨髓移植中,为预防 GVHD,可预先清除骨髓移植物中的 T 细胞。

2. **受者预处理** 某些情况下,为逾越 ABO 屏障而进行实质器官移植,可采取如下预处理方案:术前给受者输注供者特异性血小板;借助血浆置换术去除受者体内天然抗 A 或抗 B 抗体;受者脾切除;免疫抑制疗法等。术前血浆置换清除受者体内预存的特异性抗体,可防止超急性排斥反应。

三、免疫抑制剂的应用

同种器官移植术后一般均发生不同程度的排斥反应,免疫抑制药物在防治移植排斥反应中发挥重要作用。

1. **化学类免疫抑制剂** 化学类免疫抑制剂包括糖皮质激素、环孢素 A(cyclosporin A,CsA)、他克莫司(FK506)、西罗莫司(雷帕霉素)、环磷酰胺、硫唑嘌呤等,是目前临床上应用最广泛的一大类免疫抑制剂。CsA、FK506 属于真菌性大环内酯类药物,作用机制主要是直接或间接抑制 Th 细胞产生 IL-2 等细胞因子,并抑制活化 T 细胞表达 IL-2 受体。

2. **生物制剂** 目前已用于临床的主要是抗免疫细胞膜抗原的抗体,如抗淋巴细胞球蛋白

Note:

（ALG）、抗胸腺细胞球蛋白（ATG）、抗 CD3、抗 CD4、抗 CD8、抗 IL-2Rα（CD25）单克隆抗体等。这些抗体与相应膜抗原结合后，借助补体依赖的细胞毒作用，分别清除体内的 T 细胞或胸腺细胞。某些黏附分子与 Ig 组成的融合蛋白（如 CTLA-4-Ig）等也具有抗排斥作用。

3. 中草药类免疫抑制剂　某些中草药（雷公藤、冬虫夏草）具有明显的免疫调节或免疫抑制作用，可用于器官移植排斥反应的治疗。

四、移植后的免疫监测

移植后的免疫监测有助于排斥反应的早期诊断和鉴别诊断，以及时采取相应防治措施。临床上常用的免疫学检测指标：①淋巴细胞亚群百分比和功能测定；②免疫分子（如血清中细胞因子、抗体、补体、可溶性 HLA 分子、细胞表面黏附分子、细胞因子受体）水平测定。上述指标均有一定参考价值，但都存在特异性不强、灵敏度不高等问题。受者体内移植物的生理功能是判断排斥反应发生及强度的关键指标。

五、诱导同种移植耐受

诱导受者对移植物产生免疫耐受是克服同种异体移植排斥反应的理想策略，并已成为移植免疫学领域最富挑战性的课题之一。诱导受者产生移植耐受的机制十分复杂，已报道的研究策略：①诱导同种异基因嵌合体；②胸腺内注射供者抗原或胸腺移植；③应用 CTLA-4-Ig 融合蛋白和抗 CD40L 单抗等阻断共刺激信号通路诱导同种反应性 T 细胞失能；④诱生和过继输注耐受性 DC、Treg、髓源性抑制细胞（MDSC）或骨髓来源的间充质干细胞（MSCs）。上述诱导同种异体移植耐受的策略目前多处于实验研究阶段，尚未应用于临床。

小　结

根据移植物来源及其遗传背景的不同，移植分为自体移植、同系移植、同种异体移植和异种移植。同种异体移植排斥反应的本质是一种针对同种异型移植抗原（主要是 HLA 抗原）的适应性免疫应答，包括 HVGR（分为超急性、急性和慢性排斥反应）和 GVHR。受者 T 细胞可通过直接识别和间接识别两种途径识别同种异型抗原。直接识别指受者 T 细胞识别移植物中供者 APC 提呈的抗原肽-供者同种异型 MHC 分子复合物，发生于急性排斥反应早期；间接识别指受者 T 细胞也可识别受者 APC 提呈的供者 MHC 来源的抗原肽-受者 MHC 分子复合物，发生于急性排斥反应中晚期及慢性排斥反应。移植排斥反应的防治原则是严格选择供者、抑制受者免疫应答、移植后免疫监测及诱导移植耐受。

（张　艳）

思 考 题

1. 同种异型抗原直接识别和间接识别有何区别？
2. 简述同种异体移植排斥反应的效应机制。
3. 简述移植排斥反应的类型及其机制。
4. 同种异体移植排斥反应的防治原则有哪些？

肿瘤免疫

22章 数字内容

学习目标

1. 掌握机体抗肿瘤免疫效应机制;肿瘤免疫逃逸机制。

2. 熟悉肿瘤抗原分类;各类肿瘤抗原的主要特点;肿瘤的诊断和治疗。

3. 了解肿瘤免疫学发展历史。

关键词

肿瘤抗原 肿瘤特异性抗原 肿瘤相关抗原 胚胎抗原 抗原调变 抗肿瘤免疫 免疫逃逸 肿瘤标志物 免疫治疗 免疫检查点

导言

肿瘤是严重危害人类健康的重大疾病。肿瘤免疫研究内容涉及肿瘤抗原及其免疫原性,肿瘤发生、发展和机体免疫的关系,应用免疫学原理和方法对肿瘤进行诊断、治疗和预防。本章简要介绍了肿瘤免疫学发展历史,阐述了肿瘤抗原分类及其各类肿瘤抗原的主要特点,概括性介绍了机体的抗肿瘤免疫应答效应、肿瘤如何逃避免疫系统的攻击、如何利用免疫学原理和方法进行肿瘤的免疫诊断和免疫防治。

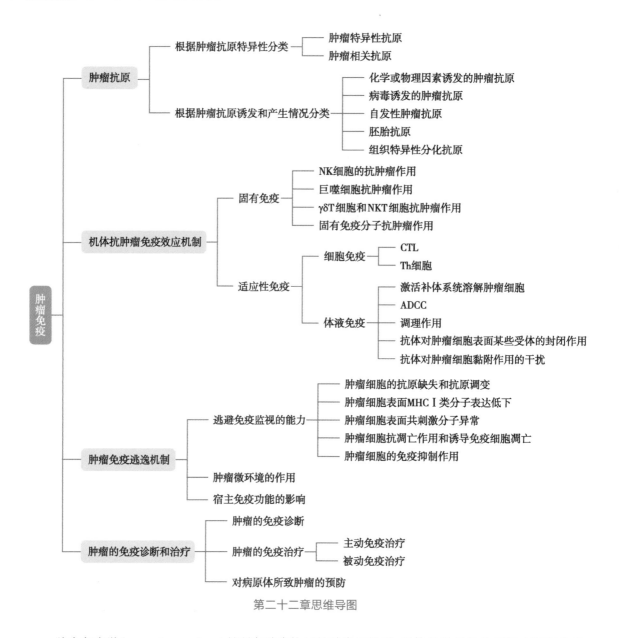

第二十二章思维导图

肿瘤免疫学（tumor immunology）是研究肿瘤抗原的种类和性质、机体对肿瘤的免疫效应机制以及肿瘤的免疫逃逸方式和机制、肿瘤的免疫诊断和免疫防治的科学。

20世纪50年代，科学家利用近交系小鼠进行肿瘤移植的方法发现了肿瘤特异性移植抗原。20世纪60年代，Thomas、Burnet和Good等提出"免疫监视"学说，奠定了肿瘤免疫学的理论基础。20世纪70年代，单克隆抗体问世，极大地推动了肿瘤免疫的诊断技术和肿瘤免疫治疗。20世纪80年代以后，Schreiber等提出肿瘤"免疫编辑理论"，揭示了在肿瘤发生、发展的不同阶段，肿瘤与机体免疫系统存在复杂的相互作用。20世纪90年代，科学家发现了多种人类肿瘤抗原，并证实肿瘤抗原激活的树突状细胞可提高机体抗肿瘤免疫能力，为新型瘤苗研制奠定了基础。随着分子生物学、分子免疫学和遗传学的迅速发展，人们对于肿瘤抗原及其相关基因、机体抗肿瘤免疫效应机制和肿瘤逃逸免疫监视机制等内容有了更加深入的认识，采用基因工程技术制备了大量可供临床应用的细胞因子和抗体，为肿瘤免疫治疗增添了新的手段。进入21世纪后，肿瘤微环境调控抗肿瘤免疫应答关键分子——免疫检查点（immune checkpoint）的研究促进了肿瘤免疫诊断和治疗的应用。

Note:

免疫检查点

　　免疫检查点(immune checkpoint)是随着对肿瘤微环境和肿瘤免疫逃逸机制的深入研究,发现的一组介导免疫调节的重要分子,如负性 B7 家族分子 PD-L1(B7-H1)/PD-1、B7-H3、B7-H4 和 CTLA-4 及 Tim-3 等,又如抑制性分子 IDO、IL-10 和 TGF-β。它们是免疫系统固有的维持免疫耐受和机体免疫稳态,避免组织损伤的负向调控分子,是机体免疫系统在长期进化过程中逐步建立的调节机制,在适时的免疫应答中发挥极为重要的作用。在肿瘤微环境诱导下,肿瘤组织和细胞异常表达这些负性共刺激分子和抑制性分子,构成独特的免疫逃逸的微环境,抵抗机体内在的抗肿瘤免疫,尤其是抑制肿瘤抗原特异性 T 细胞,成为肿瘤免疫逃逸的主要机制。通常将这些肿瘤抑制性通路分子称为免疫检查点。近年来,通过调控肿瘤微环境中抗肿瘤免疫应答关键的免疫检查点分子所进行的肿瘤免疫治疗取得了新的进展,针对 PD-1、PD-L1 和 CTLA-4 研究的系列抗体在临床肿瘤治疗中取得良好效果,免疫检查点疗法被认为是肿瘤免疫治疗的里程碑事件。

第一节　肿 瘤 抗 原

　　肿瘤抗原(tumor antigen)是指细胞癌变过程中出现的新抗原或肿瘤细胞异常或过度表达的抗原物质。肿瘤抗原能够诱导机体产生抗肿瘤免疫应答,是肿瘤免疫诊断和免疫防治的分子基础。肿瘤抗原的分类尚不统一,主要根据肿瘤抗原的特异性和肿瘤抗原的产生机制进行分类。

一、根据肿瘤抗原特异性分类

(一)肿瘤特异性抗原

　　肿瘤特异性抗原(tumor specific antigen,TSA)是指肿瘤细胞所特有的或只存在于某种肿瘤细胞而不存在于正常组织细胞的一类抗原。理化因素和病毒诱生的肿瘤抗原以及自发性肿瘤抗原多为肿瘤特异性抗原。

　　肿瘤特异性抗原是在 20 世纪 50 年代,通过近交系小鼠肿瘤移植排斥实验所证实的,故又称之为肿瘤特异性移植抗原(tumor specific transplantation antigen,TSTA)或肿瘤排斥抗原(tumor rejection antigen,TRA)。1992 年在人黑色素瘤细胞表面首次鉴定出具有明显分子结构的 TSA,含 9 个氨基酸,可与 HLA-A1 共表达于某些黑色素瘤细胞表面,称为 MAGE-1。目前已从多种肿瘤病人体内扩增出抗原特异性细胞毒性 T 细胞(CTL)克隆,并发现了多种人类肿瘤抗原。TSA 只能被 CD8+ CTL 识别,是诱发 T 细胞应答的主要肿瘤抗原。

(二)肿瘤相关抗原

　　肿瘤相关抗原(tumor associated antigen,TAA)是指肿瘤细胞和正常组织细胞均可表达的抗原物质,只是在细胞癌变时其表达量明显增高。此类抗原只表现出量的变化而无严格肿瘤特异性,胚胎抗原和过度表达的癌基因产物等均为此类抗原。此类抗原一般可被 B 细胞识别并产生相应抗体。

二、根据肿瘤抗原诱发和产生机制分类

(一)化学或物理因素诱发的肿瘤抗原

　　化学致癌剂如甲基胆蒽、二乙基亚硝胺等,或物理因素如紫外线、X 线等可随机诱发某些基因突变而导致肿瘤形成,表达相应的肿瘤抗原如 MUM-1 和 P53。此类肿瘤抗原具有高度异质性,特异性高而免疫原性弱,即用同一化学致癌剂或物理方法诱发的肿瘤,在不同宿主体内,甚至在同一宿主不同部位所诱发的肿瘤都具有互不相同的免疫原性。大多数人类肿瘤抗原不是此种抗原。

（二）病毒诱发的肿瘤抗原

某些肿瘤病毒可将其 DNA 或 RNA 整合到宿主细胞基因组 DNA 中,从而诱导细胞癌变并表达相应突变基因的产物,即病毒诱导的肿瘤抗原。此类肿瘤抗原与理化因素诱发的肿瘤抗原不同,即由同一种病毒诱发的肿瘤,无论其来源或类型,均表达相同的肿瘤抗原。病毒诱发的肿瘤抗原免疫原性较强,可刺激机体产生免疫应答。此类肿瘤抗原由病毒基因编码,但又与病毒自身抗原有所区别,因此又被称为病毒相关的肿瘤抗原。EB 病毒诱发 B 细胞淋巴瘤和鼻咽癌表达的 EBNA-1 抗原、人乳头状瘤病毒诱发人宫颈癌表达的 E6 和 E7 抗原、人腺病毒诱发肿瘤表达的 E1A 抗原和 SV40 病毒转化细胞表达的 T 抗原等,均属病毒相关肿瘤抗原。

（三）自发性肿瘤抗原

自发性肿瘤是指一些无明确诱发因素的肿瘤,大多数人类肿瘤属于自发性肿瘤。有些自发性肿瘤表达的抗原与理化因素诱发的肿瘤抗原类似,具有各自独特的肿瘤抗原特异性,很少或几乎完全没有交叉反应;有些自发性肿瘤则类似于病毒诱发的肿瘤,具有共同抗原。有些自发性肿瘤也可表达胚胎抗原或分化抗原,或异位或过度表达某些正常组织成分,如胃癌细胞可表达 ABO 血型抗原、腺癌细胞表面高表达人表皮生长因子受体等。这些正常组织成分不能激发免疫应答,但对肿瘤诊断和确定其组织来源具有一定的意义。

（四）胚胎抗原

胚胎抗原(embryonic antigen,EA)是在胚胎发育阶段由胚胎组织产生的正常成分,在胚胎后期减少,出生后逐渐消失或极微量存在;当细胞癌变时,此类抗原可重新合成或大量表达。胚胎抗原有两种表达方式:一种是以分泌方式表达,如肝细胞癌变时产生的甲胎蛋白(alpha-fetoprotein,AFP);另一种是以膜结合形式表达,此类胚胎抗原疏松地结合在细胞膜表面、易脱落,如结肠癌细胞产生的癌胚抗原(carcinoembryonic antigen,CEA)。AFP 和 CEA 是人类肿瘤中研究最为深入的两种胚胎抗原。此类抗原曾在胚胎期出现,宿主对其已形成免疫耐受性,因此不能诱导宿主免疫系统对其产生免疫应答。胚胎抗原的检测可作为某些肿瘤临床免疫学诊断的指标。另一类胚胎抗原是出生后只在睾丸或卵巢等生殖母细胞中表达的抗原。因上述表达此类胚胎抗原的生殖细胞不表达 MHC Ⅰ 类分子,故正常情况下不会被细胞毒性 T 细胞(CTL)杀伤。

（五）组织特异性分化抗原

组织特异性分化抗原是指细胞在特定分化阶段表达的抗原,不同来源或处于不同分化阶段的细胞可表达不同的分化抗原。某些特定组织中的肿瘤可高表达此类抗原,如卵巢癌病人的 CA12-5、胰腺癌或结直肠癌病人的 CA19-9、前列腺癌病人的前列腺特异性抗原(prostate-specific antigen,PSA)、乳腺癌病人的 HER-2/neu 等。分化抗原的检测可作为某些肿瘤临床免疫学诊断或分型的指标。

第二节　机体抗肿瘤免疫效应机制

机体抗肿瘤免疫机制十分复杂,涉及固有免疫应答和适应性免疫应答两个方面。机体抗肿瘤免疫应答的产生及其强度不仅取决于肿瘤细胞免疫原性的强弱,还与宿主免疫功能和其他因素密切相关。

一、固有免疫的抗肿瘤免疫效应机制

固有免疫应答在肿瘤免疫过程中发挥着重要作用,固有免疫应答细胞主要包括 NK 细胞、γδT 细胞、NKT 细胞和活化巨噬细胞等。

1. NK 细胞的抗肿瘤作用　NK 细胞是执行机体免疫监视作用的重要效应细胞,无需抗原预先致敏,就可直接杀伤某些肿瘤细胞,也可通过抗体依赖细胞介导的细胞毒作用(ADCC)效应定向杀伤 IgG 抗体特异性结合的肿瘤细胞。NK 细胞可被 IL-2 和 IFN-γ 等细胞因子激活,活化 NK 细胞对肿瘤细胞杀伤作用显著增强。NK 细胞对肿瘤细胞的识别机制与 CD8⁺CTL 细胞不同,但两者杀伤靶细胞的作用机制

基本相同,即通过释放穿孔素、颗粒酶、表达 FasL 和分泌 TNF-α 使靶细胞溶解破坏和发生凋亡。

2. 巨噬细胞的抗肿瘤作用　巨噬细胞是专职抗原提呈细胞,也是非特异性杀伤肿瘤细胞的免疫效应细胞。静息状态的巨噬细胞不具有杀瘤活性,他们被 IFN-γ、GM-CSF、IL-2 等细胞因子激活后,可通过以下作用机制发挥杀瘤效应:①活化巨噬细胞与肿瘤细胞融合,通过释放溶酶体酶杀伤肿瘤细胞;②活化巨噬细胞通过分泌活性氧、活性氮和蛋白水解酶等细胞毒性物质杀伤肿瘤细胞;③活化巨噬细胞通过分泌 TNF 诱导肿瘤细胞凋亡;④在肿瘤特异性抗体介导下,也可通过 ADCC 效应和调理吞噬作用杀伤肿瘤细胞。

3. γδT 细胞和 NKT 细胞的抗肿瘤作用　γδT 细胞和 NKT 细胞可直接杀伤某些肿瘤细胞,杀伤机制与细胞毒性 T 细胞(CTL)和 NK 细胞相似,也可分泌多种细胞毒性介质和细胞因子参与机体抗肿瘤免疫作用。

4. 固有免疫分子的抗肿瘤作用　补体、TNF、IFN、IL 等都具有非特异性杀伤肿瘤细胞的作用。补体可通过溶细胞作用杀伤肿瘤细胞,IL-2、IFN-γ 能够激活和增强 CTL、NK 细胞和巨噬细胞的杀瘤效果。

二、适应性免疫的抗肿瘤免疫效应机制

(一)细胞免疫的抗肿瘤免疫效应

T 细胞介导的细胞免疫应答在机体抗肿瘤免疫过程中起重要作用。体内参与抗肿瘤免疫作用的 T 细胞主要包括 CD4[+] Th 细胞和 CD8[+]CTL,其中 CD8[+] CTL 在机体抗肿瘤免疫效应中起关键作用。

1. CD8[+] CTL　肿瘤抗原特异性 CD8[+] CTL 被相应肿瘤抗原激活、增殖分化为效应性 CTL 后,可特异性杀伤表达相应抗原的肿瘤细胞,发挥抗肿瘤免疫作用。效应机制:①释放穿孔素和颗粒酶,使肿瘤细胞溶解和发生凋亡;②通过表达膜 FasL 和分泌 TNF-β 与肿瘤细胞表面相应受体,即 Fas 和 TNF-R 结合后,可通过激活胞内胱天蛋白酶(caspase)系统,诱导靶细胞凋亡(图 22-1)。

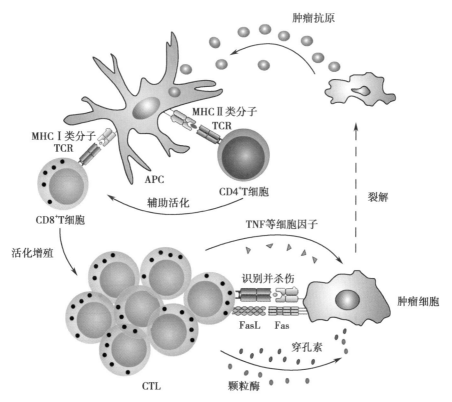

图 22-1　CTL 活化和杀伤肿瘤细胞的机制示意图
肿瘤细胞表面脱落的肿瘤抗原,经 APC 摄取加工,以肿瘤抗原肽-MHC Ⅱ/Ⅰ类分子复合物形式
分别提呈给 CD4[+]T 细胞和 CD8[+]T 细胞;CD8[+]CTL 在 CD4[+]T 细胞的辅助下活化并杀伤肿瘤细胞。

2. CD4⁺ Th 细胞　肿瘤抗原特异性 CD4⁺ Th 细胞被相应肿瘤抗原激活、增殖分化为效应性 CD4⁺ Th 细胞后,可分泌 IL-2、IFN 和 TNF 等多种细胞因子,增强巨噬细胞、NK 细胞和 CD8⁺CTL 细胞的杀瘤作用;局部分泌高浓度 TNF 可直接发挥杀瘤效应。

（二）体液免疫的抗肿瘤免疫效应

肿瘤抗原可以诱导机体产生特异性抗体,理论上抗体可通过以下几种方式发挥作用,但目前认为抗体并不是抗肿瘤免疫的主要因素。

1. 激活补体系统溶解肿瘤细胞　肿瘤特异性抗体(IgG1～3 或 IgM)与肿瘤细胞表面相应抗原表位结合后,可通过激活补体经典途径在肿瘤细胞表面形成攻膜复合物,使之溶解破坏,此即补体依赖的细胞毒作用(complement dependent cytotoxicity, CDC)。

2. 抗体依赖细胞介导的细胞毒作用　肿瘤特异性 IgG 抗体与肿瘤细胞表面相应抗原结合后,可通过其 Fc 段与表面具有 FcγR 的效应细胞如巨噬细胞、NK 细胞和中性粒细胞等结合,发挥 ADCC 作

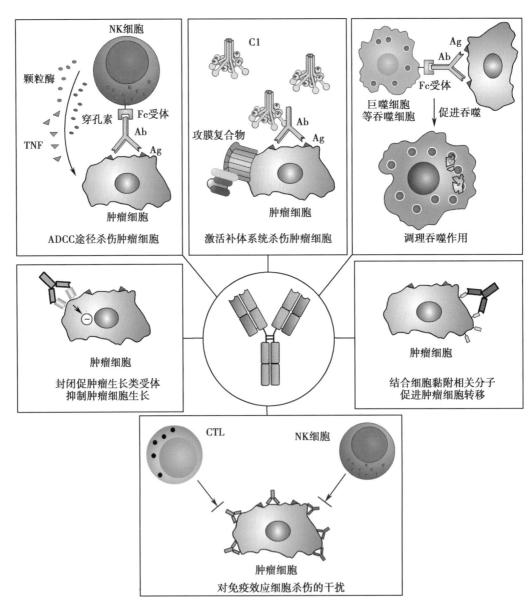

图 22-2　**抗体在抗肿瘤免疫中的双重作用**

抗体通过激活补体、介导 ADCC 和调理作用,杀伤肿瘤细胞;抗体还通过封闭肿瘤细胞表面的某些生长类受体和细胞黏附性分子,抑制肿瘤细胞的生长和转移;另外,在某些情况下肿瘤特异性抗体与肿瘤细胞结合后干扰细胞对肿瘤细胞的杀伤作用,具有促进肿瘤生长作用。

用使肿瘤细胞溶解破坏。

3. 抗体介导的免疫调理作用 肿瘤特异性 IgG 抗体与游离状态的肿瘤细胞特异性结合后,可通过其 Fc 段与表面具有相应受体(FcγR)的吞噬细胞结合,增强和促进吞噬细胞对肿瘤细胞吞噬和杀伤作用。

4. 抗体对肿瘤细胞表面某些受体的封闭作用 抗体可通过封闭肿瘤细胞表面某些受体而影响其功能。例如抗转铁蛋白受体的抗体可通过阻断转铁蛋白与肿瘤细胞表面转铁蛋白受体结合,对肿瘤细胞的生长产生抑制作用。

5. 抗体对肿瘤细胞黏附作用的干扰 某些抗体可阻断肿瘤细胞与血管内皮细胞或其他细胞表面黏附分子间的相互作用,从而阻止肿瘤细胞生长、黏附和转移。

理论上,抗体有可能通过上述五种方式发挥抗肿瘤作用。但研究发现,在某些情况下肿瘤特异性抗体与肿瘤细胞结合后非但不能杀伤肿瘤细胞,反而会干扰特异性细胞免疫应答对肿瘤细胞的杀伤作用,这种具有促进肿瘤生长作用的抗体被称为增强抗体(enhancing antibody)(图 22-2)。

第三节　肿瘤免疫逃逸机制

机体免疫系统能够产生抗肿瘤免疫应答,但是许多肿瘤仍能在机体内进行性生长,这表明肿瘤具有逃避免疫监视和攻击的能力。体内突变细胞能否形成肿瘤以及肿瘤的发生、发展,取决于机体的抗肿瘤免疫功能和肿瘤细胞的免疫逃逸(immune escape)作用。

一、肿瘤细胞所具有的逃避免疫监视的能力

肿瘤可以通过下列多种机制逃避机体免疫系统的免疫监视作用(图 22-3)。

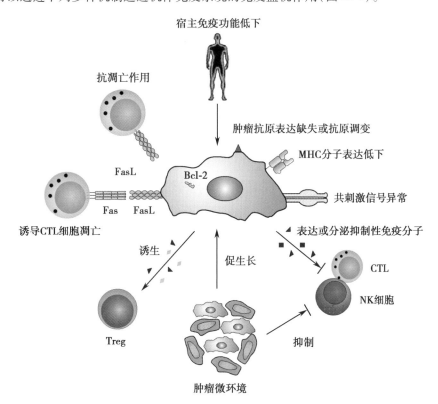

图 22-3　肿瘤免疫逃逸机制示意图

肿瘤逃避机体免疫监视的机制:①通过抗原缺失和抗原调变,逃逸免疫系统的识别和攻击。②肿瘤细胞表面 MHC Ⅰ类分子表达低下或缺失,不能有效激活肿瘤抗原特异性 CTL。③表达共刺激分子低下或缺失,不能为 T 细胞活化提供第二信号。④肿瘤细胞高表达 FasL,介导肿瘤特异性 CTL 凋亡。肿瘤细胞高表达 bcl-2 等抗凋亡基因产物,下调自身 Fas 的表达,有利于肿瘤细胞的生长。⑤肿瘤细胞可直接侵犯免疫系统,也可直接或间接方式抑制免疫效应细胞。

1. **肿瘤细胞的抗原缺失和抗原调变** 某些肿瘤抗原与体内正常表达的蛋白差异很小,免疫原性微弱,无法诱导机体产生有效的抗肿瘤免疫应答,而使其得以生存不被清除。抗原调变(antigenic modulation)是指宿主对肿瘤抗原产生的免疫应答可使肿瘤细胞表面某些抗原表位减少或丢失的现象。此种作用可使肿瘤细胞逃逸免疫系统的识别和攻击。

2. **肿瘤细胞表面 MHC Ⅰ类分子表达低下** 大多数肿瘤细胞表面 MHC Ⅰ类分子表达低下或缺失,导致抗原提呈作用微弱或丧失,不能有效激活 CD8$^+$ CTL 细胞发挥抗肿瘤免疫效应。

3. **肿瘤细胞表面共刺激分子异常** 某些肿瘤细胞可表达肿瘤抗原肽-MHC Ⅰ类分子复合物,能提供 T 细胞活化第一信号;但其表面 B-7 等共刺激分子表达低下或缺失,不能为 T 细胞活化提供第二信号,因此不能对肿瘤细胞产生有效的细胞免疫应答。

4. **肿瘤细胞抗凋亡作用和诱导免疫细胞凋亡** 肿瘤细胞可高表达 bcl-2 等抗凋亡基因产物,而不表达或弱表达 Fas 及 Fas 相关信号分子,从而使其肿瘤细胞能够对抗免疫效应细胞通过表达 FasL 介导的杀伤作用。某些肿瘤细胞可表达 FasL,能诱导高表达 Fas 的肿瘤特异性 T 细胞发生凋亡。

5. **肿瘤细胞的免疫抑制作用** 某些肿瘤细胞可通过分泌 TGF-β 和 IL-10 等抑制性细胞因子或 PGE2 等抑制性介质,或主动诱导 Treg 和 MDSC 的产生,使机体免疫功能处于低下或抑制状态,导致肿瘤细胞"逃逸"。

二、肿瘤微环境的作用

肿瘤微环境是由肿瘤细胞及其所赖以生存的场所组成,肿瘤微环境内存在某些能够抑制肿瘤细胞生长、增殖的免疫效应细胞和分子,也有某些能够促进肿瘤细胞生长、增殖的免疫细胞,如 Treg、肿瘤相关巨噬细胞、肿瘤相关成纤维细胞、MDSC 等免疫抑制细胞和免疫抑制分子。肿瘤的发生和转移与肿瘤细胞所处的微环境有着密切关系。

三、宿主免疫功能的影响

宿主免疫功能的高低也是肿瘤细胞能否实现免疫逃逸的关键。宿主由于某些原因处于免疫功能低下的状态,如长期服用免疫抑制剂、HIV 感染、宿主抗原提呈细胞功能低下或缺陷等都有助于肿瘤逃逸宿主免疫系统的攻击。肿瘤也能导致宿主免疫功能低下或免疫抑制,从而进一步抑制了宿主抗肿瘤免疫应答。

第四节　肿瘤的免疫诊断和治疗

一、肿瘤的免疫诊断

通过生化和免疫学技术检测肿瘤抗原、抗肿瘤抗体或其他肿瘤标志物,可用于临床某些肿瘤的诊断及肿瘤状态的评估。肿瘤标志物是指在肿瘤发生、增殖和转移过程中,由肿瘤细胞本身所产生的或者是由机体对肿瘤细胞反应而产生的,能够反映肿瘤存在和生长的一类物质,包括蛋白质、激素、酶及癌基因产物等。目前最常用的肿瘤免疫诊断方法:①AFP 检测对原发性肝细胞肝癌有诊断价值;②CEA 检测有助于结直肠癌的诊断;③CA19-9 检测有助于胰腺癌的诊断;④CA12-5 检测有助于卵巢癌的诊断;⑤CA15-3 检测有助于乳腺癌的诊断;⑥PSA 检测有助于前列腺癌的诊断。

除上述血清或体液中肿瘤标志物外,对细胞表面肿瘤标志物的检测也在临床得到应用:①采用单抗免疫组化或流式细胞仪检测分析淋巴瘤和白血病细胞表面 CD 分子表达情况,可对上述疾病进行诊断和临床组织分型;②将放射性核素(^{131}I)标记的肿瘤特异性抗体从静脉或腔内注入体内,可使放射性核素集中到肿瘤所在部位,借助 γ 照相机可以显示清晰的肿瘤影像,此种放射免疫显像法已应用于临床诊断。

二、肿瘤的免疫治疗

肿瘤免疫治疗(tumor immunotherapy)是通过激发和增强机体免疫功能,以达到控制和杀伤肿瘤细胞的目的。免疫疗法是一种辅助治疗方法,只能清除少量播散的肿瘤细胞,对晚期的实体肿瘤疗效有限,通常与手术、化疗、放疗等常规疗法联合应用。临床先用常规疗法清除大量肿瘤细胞后,再用免疫疗法清除残存的肿瘤细胞,可提高肿瘤综合治疗的效果并有助于防止肿瘤复发和转移。根据机体抗肿瘤免疫效应机制,肿瘤免疫治疗主要分为肿瘤的主动免疫治疗和肿瘤的被动免疫治疗两类。

1. **肿瘤的主动免疫治疗**　肿瘤的主动免疫治疗是利用肿瘤抗原的免疫原性,采用各种有效的免疫手段使宿主免疫系统产生针对肿瘤抗原的免疫应答。通常采用的方法是给肿瘤病人输注具有免疫原性的疫苗,如肿瘤细胞疫苗、肿瘤抗原疫苗、树突状细胞疫苗、抗独特型抗体疫苗、基因修饰疫苗和抗肿瘤相关病原体的疫苗,使病人免疫系统产生肿瘤抗原特异性免疫应答,发挥抗肿瘤作用。

2. **肿瘤的被动免疫治疗**　肿瘤的被动免疫治疗是给机体输注免疫效应细胞、抗体和细胞因子等免疫效应物质,使病人立即产生抗肿瘤免疫作用的治疗方法。将体外扩增或激活的免疫效应细胞,包括细胞因子诱导的杀伤细胞(CIK)、TIL、肿瘤抗原特异的 CTL、活化的单核-巨噬细胞等过继回输治疗,有一定的抗肿瘤效果。近年来,嵌合抗原受体(chimeric antigen receptor, CAR)技术和嵌合抗原受体修饰的 T 细胞(chimeric antigen receptor T cell, CAR-T)疗法在白血病治疗中有效,其原理是将识别肿瘤相关抗原的单链抗体(ScFv)和 T 细胞活化基序相结合,通过基因转染使得 T 细胞对肿瘤细胞具有良好的靶向性或更强的杀伤活性。新研发的 CAR 含有共刺激分子胞内段,具备更好的 T 细胞活化作用。

应用基因工程抗体治疗肿瘤是肿瘤免疫治疗方面最令人瞩目的进展之一,疗效确切的多种基因工程抗体已成功应用于临床肿瘤治疗(表 22-1)。

表 22-1　抗肿瘤单克隆抗体

单抗名	抗体作用靶点	适用范围
Trastuzumab	HER-2	HER-2 高表达的乳腺癌、卵巢癌等
Bevacizumab	VEGF	进展期/转移性结直肠癌、胃癌、胰腺癌等
Cetuximab	EGFR	EGFR 阳性的转移性结直肠癌、胃癌、鼻咽癌
Rituximab	CD20	非霍奇金淋巴瘤、慢性淋巴细胞性白血病
Gemtuzumab	CD33	CD33 阳性的急性髓性白血病

某些肿瘤免疫治疗方法既可激发宿主免疫应答,又可作为外源性免疫效应物质直接作用于肿瘤细胞,不能简单地将其归类为肿瘤的主动免疫治疗和肿瘤的被动免疫治疗。

免疫检查点(immune checkpoint)分子是一类免疫抑制性分子,如 PD-1 和 CTLA-4,可调节机体免疫应答反应。近年来,通过调控肿瘤微环境中抗肿瘤免疫应答关键的免疫检查点分子所进行的肿瘤免疫治疗取得了新的进展,针对 PD-1、PD-L1 和 CTLA-4 研发的系列抗体在临床肿瘤治疗中取得良好效果。免疫检查点疗法被认为是肿瘤免疫治疗的里程碑事件(图 22-4)。

三、对病原体所致肿瘤的预防

病原体感染与肿瘤发生有关,如 HPV 感染与宫颈癌/HBV 或 HCV 感染与原发性肝癌。制备相关的病原体疫苗或探索新的干预方式有可能预防上述肿瘤的发生。目前 HPV 疫苗已成功用于预防宫颈癌。

Note:

A. 抗肿瘤免疫应答的诱导

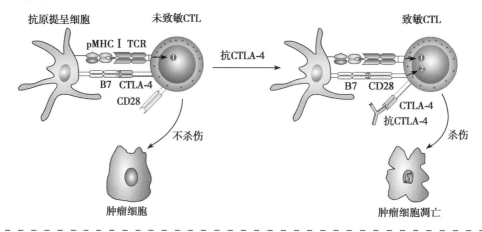

B. CTL杀伤肿瘤细胞

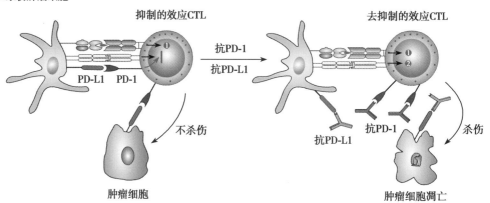

图 22-4　阻断免疫检查点诱导机体抗肿瘤免疫应答示意图

A. 在淋巴结中,CD8⁺T 细胞表面的 CTLA-4 与树突状细胞表面 B7 结合,可抑制 CD8⁺T 细胞的活化;CTLA-4 抗体的应用,可阻断 CTL A-4 的负向免疫调节作用,使共刺激分子 CD28 与 B7 结合,为 CD8⁺T 细胞提供共刺激信号,使 CD8⁺T 细胞活化成为致敏 CTL,杀伤肿瘤细胞。B. 在肿瘤部位,致敏 CTL 其表面 PD-1 分子与肿瘤细胞表面 PD-L1 结合,可启动抑制信号通路,使 CTL 的杀伤活性被抑制。PD-1 抗体或 PD-L1 抗体的应用,可阻断 PD-1 与 PD-L1 的结合,从而解除对 CTL 杀伤活性的抑制,而发挥抗肿瘤效应。

小　结

　　肿瘤免疫学是研究肿瘤抗原的种类和性质、机体对肿瘤的免疫效应机制以及肿瘤的免疫逃逸方式和机制、肿瘤的免疫诊断和免疫防治的科学。肿瘤抗原能够诱导机体产生抗肿瘤免疫应答,是肿瘤免疫诊断和免疫防治的分子基础。一般认为细胞免疫特别是特异性 CD8⁺ CTL 是机体抗肿瘤免疫效应的主要机制。肿瘤细胞可通过抗原缺失、MHC Ⅰ类分子和共刺激分子表达低下、分泌免疫抑制性分子和诱导机体产生免疫抑制性细胞等方式逃避免疫系统的攻击。肿瘤抗原的检测及其水平的动态分析有利于肿瘤的诊断和预后判断。以肿瘤疫苗、基因工程抗体、CAR-T 和调控免疫检查点疗法为代表的肿瘤的免疫治疗有良好的应用前景。

（宋文刚）

Note:

思 考 题

---

1. 肿瘤抗原有哪些种类？各自的免疫特点是什么？
2. 试述机体抗肿瘤免疫效应机制。
3. 简述肿瘤免疫逃逸机制。
4. 简述肿瘤的免疫诊断和免疫治疗方法。

免疫学检测

23章　数字内容

学习目标

1. 掌握抗原抗体反应的特点;凝集反应、沉淀反应、酶联免疫吸附试验、免疫荧光技术、免疫胶体金技术、化学发光免疫分析、免疫印迹法、免疫组织化学技术、流式细胞术的基本原理;免疫学检测的临床应用。
2. 熟悉免疫比浊法;外周血单个核细胞的分离;淋巴细胞及其亚群的分离和表面分子检测;免疫细胞功能测定方法。
3. 了解抗原抗体反应的影响因素;免疫 PCR 法;免疫磁珠分离法。

关键词

免疫学检测　抗原-抗体反应　血清学反应　亲和力　凝集反应　沉淀反应　酶联免疫吸附试验
免疫胶体金技术　化学发光免疫分析　免疫印迹法　免疫组织化学技术　免疫磁珠　流式细胞术

导言

随着现代免疫学的发展,免疫学检测技术已广泛应用于生命科学的各个领域,并为临床疾病的诊断、疗效评价、预后判断和防治提供了重要的手段和方法。学习本章内容,了解和掌握抗原或抗体的体外检测方法、免疫细胞的分离技术和功能测定方法,有助于加深对免疫学理论的理解,并为今后应用于临床实践打下良好基础。

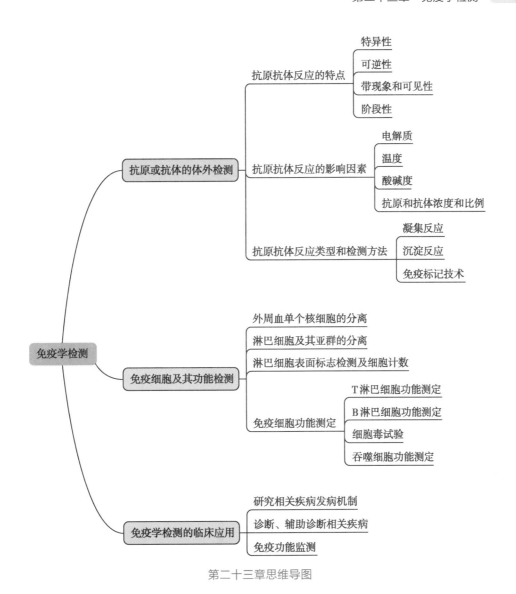

第二十三章思维导图

　　免疫学检测(immunological assays)是借助免疫学、细胞和分子生物学、物理、化学及电子信息理论与技术,对免疫相关分子(如抗原、抗体、补体、细胞因子)及基因、免疫细胞及其膜分子和体液中多种微量物质(如激素、酶、血浆微量蛋白、微量元素等)进行定性、定位或定量检测的实验技术和方法。本章对常用和基本的免疫学检测技术进行简单介绍。

第一节　抗原或抗体的体外检测

　　抗原-抗体反应(antigen-antibody reaction)是指抗原与相应抗体在体内/外发生的特异性结合反应。在一定条件下,抗原与相应抗体结合可出现肉眼可见或仪器可检测到的反应。据此,在体外可用已知的抗原(或抗体)来检测相应未知的抗体(或抗原)。抗体主要存在于血清中,因此体外的抗原-抗体反应又称为血清学反应(serological reaction),可以是定性、定量或定位检测。

一、抗原-抗体反应的特点

　　1. **抗原-抗体反应的特异性**　　一种抗原通常只能与其刺激机体产生的相应抗体结合,这种结合反应的专一性称为抗原-抗体反应的特异性。抗原-抗体反应的特异性是由抗原表位与抗体分子超变区互补结合所决定的,两者空间构型互补程度越高,抗原与抗体之间的结合力越强。抗原与抗体结合

Note:

的能力通常用亲和力来表示。亲和力(affinity)是指抗体分子单一抗原结合部位与一个抗原分子表面相应抗原表位之间的结合强度。

2. **抗原-抗体反应的可逆性**　抗原与相应抗体结合除与空间构象互补有关外,还与分子表面的静电引力、范德瓦耳斯力及氢键和疏水键等多种非共价键结合密切相关。非共价结合的抗原-抗体复合物不稳定,降低溶液 pH 或提高溶液离子强度可使抗原-抗体复合物解离,即抗原-抗体反应具有可逆性。解离后的抗原和抗体仍能保持原有理化特性和生物学活性。据此,可通过亲和层析法纯化抗原或抗体。

3. **抗原-抗体反应的带现象和可见性**　抗原与相应抗体结合后能否出现肉眼可见的反应,取决于两者的浓度和比例。在一定浓度范围内,两者比例合适,即抗原略多于抗体时,可出现肉眼可见的反应物(网格状抗原-抗体复合物形成的沉淀物或凝集物),此即抗原-抗体反应的等价带;若抗体或抗原过剩,则沉淀物体积小、数量小而不能出现肉眼可见的反应;抗体过剩称为前带,抗原过剩称为后带(图 23-1)。据此在实验过程中,应注意调整反应体系中抗原与抗体的比例,避免出现假阴性结果。

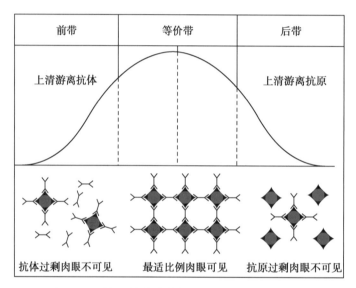

图 23-1　抗原-抗体结合的带现象和可见性示意图
抗原-抗体比例合适,出现肉眼可见沉淀物或凝集物,即等价带;若抗体或抗原过剩,则不能出现肉眼可见反应,抗体过剩称为前带,抗原过剩称为后带。

4. **抗原-抗体反应的阶段性**　抗原-抗体反应可分为两个阶段:第一个阶段是抗原-抗体特异性结合阶段,其特点是反应快,可在数秒钟至几分钟内完成,一般不能为肉眼所见;第二阶段为反应可见阶段,根据参加反应的抗原物理性状的不同,可出现凝集、沉淀和细胞溶解等现象。反应可见阶段所需时间较长,从数分钟、数小时到数日不等,且受电解质、温度和酸碱度等因素影响。

二、抗原-抗体反应的影响因素

影响抗原-抗体反应的因素较多,本节主要介绍实验条件对抗原-抗体反应的影响。

1. **电解质**　抗原和抗体具有胶体性质,在中性或弱碱性条件下有较高的亲水性。当抗原与抗体结合后,其亲水性减弱;在电解质作用下,抗原-抗体复合物失去较多负电荷,从而使之彼此连接出现肉眼可见的凝集或沉淀现象。实验中常用 0.85% 的氯化钠溶液作为稀释液,以提供适当浓度的电解质。

2. **温度**　提高温度可增加抗原与抗体分子的碰撞机会,加速抗原-抗体复合物的形成。但温度过高可使抗原或抗体变性失活,影响实验结果。通常抗原抗体反应的最适温度是 37℃。

3. **酸碱度**　抗原-抗体反应的最适 pH 6~8,pH 过高或过低,均可影响抗原或抗体的理化性状。

三、抗原-抗体反应的类型和检测方法

根据抗原的性质、参与反应的成分和呈现的结果,可将抗原-抗体反应分为凝集反应、沉淀反应和免疫标记技术。

(一)凝集反应

细菌、红细胞等颗粒性抗原与相应抗体结合后,在一定条件下出现肉眼可见的凝集现象称为凝集反应(agglutination),包括直接凝集反应和间接凝集反应。

1. 直接凝集反应　　直接凝集反应(direct agglutination)是指颗粒性抗原直接与相应抗体结合出现的凝集现象,包括玻片凝集和试管凝集两种。玻片法为定性实验,常用已知抗体检测未知抗原。本法简捷、快速,可用于人类 ABO 血型和细菌的鉴定(图 23-2)。试管法为半定量试验,常用已知抗原检测未知抗体,通过将抗体倍比稀释可获得抗体的滴度或效价。临床上辅助诊断伤寒或副伤寒所用的肥达试验即为试管凝集试验。

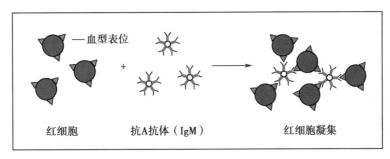

图 23-2　直接凝集反应(ABO 血型鉴定)示意图

人红细胞表面抗原(未知)与已知血型抗体(抗 A 抗体)反应发生凝集,表明红细胞表面具有 A 抗原。

2. 间接凝集反应　　间接凝集反应(indirect agglutination)是将已知可溶性抗原或抗体与免疫无关的载体颗粒结合形成致敏颗粒后,再与相应抗体或抗原进行反应出现的凝集现象(图 23-3)。常用的载体颗粒有人 O 型血红细胞、聚苯乙烯乳胶颗粒,相应的凝集现象分别称为间接血球凝集和间接乳胶凝集。例如:用于检测单价抗体的抗人球蛋白试验,又称为 Coombs 试验,属于间接血球凝集;将链球菌溶血毒素 O 吸附在乳胶颗粒上,可检测受试者血清中的抗 O 抗体,属于间接乳胶凝集。

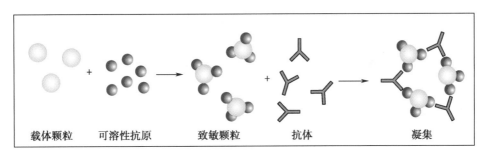

图 23-3　间接凝集反应示意图

将可溶性抗原附着在载体颗粒上,再与相应抗体反应出现的凝集现象。

(二)沉淀反应

可溶性抗原(如毒素、血清或组织浸液中的蛋白)与相应抗体结合后,在一定条件下出现肉眼可见的沉淀现象称为沉淀反应。沉淀反应可在液体中进行,也可以在半固体琼脂凝胶中进行。在液体中进行的沉淀反应如免疫比浊法;凝胶内沉淀反应,即使可溶性抗原和抗体在凝胶中扩散,在比例合适处相遇形成肉眼可见的白色沉淀现象,称免疫扩散试验。

Note:

1. 免疫比浊法（immunoturbidimetry） 免疫比浊法是在一定量抗体中,分别加入相应递增量可溶性抗原后,所形成的数量不等的免疫复合物可在反应体系中呈现出不同浊度,用以定量检测可溶性抗原的一种检测方法。本法快速简便,用浊度仪测定各反应体系的浊度,可绘制出标准曲线,并根据浊度推算出样品中抗原的含量。根据此种原理设计的自动生化分析仪可同时检测样品中多种抗原分子并进行精确定量分析。常用于检测免疫球蛋白（IgG、IgM、IgA）、补体、C反应蛋白（CRP）、前白蛋白、α_2巨球蛋白、转铁蛋白和尿微量蛋白等。

2. 免疫扩散试验（diffusion test） 免疫扩散试验包括单向琼脂扩散和双向琼脂扩散两种基本方法。

（1）单向琼脂扩散（single agar diffusion）:是一种定量试验,将一定量已知抗体加入琼脂中制成凝胶板,在适当位置打孔后,加入被测抗原使其向四周扩散,可在比例适宜处形成白色沉淀环。鉴于沉淀环直径与抗原含量成正比,可根据被测样品沉淀环直径的大小获知样品中抗原的含量（图23-4）。

（2）双向琼脂扩散（double agar diffusion）:主要用于对可溶性抗原或抗体进行鉴定定性,也可对复杂抗原成分和抗体进行分析;方法是在琼脂凝胶板上按需要打孔,分别将抗原和抗体加入各自的孔中使之向四周扩散,若抗原与抗体相对应,则两者相遇后可在比例合适处形成白色沉淀线（图23-5）。

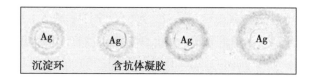
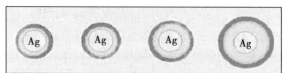
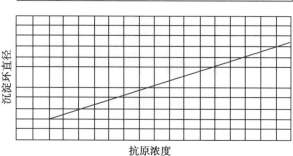

图 23-4 单向琼脂扩散示意图

先用已知不同浓度的标准抗原通过扩散绘制标准曲线,然后根据被测样品沉淀环直径的大小,从标准曲线中获知样品中抗原的含量。

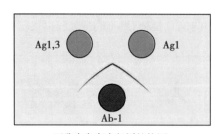

两孔中有完全相同的抗原

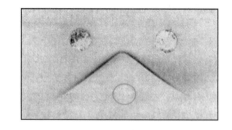

图 23-5 双向琼脂扩散示意图

两孔中含有相同的抗原,可形成相交融合的一条沉淀线。

（三）免疫标记技术

免疫标记技术是用酶、荧光素、放射性核素、化学发光物质和胶体金等标记抗体或抗原,进行抗原-抗体反应的检测技术。免疫标记技术极大地提高了抗原-抗体反应的灵敏度,不但能对抗原或抗体进行定性和精确定量测定,而且借助光镜或电镜技术,能够观察抗原、抗体或抗原-抗体复合物在组织细胞内的分布和定位。

1. 酶免疫测定法（enzyme immunoassay，EIA） 酶免疫测定法是用酶标记抗体或抗原进行抗原-抗体反应,检测相应可溶性抗原或抗体的方法。本法将抗原-抗体反应的高度特异性与酶对底物催化作用的高效性相结合,可通过酶分解底物后显色判定结果。通常采用酶标仪测定待检溶液光密度(optical density,OD)值以反映抗原或抗体的含量。常用于标记的酶有辣根过氧化物酶(horseradish peroxidase,HRP)和碱性磷酸酶(alkaline phosphatase,AP)。常用的方法有酶联免疫吸附试验和酶联免疫斑点试验,前者可用来测定可溶性抗原或抗体,后者常用来检测T/B细胞分泌的单一细胞因子或分泌特异性抗体的B细胞。

(1) 酶联免疫吸附试验(enzyme-linked immunosorbent assay,ELISA):是酶免疫测定方法中应用最广泛的技术,既可用于定性,又可用于定量检测,但耗时相对较长。其基本方法是将已知可溶性抗原或抗体吸附在固相载体表面,使抗原-抗体反应在固相表面进行,通过洗涤将未与固相载体结合的游离成分去除,加底物显色进行测定。ELISA检测方法很多,双抗体夹心法最为常用,适用于检测血清、脑脊液、胸水、腹水等各种液相中的可溶性抗原,特别是几乎所有细胞因子都可用此法进行检测(图23-6)。

(2) 酶联免疫斑点试验(enzyme-linked immuno-spot assay,ELISPOT):用已知抗体(如抗细胞因子的抗体)包被

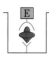

已知抗体吸附于载体洗涤

加被检抗原,相应抗体与抗体结合洗涤

加酶标抗体,使之与相应抗原结合洗涤

酶作用底物显色

图23-6　酶联免疫吸附试验(ELISA)示意图(双抗体夹心法)

将已知抗体包被在固相载体表面,加入待检标本;若标本中含有相应抗原,即形成固相抗体-抗原复合物;去除未结合的成分后,加入抗原特异性的酶标抗体,形成固相抗体-抗原-酶标抗体复合物,加底物显色。

固相载体(如硝酸纤维素膜或PVDF膜),加入待检细胞孵育一定时间后去除细胞。若待检细胞分泌的成分(细胞因子)与包被的抗体相对应,即可形成固相抗体-抗原(细胞因子)复合物,然后加入相应酶标记抗体(抗细胞因子的抗体),并通过底物显色,即可在相应部位呈现有色斑点(图23-7A)。一个斑点表示一个分泌相应抗原(细胞因子)的细胞,通过计数可推算出分泌某种成分细胞的频率。实验结果需在光学显微镜下观察,也可用专门仪器(ELISPOT分析系统)计数。酶联免疫斑点试验可直接用于检测细胞分泌的单一细胞因子;若用已知抗原包被固相载体,也可用来检测分泌特异性抗体的B细胞(图23-7B)。

2. 免疫荧光技术(immunofluorescence technique)　免疫荧光技术是用荧光素标记抗体(简称荧光抗体)检测相应抗原的一种技术。常用的荧光素有异硫氰酸荧光素(fluorescein isothiocyanate,FITC)和藻红蛋白(phycoerythrin,PE)。在激发光作用下,前者(FITC)散发黄绿色荧光,后者(PE)散发红色荧光。免疫荧光技术包括两种标记方法:

(1) 直接免疫荧光测定:荧光素直接标记特异性抗体,用以检测标本中相应抗原的方法(图23-8A)。

(2) 间接免疫荧光测定:用已知特异性抗体与标本中相应抗原结合后,再用荧光素标记的抗Ig抗体与特异性抗体结合进行的反应(图23-8B)。借助荧光显微镜、激光扫描共聚焦显微镜和流式细胞仪可对组织及细胞中的抗原进行定性、定位和细胞膜表面分子(如CD分子)等的鉴定。荧光免疫分析技术借助全自动化分析仪器测定抗原-抗体复合物中特异性荧光强度,可对液体标本中微量或超微量物质进行定量测定。临床常用的荧光免疫分析技术有时间分辨荧光免疫测定、荧光偏振免疫测定和荧光酶免疫测定,主要用于激素、药物、肿瘤标志物、自身免疫病的抗核抗体检测。

3. 放射免疫测定法(radioimmunoassay,RIA)　放射免疫测定法是用放射性核素标记抗原或抗体进行免疫学检测的技术,包括液相和固相两种检测方法。RIA兼具放射性核素的高灵敏性和抗原-抗体反应的高度特异性,同时具有重复性好、准确性高等优点;但放射性核素对人有一定的危害性,且易污染环境,因此本法的应用受到一定限制。标记所用的放射性核素主要包括^{125}I、^{131}I、^{3}H、^{14}C、^{32}P。本法主要用于微量物质如胰岛素、生长激素、甲状腺素、孕酮等的测定。

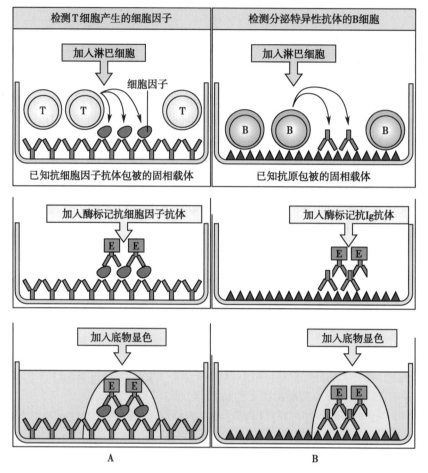

图 23-7 酶联免疫斑点试验（ELISPOT）示意图

A. 用已知抗细胞因子的抗体包被固相载体,加入待检细胞孵育后去除细胞,若待检细胞分泌细胞因子与包被的抗体相对应,即可形成固相抗体-抗原(细胞因子)复合物。再加入相应抗细胞因子酶标记抗体,并通过底物显色,即可在相应部位呈现有色斑点,一个斑点表示一个分泌相应细胞因子的细胞。B.用已知抗原包被固相载体,加入待检细胞孵育后去除细胞,若待检细胞分泌的抗体与抗原对应,即可形成固相抗原-抗体复合物。再加入酶标记 Ig 抗体,并通过底物显色,即可在相应部位呈现有色斑点,一个斑点表示一个分泌特异性抗体的 B 细胞。

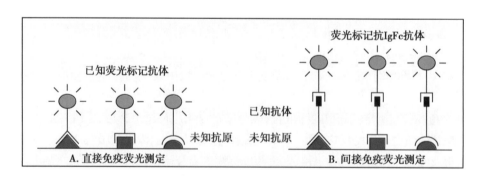

图 23-8 直接免疫荧光测定和间接免疫荧光测定示意图

A. 直接免疫荧光测定:荧光素直接标记抗原特异性抗体,以检测标本中相应的抗原;B. 间接免疫荧光测定:用已知抗原特异性抗体(已知抗体)与标本中相应抗原结合后,再用荧光素标记的抗 IgFc 抗体与抗原特异性抗体结合形成的反应。

4. **免疫胶体金技术**（immunological colloidal gold signature，ICS） 免疫胶体金技术是用胶体金颗粒标记抗体或抗原,用来检测未知抗原或抗体的技术,可用于多种液相免疫测定和固相免疫分析。目前主要用于病原菌、毒品类药物、激素和某些肿瘤标志物的检测。免疫层析法与胶体金技术的结合是近年来兴起的一种被广泛使用的快速诊断技术,原理是将已知特异性抗体固定于硝酸纤维素膜上某一区带,将上述硝酸纤维素膜一端浸入待检样品中(尿液或血清),通过毛细管作用样品沿膜向前移动,当样品进入特异性抗体固定区带时,若样品中含有相应抗原即可与该区带抗体特异性结合,进而通过免疫胶体金所呈现的紫红色条带判定试验结果,如临床早孕诊断所用的硝酸纤维素膜诊断试纸(图23-9)。

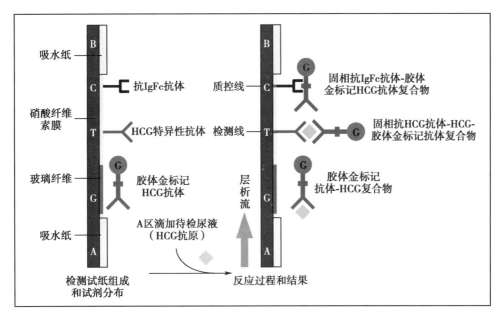

图 23-9　胶体金免疫层析双抗夹心法试验原理示意图

待检尿液通过层析作用从检测试纸 A 区向 B 区移动,当尿液流经 G 区时可将胶体金标记的人绒毛膜促性腺激素(HCG)抗体从玻璃纤维上复溶,若待检尿液中含有 HCG,即形成胶体金标记抗体-HCG复合物;上述复合物迁移至 T 区时,可被固相 HCG 抗体识别结合,形成固相 HCG 抗体-HCG-胶体金标记抗体复合物,胶体金聚集呈现阳性紫红色检测线;剩余胶体金标记抗体迁移到 C 区与兔抗鼠 IgG抗体结合,胶体金聚集呈现紫红色质控线。当出现检测线与质控线两条紫红色线时,结果为阳性,仅有紫红色质控线,结果为阴性。

5. **化学发光免疫分析**(chemiluminescence immunoassay)　化学发光免疫分析是将化学发光分析和免疫反应相结合而建立的一种免疫分析技术,是目前临床上常规的免疫学检测方法。该方法不仅具有发光分析的高灵敏度和抗原抗体反应的高度特异性,而且还具有操作简便、标记物稳定、可以实现自动化分析和耗时短的优点。化学发光免疫分析的原理是将发光物质(如鲁米诺、吖啶酯)标记抗体或抗原进行反应,以发光现象作为指示系统,定量检测抗原或抗体(图23-10)。化学发光免疫分析包括发光酶免疫分析、微粒体发光免疫分析和电化学发光分析。该法常用于检测血清超微量活性物质,如激素和肿瘤标志物。

6. **免疫印迹法**(Western blotting)　免疫印迹法是将高分辨率凝胶电泳与固相免疫技术相结合,即将通过电泳区分开的蛋白质成分转移至固相载体(硝酸纤维素膜)后,再用酶免疫、放射免疫或化学发光免疫等技术进行检测的一种方法(图23-11)。该法能对分子大小不同的蛋白质进行分离并确定其分子量和抗原性质,常用于可溶性抗原的检测及目的基因表达产物的鉴定。

7. **实时聚合酶链反应**(real-time PCR)　实时聚合酶链反应是将体外核酸的指数扩增技术与抗原-抗体反应的高度特异性结合在一起的一种对微量细胞因子进行检测的方法。首先在固相载体上包被抗体,然后加入待检标本,再加入 DNA 标记的抗该细胞因子的抗体,洗涤后经PCR 扩增,如果待检标本中没有相对应细胞因子,则无 DNA 产物;若有,则可对微量细胞因子进行定性和定量。PCR 扩增产物检测通常用非特异性荧光染料或荧光标记的序列特异性 DNA探针。

8. **免疫组织化学技术**(immunohistochemistry technique)　免疫组织化学技术简称免疫组化

Note:

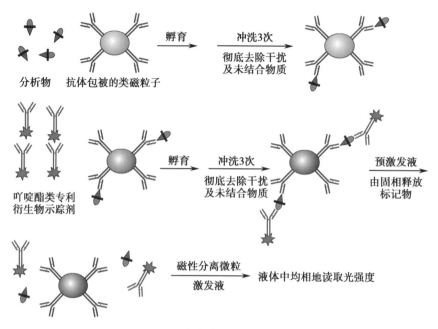

图 23-10 化学发光免疫分析原理示意图

以磁性粒子包被的特异性抗体与检测样本(血清)中相应抗原结合形成免疫复合物,用磁石将磁性粒子固定在反应杯上,洗去未结合物质,再与吖啶酯标记的连接物反应形成双抗体夹心抗原抗体复合物。吖啶酯在过氧化氢的稀碱性溶液中发生氧化还原反应生成 10-甲基吖啶酯,当它恢复到基态时发光,根据发光强度化学发光免疫分析仪可分析出检测物的浓度。

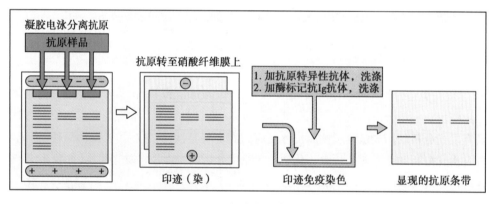

图 23-11 免疫印迹法示意图

通过凝胶电泳将样本中不同分子量的蛋白质分离,在不同的区域形成条带,转至硝酸纤维膜上,加抗原特异性抗体与相应抗原结合,再加入带标记物(酶、同位素或化学发光剂)的抗 Ig 抗体与抗原特异性抗体进行反应,最终显色或显影。

技术,是指用标记的特异性抗体在组织细胞原位通过抗原-抗体反应和组织化学的呈色反应,对相应抗原进行定性、定位、定量测定的免疫检测方法。免疫组织化学技术将免疫反应的特异性、组织化学的可见性和分子生物学技术的敏感性巧妙地结合在一起,借助显微镜(包括荧光显微镜、电子显微镜)的显像和放大作用,在细胞、亚细胞水平检测各种抗原物质(如蛋白质、多肽、酶、激素、病原体以及受体),使单一的静止的形态学描述上升到结构、功能和代谢为一体的动态观察。免疫组化技术包括酶免疫组化技术、荧光免疫组化技术、亲和组织化学技术和免疫标记电镜技术,常用的标本有组织切片、组织印片和细胞涂片(图 23-12)。目前免疫组化技术在医学研究及临床上应用非常广泛,主要应用于肿瘤抗原检测、自身免疫性疾病诊断、特殊染色体鉴定、激素和酶的局部组织定位、细菌和病毒鉴定等领域。

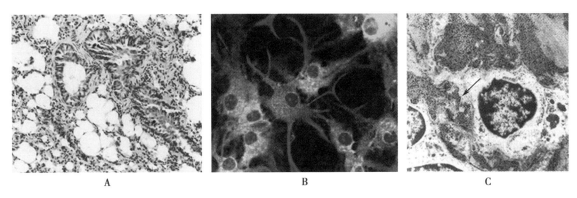

图 23-12　免疫组织化学染色结果示意图

A.肺组织酶免疫组化染色,褐色为抗原分布部位;B.神经胶质细胞荧光免疫组化染色,红色与绿色荧光分别代表不同的抗原;C.免疫胶体金电镜图,箭头所示为系膜蛋白沉淀。

第二节　免疫细胞及其功能检测

检测免疫细胞的数量和功能是判断机体免疫功能状态的主要指标。对人而言,检测的免疫细胞主要来源于外周血;对实验动物而言,检测的免疫细胞除来源于外周血外,也可来自骨髓、胸腺、脾、淋巴结和其他组织。

一、外周血单个核细胞的分离

外周血单个核细胞(peripheral blood mononuclear cell,PBMC)包括淋巴细胞和单核细胞,是免疫学实验中最常用的细胞。常用的分离方法是葡聚糖-泛影葡胺(ficoll-paque)密度梯度离心法,原理是红细胞和粒细胞的比重(约1.092)大于单个核细胞(约1.075),血液在比重为1.077的葡聚糖-泛影葡胺分离液中离心后,不同比重的细胞出现分层(图23-13)。此种分离方法获得的PBMC纯度可达95%。

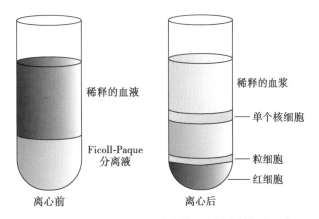

图 23-13　葡聚糖-泛影葡胺分离外周血单个核细胞示意图

将肝素抗凝血置于葡聚糖-泛影葡胺分离液液面上,低速离心(2 000r/min)20min后,可使不同比重的外周血细胞分层,即将红细胞沉于管底;多形核白细胞分布于红细胞层与分离液之间;单个核细胞则分布于血浆层与分离液界面。

二、淋巴细胞及其亚群的分离

1. 玻璃黏附法　将外周血单个核胞(PBMC)置于玻璃培养皿中,鉴于单核细胞能与玻璃黏附而滞留在玻璃培养皿表面,故收获未黏附细胞即为相对较纯的淋巴细胞。

2. 免疫吸附分离法　将已知抗淋巴细胞表面标志的抗体包被聚苯乙烯培养板,加入淋巴细胞悬液,使表达相应表面标志的淋巴细胞结合在培养板上,洗脱即可获得具有相应表面标志的淋巴细胞。例如,用抗CD4抗体包被聚苯乙烯培养板,可将CD4$^+$T细胞与CD8$^+$T细胞相分离。

3. 免疫磁珠分离法　免疫磁珠(immunomagnetic bead,IMB)由抗淋巴细胞表面标志的抗体与磁性微珠交联结合组成,将其加入细胞悬液中后,可使表达相应表面标志的淋巴细胞与之结合。然后在磁场作用下,通过阳性和阴性分选获得某些特定细胞:其中收获免疫磁珠结合的细胞为阳性分选,收获细胞悬液中未与免疫磁珠结合的细胞为阴性分选。免疫磁珠分选法操作简单且无需昂贵仪器,所

Note:

获细胞纯度和活细胞率高（93%~99%），目前已得到广泛应用。

4. 流式细胞术分离法 流式细胞术（flow cytometry, FCM）是借助荧光激活细胞分选仪（fluorescence activated cell sorter, FACS）将荧光抗体标记的细胞进行快速准确鉴定和分选的技术。荧光激活细胞分选仪（简称流式细胞仪）集光学、流体力学、电力学和计算机技术于一体，可对细胞作多参数定量测定和综合分析。除分选细胞外，流式细胞仪还用于细胞的鉴定与分析，包括：①定量分析鉴定活细胞表面或胞内表达的特异分子；②免疫细胞分类和百分计数；③白血病和淋巴瘤的免疫学分型；④细胞周期和细胞凋亡检测。

三、淋巴细胞表面标志检测及细胞计数

不同的淋巴细胞表面具有特定的表面标志，依靠对其表面标志的检测可对不同的淋巴细胞及其亚群进行鉴定和计数，借以判断机体的免疫水平。细胞表面标志目前多数都以 CD 命名。荧光免疫组化和酶免疫组化技术都可用于 CD 抗原的检测。随着流式细胞仪的普及，现已成为淋巴细胞分类、计数的常用方法。

1. T 细胞的表面标志检测 成熟 T 细胞表达 CD3 分子，通过检测 CD3 抗原可对外周血 T 淋巴细胞总数进行测定（即 $CD3^+$ 细胞代表成熟 T 淋巴细胞）。不同功能的 T 细胞亚群又有各自的表面标志，可将 T 细胞分为：$CD3^+CD4^+CD8^-$ 的辅助性 T 细胞（Th）、$CD3^+CD4^-CD8^+$ 的细胞毒性 T 细胞（CTL）和 $CD4^+CD25^+Foxp3^+$ 的调节性 T 细胞（Treg）等亚群。目前采用多色荧光标记技术，利用流式细胞仪进行检测分析同时可以计数（图 23-14）。

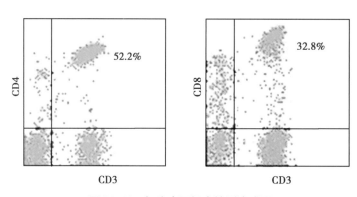

图 23-14　细胞表面标志检测流式图
CD3 与 CD4 双色荧光标记，$CD3^+CD4^+$ 双阳性细胞数为 52.2%；CD3 与 CD8 双色荧光标记，$CD3^+CD8^+$ 双阳性细胞数为 32.8%。

2. B 细胞的表面标志检测 膜表面免疫球蛋白（mIg）为 B 细胞所特有，是鉴定 B 细胞的可靠指标。采用荧光素或酶标记的抗人 Ig 抗体，通过直接荧光免疫技术或酶免疫组织化学法检测 mIg，可对外周血 B 淋巴细胞总数进行测定并计数。常见的 B 细胞表面抗原有 CD19、CD20、CD21、CD22 和 CD29，其中有些是 B 细胞所共有，有些是活化 B 细胞所特有，采用流式细胞术对 B 细胞表面的 CD 抗原进行分析，可判断其功能状态。

四、免疫细胞功能测定

（一）T 淋巴细胞功能测定

T 细胞增殖试验是检测机体细胞免疫功能常用的技术。根据刺激物不同，可分为 T 细胞特异性增殖和非特异性增殖两种方式：前者是用某种特异性抗原（如结核菌素）刺激相应抗原特异性 T 细胞活化，并使之增殖；后者是用植物血凝素（PHA）、刀豆蛋白 A 或抗 CD3 单克隆抗体等非特异性抗原多克隆激活 T 细胞，并使之增殖。检测淋巴细胞增殖反应的常用方法简述如下：

1. ³H-TdR 掺入法 取外周血单个核细胞（PBMC）与植物血凝素（PHA）共同培养，在终止培

养前 8~15h 加入氚标记的胸腺嘧啶核苷（^{3}H-TdR）。在细胞增殖过程中，^{3}H-TdR 可掺入细胞新合成的 DNA 中，且掺入量与细胞增殖水平成正比。培养结束后收集细胞，用液体闪烁仪测定样品的放射活性，可反映细胞的增殖状况。该法灵敏可靠，应用广泛，但需要特殊仪器，且易发生放射性污染。

2. **MTT 法**　MTT 是一种噻唑盐，其化学名为 3-(4,5-二甲基-2-噻唑)-2,5-二苯基溴化四唑。在细胞增殖过程中，MTT 可掺入细胞，并作为胞内线粒体琥珀酸脱氢酶的底物参与反应，形成褐色甲臜颗粒。研究证实，甲臜生成量与细胞增殖水平成正比，当甲臜被盐酸异丙醇或二甲基亚砜溶解后，借助酶标测定仪检测细胞培养物 OD 值，即可反映细胞的增殖水平。该法灵敏度不及 ^{3}H-TdR 掺入法，但操作简便，无放射性污染。

（二）B 淋巴细胞功能测定

1. **血清免疫球蛋白含量测定**　B 细胞接受抗原刺激后可增殖分化为浆细胞合成分泌特异性抗体，即免疫球蛋白。检测血清免疫球蛋白水平可判断 B 淋巴细胞功能，常用 ELISA、免疫比浊法等测定标本中 IgG、IgA、IgM 等各类 Ig 的含量。

2. **抗体形成细胞测定试验**　又称溶血空斑试验，可用来检测产生抗体的 B 细胞数量。如图 23-15 所示，一个溶血空斑代表一个抗体形成细胞（antibody forming cell，AFC），通过计算溶血空斑数目即可得知 B 细胞增殖分化和产生抗体的能力。

3. **酶联免疫斑点试验（ELISPOT）** 一个斑点代表一个抗体形成细胞（浆细胞），通过计数可得知 B 细胞增殖分化产生抗体的能力（图 23-7B）。

（三）细胞毒试验

细胞毒试验是根据细胞毒性 T 细胞（CTL）和 NK 细胞可直接对某些靶细胞产生杀伤作用建立的，主要用于肿瘤免疫、移植排斥反应和病毒感染等方面的研究。常用检测方法简述如下：

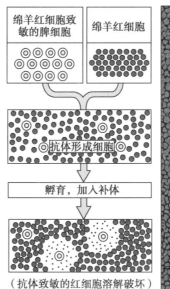
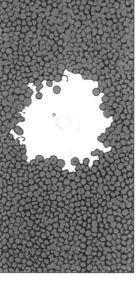

图 23-15　直接溶血空斑形成试验示意图

将绵羊红细胞（SRBC）免疫 4d 后的小鼠脾细胞（内含 SRBC 致敏的 B 细胞——抗体形成细胞）与 SRBC 在凝胶介质中混匀；倾注平皿板进行孵育，使抗体形成细胞周围的 SRBC 被 AFC 产生抗体致敏；在平皿板表面加豚鼠新鲜补体进行二次孵育，致敏 SRBC 激活补体而发生溶解，在抗体形成细胞周围出现肉眼可见的溶血空斑。

1. **^{51}Cr 释放法**　将 Na$_2$^{51}CrO$_4$ 标记的靶细胞与待检效应细胞（CTL 或 NK）按一定比例混合培养一定时间后，若效应细胞能够杀伤靶细胞，则 ^{51}Cr 可从破坏的靶细胞内释放。应用 γ 计数仪测定培养上清中 ^{51}Cr 的放射活性（cpm），即可反映效应细胞的杀伤活性。

2. **乳酸脱氢酶释放法**　将效应细胞与靶细胞按一定比例混合孵育，若靶细胞被杀伤，则存在于胞内的乳酸脱氢酶（LDH）释放。用光度计测定培养上清液中乳酸脱氢酶活性（加入 LDH 底物显色），可获得效应细胞的杀伤活性。

3. **凋亡细胞检测法**　靶细胞与效应细胞相互作用后，可通过细胞凋亡途径损伤破坏。靶细胞凋亡检测方法简述如下：

（1）形态学检测法：镜下观察可见凋亡细胞体积缩小，胞质浓缩；核染色质密度增高，呈现浓染的半月状、斑块状或核着边现象；细胞膜内陷形成凋亡小体。

（2）琼脂糖电泳法：凋亡细胞 DNA 可被核酸酶在核小体单位之间随机切断，产生 180~200bp（核小体单位长度）及其倍数的寡核苷酸片段，在琼脂糖电泳中呈现阶梯状 DNA 区带图谱，借此可判定细

胞凋亡。

（3）流式细胞术：凋亡细胞膜受损可使其膜磷脂成分暴露，后者能与荧光标记的磷脂结合蛋白（Annexin V）结合，采用流式细胞术检测分析，可获得待检细胞中凋亡细胞的数目和频率。

（4）TUNEL法：将末端脱氧核苷酸转移酶（terminal deoxyribonucleotidyl transferase，TdT）和生物素标记的核苷酸（dUTP）加入到细胞培养液中，TdT可将dUTP连接到断裂的DNA 3′末端，使DNA断裂处显色，从而显示凋亡细胞。

（四）吞噬细胞功能测定

1. **荧光标记物吞噬试验**　将荧光标记的颗粒（如大肠埃希氏菌、白念珠菌）与吞噬细胞悬液混合，温育后洗去未被吞噬的荧光颗粒，离心收集细胞，重悬后用荧光分光光度计定量分析，可判读吞噬细胞的吞噬功能。也可用流式细胞术进行分析。

2. **化学发光测定法**　利用细胞吞噬杀菌过程中产生的活性氧代谢产物（ROI）可激发细胞内某些物质产生化学发光，用鲁米诺作为发光增强剂，用光度计测量发光强度，可判断吞噬细胞的杀菌活性。

第三节　免疫学检测的临床应用

一、研究相关疾病发病机制

利用免疫学方法检测体内免疫细胞及其亚群、免疫分子等的变化有助于阐明某些疾病的发病机制，如Th1细胞功能增强、IFN-γ分泌过量、MHC Ⅱ类分子表达过高与器官特异性自身免疫病（如1型糖尿病、多发性硬化症）的发生密切相关。

二、诊断、辅助诊断相关疾病

1. **感染性疾病**　人体受病原体感染后，可诱导特异性抗体的产生，检测抗病原体抗体及其类别对感染疾病的诊断、病程判断具有重要意义。

2. **肿瘤**　免疫标记技术能检测体内微量的肿瘤标志物，从而实现肿瘤的早期诊断。常用的标志物有AFP和CEA。检测肿瘤表面的分化抗原有助于淋巴瘤、白血病的诊断和分型。

3. **自身免疫性疾病**　抗核抗体、类风湿因子的检测有助于系统性红斑狼疮、类风湿关节炎的诊断。

4. **超敏反应性疾病**　血清总IgE、特异性IgE、变应原的检测有助于Ⅰ型超敏反应的诊断和治疗；抗血细胞抗体检测有助于诊断血细胞减少症；循环免疫复合物检测有助于Ⅲ型超敏反应的诊断。

5. **免疫缺陷病**　抗体、补体含量的测定和免疫细胞的计数以及功能试验可帮助免疫缺陷病的诊断。

6. **其他疾病**　由于免疫学技术能检测体内微量的物质如激素、酶、血浆微量蛋白及微量元素等，因此在临床免疫系统疾病以外的多种系统（如内分泌系统）的疾病诊断中也起了重要作用。

三、免疫功能监测

免疫功能监测有助于了解疾病的病程变化、观察疗效、判断预后。如器官移植后出现T细胞数量增多、CD4+/CD8+T细胞比值上升、细胞因子（TNF-α、IL-1、IL-4、IL-6、IFN-γ）水平升高、可溶性细胞因子受体（可溶性IL-2受体）、黏附分子受体（可溶性ICAM-1受体）水平升高等，提示急性排斥发生；对接受放疗、化疗的肿瘤病人，定期检测机体细胞分化抗原、胚胎抗原等肿瘤标志物的消长，有助于了解病情发展与预后、制订合适治疗方案与判断疗效。

小　结

　　免疫学检测是借助免疫学、细胞生物学、生物化学和分子生物学等理论与技术,对免疫相关分子、免疫细胞及其膜分子和体液中多种微量物质等进行定性、定量或定位检测的实验技术和方法。免疫学检测技术主要包括两部分,即抗原或抗体的体外检测和免疫细胞的测定:①抗原或抗体的体外检测主要依靠免疫标记技术来进行,包括 ELISA 检测、流式细胞术、胶体金标记技术和化学发光技术;②免疫细胞测定包括细胞分离技术和功能检测,免疫细胞分离目前主要依靠密度梯度离心法、免疫磁珠分离法和流式细胞术,免疫细胞功能测定主要包括细胞增殖试验、细胞毒试验。免疫学检测广泛应用于临床疾病机制的研究和疾病的诊断、治疗效果的监测。

(朱轶晴)

思　考　题

1. 简述抗原抗体反应的特点、影响因素、类型和常用方法。
2. 试述流式细胞术的原理及其主要用途。
3. 试述免疫组织化学技术的原理及其主要用途。
4. 如何检测凋亡细胞?
5. 如何从外周血中分离淋巴细胞并进行功能测定?
6. 简述免疫学检测的临床应用。

Note：

第二十四章

免疫学防治

24章 数字内容

学习目标

1. 掌握人工主动免疫和人工被动免疫的概念及特点;疫苗的分类。

2. 熟悉计划免疫及疫苗接种的注意事项;抗体治疗的方法;生物应答调节剂的概念。

3. 了解免疫细胞治疗;免疫抑制剂。

关键词

免疫预防　人工主动免疫　人工被动免疫　疫苗　灭活疫苗　减毒活疫苗　类毒素　亚单位疫苗
结合疫苗　合成肽疫苗　重组载体疫苗　DNA 疫苗　mRNA 疫苗　计划免疫　免疫治疗
过继免疫治疗　生物应答调节剂　免疫抑制剂

导言

免疫学基础理论的研究和发展对疾病的诊断、预防和治疗具有重要指导意义和应用价值,人类通过接种牛痘疫苗消灭天花就是最好的例证。近代人类对抗病原体感染的能力得益于接种相关疫苗产生的免疫保护作用和各类抗感染药物;各种免疫分子和细胞制剂已用于临床多种疾病的治疗。本章将引领我们,获知基于免疫学基础理论制备的生物制剂如何在疾病的预防和治疗中大显身手。

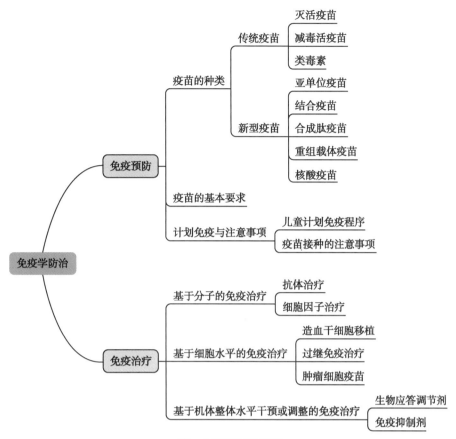

第二十四章思维导图

近百年以来,预防医学和临床医学在重大疾病领域的突破性进展都离不开免疫学的贡献。随着免疫学理论和技术的飞速发展,免疫学防治已从传染性疾病的防控,发展到肿瘤、自身免疫性疾病和免疫缺陷病的防治。

第一节　免　疫　预　防

免疫预防(immunoprophylaxis)是指通过接种疫苗或输注抗体等免疫效应分子和细胞,使机体产生特异性免疫应答或迅速产生免疫效应,有效预防病原体感染等疾病的策略和方法。免疫预防在人类与传染病的斗争中发挥了极其重要的作用,是医学史上维护人类健康最为经济和有效的手段。

免疫预防可分为自然免疫和人工免疫两种。自然免疫又有主动免疫和被动免疫两种方式:前者指机体感染病原微生物后自动建立的适应性免疫;后者是指胎儿或新生儿通过胎盘或母乳从母体获得的抗体所建立的免疫。人工免疫分为人工主动免疫(artificial active immunization)和人工被动免疫(artificial passive immunization):前者是指给机体接种疫苗等抗原性物质,刺激机体主动产生适应性免疫应答的方法,常用于疾病的预防;后者是给机体输注抗体、细胞因子等免疫分子和免疫细胞,使其在体内迅速产生免疫效应的措施和方法,常用于传染病的治疗和紧急预防。两者的特点见表24-1。

表24-1　人工主动免疫与人工被动免疫的主要特点

项目	人工主动免疫	人工被动免疫
接种的物质	抗原(疫苗)	抗体、细胞因子等
免疫力产生时间	较慢,2~4周	快,立即生效
免疫力维持时间	较长,数月至数年	短,2~3周
主要用途	疾病预防	疾病治疗和紧急预防

一、疫苗的种类

人工主动免疫采用的生物制剂统称为疫苗（vaccine）。疫苗含有特异性抗原,接种后能刺激机体产生相应的适应性免疫应答发挥免疫保护作用,多次接种同一种疫苗可诱导机体产生再次应答。

（一）传统疫苗

1. 灭活疫苗（inactivated vaccine）　灭活疫苗又称为死疫苗,是用理化方法杀死病原体制备而成的疫苗。常用的灭活疫苗有百日咳杆菌、伤寒杆菌、乙型脑炎病毒、甲肝病毒、斑疹伤寒立克次体和钩端螺旋体疫苗等,其优点是易于制备,较稳定,安全性好,易保存和运输。鉴于死疫苗在体内不能生长繁殖,对人体刺激时间短,故需多次重复接种才能获得较好的免疫效果。

2. 减毒活疫苗（live-attenuated vaccine）　减毒活疫苗简称活疫苗,是用减毒或基本无毒力活病原体制备而成的疫苗。常用的减毒活疫苗有用牛型结核杆菌在人工培养基上多次传代后制成的卡介苗,用脊髓灰质炎病毒在猴肾细胞中反复传代后制成脊髓灰质炎减毒活疫苗等。活疫苗在体内有一定的增殖能力,可产生类似隐性感染的免疫作用,主要优点:①接种剂量小,免疫效果好,一般接种一次就可获得 3~5 年或更长时间的免疫保护作用;②不仅能够诱导机体产生体液免疫应答,还能诱导机体产生细胞免疫应答。但减毒活疫苗容易失活,对保存和运输条件要求较高。此外活疫苗存在恢复毒力的安全隐患,必须通过鉴定严格把关。

灭活疫苗与减毒活疫苗的主要特点见表 24-2。

表 24-2　灭活疫苗与减毒活疫苗的主要特点

区别要点	灭活疫苗	减毒活疫苗
制剂	杀死的病原体	无毒或弱毒的病原体
接种剂量和次数	大,多次	较小,1 次或多次
不良反应	较重	较轻
免疫效果	较差,维持少于 2 年	较好,维持 3~5 年
稳定性	好,易保存	差,难保存

3. 类毒素　类毒素（toxoid）是用 0.3%~0.4% 甲醛处理细菌外毒素,使之丧失毒性而仍然保留原有免疫原性的生物制剂。临床常用的类毒素有白喉类毒素和破伤风类毒素;接种类毒素后诱导机体产生的抗体能够有效中和相关细菌产生的外毒素。

（二）新型疫苗

1. 亚单位疫苗　亚单位疫苗（subunit vaccine）是去除病原体中与诱发保护性免疫无关或有害成分,选用能够有效刺激机体产生抗感染免疫保护作用的成分制成的疫苗。目前研制成功的亚单位疫苗有肺炎链球菌、脑膜炎奈瑟菌荚膜多糖疫苗、流感病毒血凝素和神经氨酸酶亚单位疫苗、百日咳杆菌血凝素亚单位疫苗。为提高亚单位疫苗的免疫原性,可加入适当佐剂或与蛋白载体偶联后使用。

采用 DNA 重组技术制备的只含保护性抗原组分的亚单位疫苗称为重组抗原疫苗（recombinant antigen vaccine）。此类疫苗不含活的病原体和病毒核酸,安全有效,成本低廉。目前获准使用的有重组乙型肝炎表面抗原疫苗、重组口蹄疫疫苗和重组莱姆病疫苗等。

2. 结合疫苗　结合疫苗（conjugate vaccine）是由细菌荚膜多糖或脂多糖与蛋白质载体偶联组成。细菌荚膜多糖属 TI-Ag,不能诱导机体产生记忆细胞和使相应 B 细胞发生 Ig 类别转换,对婴幼儿的免疫效果较差。白喉类毒素作为蛋白质载体,与荚膜多糖偶联形成的结合疫苗（TD-Ag）具有较强的免疫效果,能够诱导机体产生记忆细胞和使相应 B 细胞发生 Ig 类别转换,产生大量具有免疫保护作用的 IgG 类抗体。目前已获得批准使用的结合疫苗有 B 型流感嗜血杆菌疫苗、肺炎链球菌疫苗和脑膜炎奈瑟菌疫苗。

3. 合成肽疫苗　合成肽疫苗（synthetic peptide vaccine）是根据有效免疫原的氨基酸序列,人工设

Note:

计和合成的免疫性多肽。此类疫苗免疫原性弱,需与适当载体交联结合后才能有效诱导机体产生免疫应答。合成肽疫苗的优势在于抗原肽中可同时含有 B 细胞表位和 T 细胞表位,能诱导机体产生特异性体液免疫应答和细胞免疫应答。目前,根据疟原虫孢子表位研制的疟疾疫苗已进入临床试验阶段;细菌毒素、HIV 和肿瘤等合成肽疫苗也在研制之中。

4. 重组载体疫苗　重组载体疫苗(recombinant vector vaccine)是将编码病原体有效免疫原的基因插入活载体(无毒/弱毒的病毒或细菌疫苗株)基因组中,接种后目的基因产物可随疫苗株在宿主体内增殖而大量表达,诱导机体产生相应免疫保护作用的疫苗,又称重组减毒活疫苗。若将多种病原体中具有免疫保护作用的基因插入同一载体,则可构成表达多种保护性抗原的多价疫苗。痘苗病毒是目前最常使用的载体,已用于甲型/乙型肝炎病毒、狂犬病毒、麻疹和单纯疱疹病毒等重组载体疫苗的研究。用减毒伤寒沙门菌 Ty21a 株作为载体制备的口服重组载体疫苗,对霍乱、痢疾等肠道传染病具有较好的免疫保护作用。

5. 核酸疫苗　核酸疫苗(nucleic acid vaccine)包括 DNA 疫苗和 mRNA 疫苗。DNA 疫苗(DNA vaccine)是将编码病原体有效免疫原的基因插入质粒所构建的疫苗,又称基因疫苗。宿主细胞被 DNA 疫苗转染后,可持续表达具有免疫保护作用的相关抗原,从而诱导机体产生特异性免疫应答,发挥抗感染免疫作用。此类疫苗具有免疫作用维持时间长、免疫效果好等优点。目前进入临床试验的 DNA 疫苗有疟疾 DNA 疫苗和 HIV DNA 疫苗等。mRNA 疫苗(mRNA vaccine)是将编码病原体有效免疫原的 mRNA 序列引入机体,在宿主细胞内翻译成具有免疫保护作用的相关抗原,诱导机体产生特异性免疫反应的疫苗。此类疫苗可快速研发制备,不需要特定的病毒株,只需要病毒的基因序列就可反向合成;生产成本低、产量大,能迅速应对暴发性传染病,特别是存在病毒变异的情况。但由于 mRNA 疫苗可能存在脱靶效应,需要冷链配送与低温储存,质控较难。

二、疫苗的基本要求

1. 安全　疫苗常规用于健康人群,特别是儿童的免疫接种,直接关系到人类的健康和生命安全,因此其设计和制备均应保证安全性。灭活疫苗病原体如为致病性强的微生物,应灭活彻底,并避免无关蛋白和内毒素的污染;减毒活疫苗的病原体要求遗传性状稳定,无毒力回复突变,无致癌性;各种疫苗应减少接种后的副作用,优选口服接种或尽量减少注射次数。

2. 有效　疫苗应具有很强的免疫原性,接种后能在绝大多数人群中产生持久的免疫保护作用,有效增强疫苗接种人群的抗感染能力。通常活疫苗比死疫苗免疫效果好,例如脊髓灰质炎口服疫苗初次接种后免疫力可维持半年以上,不仅能够刺激机体产生 IgM/IgG 类循环中和抗体,还能刺激肠道黏膜相关淋巴组织产生 SIgA。

3. 实用　疫苗在严格保证安全和有效的同时,也要兼顾成本及生产、保存方式,否则难以做到接种人群的高覆盖率。另外,在接种程序上要做到简化和便捷,如采用口服疫苗、多价疫苗和联合疫苗等。

三、计划免疫与注意事项

计划免疫(planned immunization)是根据某些特定传染病的疫情监测和人群免疫状况分析,按照规定的免疫程序有计划地进行人群预防接种,提高人群免疫水平达到控制以至最终消灭相应传染病的目的而采取的重要措施。

（一）儿童计划免疫程序

20 世纪 90 年代我国实施儿童免费计划免疫(俗称"五苗七病"),常用的疫苗为卡介苗(BCG)、口服脊髓灰质炎疫苗(OPV)、百白破三联疫苗(DPT)、麻疹活疫苗(MV)、重组乙型肝炎疫苗(HepB)。2007 年国家扩大了计划免疫预防的疾病种类,新增了甲肝、乙脑、流脑、风疹、腮腺炎、钩体病、流行性出血热和炭疽病的疫苗,其中甲肝、乙脑、流脑已在多数地区免费接种,复种的麻疹疫苗也被麻腮风三联疫苗(MMR)取代。我国儿童计划免疫程序见表 24-3。

表24-3　我国儿童计划免疫程序

疫苗	第一次	第二次	第三次	第四次	第五次	预防传染病
乙肝疫苗	出生	1月龄	6月龄			乙型病毒性肝炎
卡介苗	出生					结核病
脊灰疫苗	2月龄	3月龄	4月龄	4周岁*		脊髓灰质炎
百白破疫苗 \ （复种可用白破）	3月龄	4月龄	5月龄	18月龄*	6周岁**	百日咳、白喉、破伤风
麻腮风疫苗（复种可用麻腮风）	8月龄	18月龄**				麻疹、风疹、流行性腮腺炎
乙脑减毒活疫苗	8月龄	2周岁*	6周岁*			流行性乙型脑炎
A群流脑多糖疫苗（加强可用A+C群）	6月龄	9月龄	3周岁*	6周岁*		流行性脑脊髓膜炎
甲肝减毒活疫苗	18月龄					甲型肝炎

注：* 加强免疫；** 复种。

（二）疫苗接种的注意事项

1. **接种对象**　计划免疫针对的人群主要是儿童，此外也包括军人、从事饮食和医疗防疫工作的人员、农民等特定人群。

2. **接种途径和方法**　死疫苗应皮下接种，活疫苗可皮内注射、皮上划痕或经自然感染途径接种，如脊髓灰质炎疫苗以口服效果最佳。

3. **疫苗的运输和保存**　疫苗有效成分复杂，容易失活和变质，故从疫苗生产、运输到接种均有严格的质量控制和管理规范，在给人群使用前的各环节都需冷藏保存。

4. **接种剂量、次数和间隔时间**　死疫苗接种量大，次数多，间隔时间较短；活疫苗能在体内繁殖，一般接种量少、次数少、间隔时间较长。

5. **接种后不良反应**　接种后可出现轻微的不良反应和轻度感染，通常有一过性发热、局部红肿痛、淋巴结肿大、腹泻等，一般无须处理，几天后可恢复正常。少数人可引起严重的过敏反应和显性感染。

6. **禁忌证**　凡高热、严重心血管疾病、急性传染病、肿瘤、肾病、活动性结核、甲状腺功能亢进、活动性风湿病、糖尿病和免疫功能缺陷等病人以及妊娠期女性均不宜接种疫苗。湿疹和严重皮肤病者不宜做皮肤划痕法接种。

第二节　免疫治疗

免疫治疗（immunotherapy）是指针对机体免疫功能低下或亢进，根据免疫学原理，利用物理、化学或生物学等手段，人为调整机体的免疫功能以达到治疗某些疾病为目的所采取的措施。免疫治疗的基本策略是从分子、细胞和整体水平干预或调整机体的免疫功能。

一、基于分子的免疫治疗

1. **抗体治疗**　抗体是一类具有特异性免疫作用的效应分子，具有中和外毒素、激活补体、免疫调理、抗体依赖细胞介导的细胞毒作用（ADCC）等多种生物学效应，是进行人工被动免疫的主要生物制剂。目前临床采用的治疗性抗体主要包括多克隆抗体、单克隆抗体和基因工程抗体。鉴于上述抗体制剂大多来自动物，病人使用时有可能引起超敏反应，故需提前进行皮肤过敏试验。

（1）多克隆抗体：临床常用的免疫血清包括具有特异性治疗作用的破伤风抗毒素和狂犬病病毒抗血清，以及具有非特异性治疗作用的人丙种球蛋白。前者是用相关抗原多次免疫动物后获得的免疫血清，后者是从健康产妇胎盘或健康人血清中提取的免疫球蛋白。人特异性免疫球蛋白来源于恢复期病人及含高效价特异性抗体供者血浆，以及接受类毒素和疫苗免疫者血浆。在无特效药及治疗方法时,急性感染期恢复者血浆常用于危重型病人的紧急治疗。

（2）单克隆抗体和基因工程抗体：单克隆抗体具有特异性高、均一性好、无批间差异、交叉反应少等优点。目前所制备的单抗多为鼠源性的抗体,应用到人体后会引起人抗鼠抗体反应（human anti-mouse antibody, HAMA）而影响疗效,甚至可发生超敏反应。为此采用基因工程技术对上述抗体进行改造,并于1984年成功研制出第一个基因工程抗体,即人-鼠嵌合抗体；随后新型基因工程抗体如人源化抗体和小分子基因工程抗体等不断研制成功,并应用于临床。

治疗性单克隆抗体在临床应用广泛,针对免疫细胞标志性膜分子或抑制性分子的单克隆抗体与相应靶细胞结合后,可使靶细胞溶解破坏或使其抑制功能丧失。例如：①CD3单克隆抗体可选择性破坏 CD3$^+$ T 细胞,用于治疗急性器官移植排斥反应；②CD20单克隆抗体可选择性破坏 CD20$^+$ B 细胞,用于治疗 B 细胞淋巴瘤；③PD-1单克隆抗体可选择性封闭 CD8$^+$ T 细胞表面抑制性分子 PD-1,可用于治疗晚期黑色素瘤和非小细胞肺癌（BOX19-1）。

武装的抗体（armed antibody）是指单克隆抗体通过其 Fc 段与化疗药物、毒素、同位素等细胞毒性物质结合组装而成的抗体。此类治疗性抗体可利用单克隆抗体的"定向导航"作用,将细胞毒性物质携带至肿瘤病灶局部,准确有效杀伤肿瘤细胞。此种方法称为抗体导向药物治疗,在临床 B 细胞淋巴瘤、非霍奇金淋巴瘤和急性髓样白血病的治疗中已得到应用,并取得一定疗效。

知 识 拓 展

PD-1 及其配体在肿瘤治疗中的意义

程序性死亡蛋白-1（programmed death-1, PD-1）于1992年被发现,因其与细胞凋亡有关而得名,其相应配体有 PD-L1 和 PD-L2 两种。PD-1 肽链胞质区含有 ITIM（免疫受体酪氨酸抑制基序）,是重要的负性免疫调节分子。PD-1 及其配体与肿瘤的免疫逃逸机制有关,是肿瘤临床治疗的新靶点。临床研究发现,肿瘤特异性 T 细胞高表达 PD-1,在与恶性肿瘤细胞膜上相应配体 PD-L1 结合后可产生活化抑制信号,导致 CD8$^+$T 细胞对肿瘤靶细胞杀伤效应降低。因此 PD-1 特异性单克隆抗体成为值得期待的治疗恶性实体瘤的靶向药物（图 24-1）。

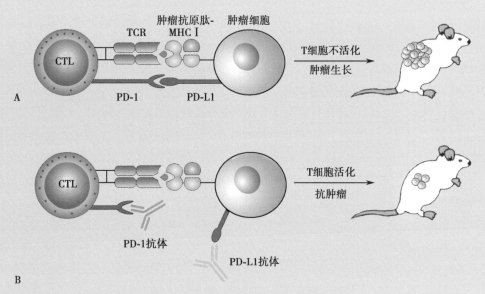

图 24-1　针对 PD-1 的抗体治疗示意图

肿瘤细胞表达 PD-L1,导致特异性 CTL 识别抗原后无法充分活化,而 PD-1 抗体或 PD-L1 抗体可阻断肿瘤的这种免疫逃逸机制,促进 CTL 的抗肿瘤作用。

Note：

2. 细胞因子治疗 细胞因子是调节免疫细胞功能的重要分子,参与细胞的发育、激活、迁移和死亡。细胞因子疗法已广泛用于感染性疾病、肿瘤、造血功能异常和其他免疫相关疾病的治疗,主要包括细胞因子补充疗法和拮抗疗法。

(1) 细胞因子补充疗法:肿瘤、感染或造血功能障碍病人体内某些细胞因子合成不足,导致免疫细胞活性降低时,可采用输入相关细胞因子提高机体免疫功能的方法进行治疗。例如:①IFN-α 可治疗病毒感染和恶性肿瘤;②IL-2 可治疗肿瘤和免疫缺陷病;③红细胞生成素(EPO)对肾性贫血疗效显著;④G-CSF 和 GM-CSF 可用于缓解化疗后粒细胞减少。

(2) 细胞因子拮抗疗法:TNF-α 和 IL-1 等促炎细胞因子水平异常升高可导致严重的组织损伤。采用相关拮抗物,即可溶性促炎细胞因子受体阻断促炎细胞因子与靶细胞表面相应受体结合,可减轻炎症反应和其他病理作用。例如:可溶性 TNF-αR 主要用于治疗类风湿关节炎和感染性休克;可溶性 IL-1R 主要用于治疗移植排斥和自身免疫病。

二、基于细胞水平的免疫治疗

细胞免疫治疗通常是指给病人输注造血干细胞、免疫效应细胞或肿瘤细胞疫苗等,以增强和激活机体免疫应答能力的方法。

1. 造血干细胞移植 造血干细胞是具有多种分化潜能和自我更新能力的细胞,在适当条件下可被诱导分化为各种免疫细胞。移植造血干细胞能使病人免疫系统得以重建或恢复造血功能,已成为临床治疗癌症、造血系统疾病和自身免疫性疾病的重要方法之一。移植所用的造血干细胞来源于 HLA 型别相同或近似的供者,一般采集骨髓、外周血或脐血,用以分离 CD34+ 造血干细胞。骨髓中造血干细胞数量较多,是理想的干细胞来源;外周血造血干细胞数量较少,但便于采集。上述两种造血干细胞因 HLA 型别相同供者难以寻找,使其使用受到限制。脐血干细胞含量与骨髓造血干细胞含量相近,同时具有 HLA 低表达、免疫原性弱、移植物抗宿主反应发生率低、来源方便、易于采集等优点,是一种较好的造血干细胞来源。

2. 过继免疫治疗(adoptive immunotherapy) 过继免疫治疗是将病人自体的免疫细胞在体外活化处理后回输给病人自身的一种治疗方法。此类过继免疫的细胞不被排斥,主要用于白血病和恶性实体瘤的治疗。用于过继免疫治疗的免疫效应细胞主要包括肿瘤浸润淋巴细胞(tumor infiltrating lymphocyte,TIL)和细胞因子诱导的杀伤细胞(cytokine induced killer cell,CIK)。前者是用 IL-2 与肿瘤组织中淋巴细胞在体外共育培养后,形成的对肿瘤细胞具有杀伤作用的免疫效应细胞;后者是用 IL-2、PHA 和 CD3 单抗等多种免疫刺激物与外周血淋巴细胞共育培养后,形成的对肿瘤细胞具有杀伤作用的免疫效应细胞。此外,用肿瘤抗原与病人外周血分离的淋巴细胞和树突状细胞共同孵育后,加入上述免疫刺激物诱导形成的 DC-CIK 细胞对肿瘤具有更好的治疗效果。上述免疫效应细胞可直接杀伤肿瘤细胞,将其与 IL-2 联合使用对某些晚期肿瘤也有一定疗效。

3. 肿瘤细胞疫苗 肿瘤细胞疫苗包括灭活/异构瘤苗、基因修饰的瘤苗和肿瘤抗原致敏后形成的树突状细胞瘤苗。

(1) 灭活/异构瘤苗:自体或同种异体肿瘤细胞经射线、抗代谢药物等理化方法灭活后(仍保留其免疫原性)制备的肿瘤疫苗称为灭活瘤苗;用过碘乙酸盐或神经氨酸酶处理肿瘤细胞,使其免疫原性增强后制备的肿瘤疫苗称为异构瘤苗。

(2) 基因修饰的瘤苗:采用基因修饰方法,将编码 HLA 分子、B7 等共刺激分子、IL-2、IFN-γ、GM-CSF 等细胞因子的基因转染肿瘤细胞,使其遗传性状改变、致瘤性降低、免疫原性增强后制备的肿瘤疫苗称为基因修饰的瘤苗。

(3) 树突状细胞瘤苗:用肿瘤提取物或肿瘤抗原肽在体外刺激或用携带肿瘤相关基因的病毒载

体转染树突状细胞后制备的瘤苗称为树突状细胞瘤苗。树突状细胞是人体内最有效的抗原提呈细胞,将上述肿瘤抗原致敏的树突状细胞回输给病人,可有效激活肿瘤抗原特异性免疫应答产生抗肿瘤免疫效应。目前临床已经批准使用的是荷载有前列腺抗原 PSA 的自体树突状细胞疫苗。

知 识 拓 展

CAR-T 细胞疗法在肿瘤治疗中的意义

嵌合抗原受体(chimeric antigen receptor,CAR)修饰的 T 细胞是当前过继性细胞免疫治疗的最新技术,实现了从基础免疫学理论研究到临床免疫治疗应用的实际转化。CAR-T 细胞过继免疫疗法是指经过人工设计修饰的 CAR-T 细胞在实验室培养扩增至数十亿后,注入病人体内使其继续增殖,并选择性攻击杀伤表面具有相应抗原的肿瘤细胞产生抗肿瘤免疫作用的新技术。CAR-T 细胞因其能够表达人工合成受体和在体内外扩增,并能特异性识别杀伤相关肿瘤细胞而受到医学界的高度重视。此种过继细胞免疫疗法已在临床肿瘤治疗中取得了良好的效果,如针对白血病抗原 CD19 分子的 CAR-T 治疗已经被批准应用于临床,对某些慢性感染和自身免疫病也有较好的临床应用前景(图 24-2)。

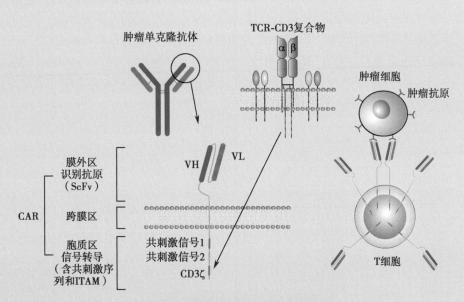

图 24-2　CAR-T 细胞治疗肿瘤示意图

CAR(嵌合抗原受体)是一种蛋白质受体,使 T 细胞识别肿瘤细胞表面的特定蛋白质(抗原)。CAR-T 特点是自带识别肿瘤表面抗原的抗体,自带共刺激信号,短短几年内已经历了三代技术改进,T 细胞攻击的靶向更加准确,减少副作用。

三、基于机体整体水平干预或调整的免疫治疗

1. **生物应答调节剂(biological response modifier,BRM)** 生物应答调节剂是具有促进和调节免疫功能的生物制剂,通常对免疫功能正常者无影响,而对免疫功能低下者有促进免疫细胞活化的作用。BRM 又称免疫增强剂,已广泛用于肿瘤、感染和免疫缺陷病的治疗。常用的生物应答调节剂包括微生物及其产物、细胞因子、中药与植物多糖、某些化学合成药物和胸腺肽。

(1) 微生物及其产物:卡介苗(BCG)、胞壁酰二肽(MDP)、短小棒状杆菌等微生物组分具有非特异性免疫增强作用和佐剂效应,可活化巨噬细胞、增强 NK 细胞活性,在抗肿瘤和抗感染治疗中具有较为确切的疗效。

Note:

（2）细胞因子：如 IFN、GM-CSF、IL-2、IL-12 可分别用于抑制病毒复制,增强抗肿瘤疗效和促进化疗后病人造血及免疫功能的恢复。

（3）中草药与植物多糖：人参、黄芪、枸杞等中草药可明显增强机体免疫功能;香菇和灵芝多糖等植物多糖可促进淋巴细胞增殖,能有效增强细胞免疫功能。上述中药及其有效成分和多糖制剂多用于肿瘤和感染的辅助治疗。

（4）化学合成药物：最常用的是左旋咪唑,该药原为驱虫药,20 世纪 70 年代发现该药具有活化巨噬细胞、增强 NK 细胞活性和促进 T 细胞产生 IL-2 等细胞因子的作用。西咪替丁和异丙肌苷等也可增强机体免疫功能,后者可用于抗病毒的辅助治疗。

（5）胸腺肽：是从小牛或猪胸腺提取的可溶性多肽混合物,包括胸腺素、胸腺生成素等,对胸腺内 T 细胞的发育有辅助作用。因其无种属特异性及明显副作用,常用于治疗细胞免疫功能低下的病人,如病毒感染、肿瘤等。临床上主要应用的是胸腺五肽和胸腺素 α_1。

2. 免疫抑制剂　免疫抑制剂是一类能够抑制机体免疫功能的生物或非生物制剂,包括化学合成药物、某些微生物制剂和中草药。

（1）化学合成药物：①糖皮质激素具有明显的抗炎和免疫抑制作用,对单核-巨噬细胞、T 细胞、B 细胞都有较强的抑制作用。此类药物常用于治疗炎症、超敏反应性疾病和移植排斥反应。②环磷酰胺属烷化剂抗肿瘤药物,其主要作用是抑制 DNA 复制和蛋白质合成,阻止细胞分裂。增殖/分化阶段的 T 细胞、B 细胞对环磷酰胺敏感,病人使用此类药物后可使其体液免疫和细胞免疫应答能力降低。环磷酰胺主要用于治疗自身免疫病、移植排斥反应和肿瘤。③硫唑嘌呤属于嘌呤类抗代谢药物,其主要作用是抑制 DNA 和蛋白质合成,阻止细胞分裂。此类药物对病人细胞免疫和体液免疫均有抑制作用,也具有抗炎作用,主要用于防治移植排斥反应。

（2）微生物制剂：环孢素 A（cyclosporin,CsA）是真菌代谢产物的提取物,可通过阻断 T 细胞内 IL-2 基因的转录,抑制 IL-2 依赖的 T 细胞活化。CsA 在治疗移植排斥反应中取得了较好疗效,也可用于自身免疫病的治疗。他克莫司（FK-506）属大环内酯抗生素,为真菌产物;其作用机制与 CsA 类似,但抑制作用更强,且副作用较小,是抗移植排斥反应首选的药物。

（3）中草药：雷公藤多苷是效果较为肯定的免疫抑制剂,对细胞免疫和体液免疫应答均有抑制作用。雷公藤多苷可用来治疗移植排斥反应（包括移植物抗宿主反应）和多种自身免疫性疾病,如类风湿关节炎和系统性红斑狼疮等。

小　结

　　通过人工主动和人工被动免疫可使机体获得或增强对抗某些疾病的能力。人工主动免疫是给机体接种疫苗,诱导产生特异性免疫应答以预防相关病原体感染的有效方法。人工被动免疫是给机体注射抗体、免疫血清或细胞因子制剂,使其立即产生免疫效应发挥抗感染免疫和紧急预防的作用。免疫预防常用的疫苗包括灭活疫苗、减毒活疫苗、类毒素,新型疫苗包括亚单位疫苗、结合疫苗、合成肽疫苗、重组载体疫苗和核酸疫苗等。

　　免疫治疗是通过调整机体的免疫功能,以达到治疗某些疾病为目的所采取的措施和方法。免疫治疗的基本策略是从分子、细胞和整体水平干预或调整机体的免疫功能。分子治疗常用抗体和细胞因子等生物制剂,细胞治疗则包括造血干细胞移植、TIL/CIK/DC-CIK 过继免疫治疗和肿瘤细胞瘤苗等。基于针对机体整体水平干预或调整的免疫治疗包括免疫激活疗法和免疫抑制疗法,前者使用的药物称为生物应答调节剂,后者则使用免疫抑制剂。

Note:

（周晓涛）

思 考 题

1. 简述人工主动免疫和人工被动免疫的概念及特点。
2. 试述疫苗的种类及各类疫苗的用途。
3. 何谓计划免疫？疫苗接种应注意哪些事项？
4. 简述免疫治疗的常用方法。

Note :

Note :

Note:

Note:

M

Note：

Note:

W

X

Y

Note :

Z

Note:

Note:

NURSING

参考文献

［1］ 司传平.医学免疫学［M］.4版.北京:人民卫生出版社,2017.
［2］ 曹雪涛.医学免疫学［M］.7版.北京:人民卫生出版社,2018.
［3］ 司传平.医学免疫学［M］.2版.北京:高等教育出版社,2019.
［4］ 周光炎.免疫学原理［M］.4版.北京:科学出版社,2018.
［5］ 曹雪涛.医学免疫学［M］.2版.北京:人民卫生出版社,2021.
［6］ 安云庆.医学免疫学［M］.4版.北京:北京大学医学出版社,2018.
［7］ ABBAS A K,LICHTMAN A H,PILLAI S. Cellular and molecular immunology［M］. 9th ed. Philadelphia:W. B. Sauders Company,2018.
［8］ DELVES P J,MARTIN S J,BURTON D R. Roitt's essential immunology［M］. 13th ed. London:John Wiley & Sons, Ltd,2017.
［9］ MURPHY K M. Janeway's immunobiology［M］. 9th ed. New York:Garland Science,2017.